NUTRIÇÃO E GASTRONOMIA

GUIAS DE
NUTRIÇÃO E ALIMENTAÇÃO
SONIA TUCUNDUVA PHILIPPI · COORDENADORA

NUTRIÇÃO E GASTRONOMIA

Sonia Tucunduva Philippi
Ana Carolina Almada Colucci
ORGANIZADORAS

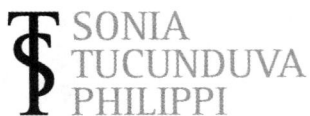

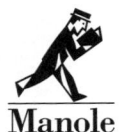

Manole

Este livro contempla as regras do Acordo Ortográfico da Língua Portuguesa de 1990, que entrou em vigor no Brasil.

Editora gestora: Sônia Midori Fujiyoshi
Editoras: Ana Maria da Silva Hosaka, Eliane Usui
Projeto gráfico: Acqua Estúdio Gráfico
Ilustrações: Flavia Mielnik
Mapa: Alexandre Bueno
Editoração eletrônica: HiDesign Estúdio
Capa: Plinio Ricca

CIP-BRASIL. CATALOGAÇÃO NA PUBLICAÇÃO
SINDICATO NACIONAL DOS EDITORES DE LIVROS, RJ

N97

Nutrição e gastronomia / organização Sonia Tucunduva Philippi , Ana Carolina Almada Colucci. - 1. ed. - Barueri [SP]: Manole, 2018.
    512 p. : il. ; 23 cm.   (Guias de nutrição e alimentação)

    Inclui índice
    ISBN 9788520450802

    1. Nutrição. 2. Saúde - Aspectos nutricionais. 3. Hábitos alimentares. 4. Gastronomia. I. Philippi, Sonia Tucunduva. II. Colucci, Ana Carolina Almada. III. Série

18-49909   CDD: 613.2
                                            CDU: 613.2

Meri Gleice Rodrigues de Souza - Bibliotecária CRB-7/6439

Editora Manole Ltda.
Avenida Ceci, 672 – Tamboré
06460-120 – Barueri – SP – Brasil
Tel.: (11) 4196-6000
www.manole.com.br
info@manole.com.br

Impresso no Brasil | *Printed in Brazil*

SOBRE OS AUTORES

ORGANIZADORAS

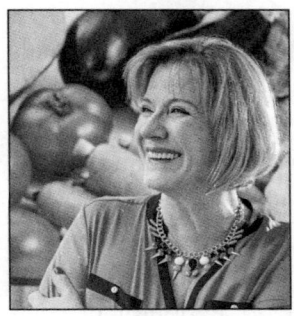

Sonia Tucunduva Philippi

Docente e pesquisadora do Departamento de Nutrição da Faculdade de Saúde Pública da Universidade de São Paulo. Professora-associada com mestrado e doutorado pela USP. Foi presidente da Associação Paulista de Nutrição (Apan), membro da diretoria da Associação Brasileira de Nutrição (Abran), do Conselho Consultivo da Sociedade Brasileira de Alimentação e Nutrição (Sban) e vice-presidente do Conselho Regional de Nutricionistas (CRN3) no período 2014-2017. Recebeu importantes prêmios na área da saúde e nutrição: Prêmio 100 Mais Influentes da Saúde – Revista *Healthcare Management* (maio 2015); Prêmio Saúde – Editora Abril (novembro 2014); Prêmio Dra. Eliete Salomon Tudisco do CRN3 – destaque profissional na área acadêmica (agosto 2014) e Homenagem LIDE Saúde Nutrição em 2016. Autora do software Web Virtual Nutri Plus. Coordenadora da Coleção Guias de Nutrição e Alimentação e autora dos livros *Nutrição e técnica dietética, Frutas: onde elas nascem?, Recomendações nutricionais – nos estágios de vida e nas doenças crônicas não transmissíveis e Tabela de composição de alimentos*, todos publicados pela Editora Manole.

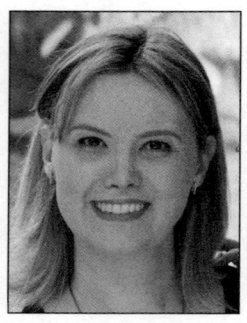

Ana Carolina Almada Colucci

Nutricionista, Mestre e Doutora em Saúde Pública pela Faculdade de Saúde Pública da Universidade de São Paulo. Especialista em Padrões Gastronômicos pela Universidade Anhembi Morumbi. Docente do curso de Nutrição do Centro de Ciências Biológicas e da Saúde da Universidade Presbiteriana Mackenzie. Coordenadora do curso de Nutrição da Universidade Presbiteriana Mackenzie.

COLABORADORES

Ana Paula Bazanelli

Doutora e mestre em Ciências pela Universidade Federal de São Paulo (Unifesp), especialista em Nefrologia pela Unifesp. Docente do curso de Nutrição da Universidade Presbiteriana Mackenzie e do curso de Pós--Graduação em Nutrição Clínica do Centro Universitário São Camilo.

Andrea Carvalheiro Guerra Matias

Docente do curso de Nutrição do Centro de Ciências Biológicas e da Saúde da Universidade Presbiteriana Mackenzie. Mestrado e doutorado pela Faculdade de Saúde Pública da Universidade de São Paulo.

Andrea Romero de Almeida

Nutricionista e mestre em Saúde Pública pela Faculdade de Saúde Pública da Universidade de São Paulo (USP), especialista em Administração Hoteleira pelo Senac e em Teorias e Técnicas para Cuidados Integrativos pela Unifesp. Professora e supervisora de estágios em Nutrição Clínica e Saúde Pública pela Universidade Presbiteriana Mackenzie; orientadora de trabalhos de conclusão de curso da especialização em Teorias e Técnicas para Cuidados Integrativos pela Unifesp.

Barbara Gerbasi Ortolani

Graduada em Nutrição pela Universidade de São Paulo (USP), cursou Gastronomia na Universidade Anhembi Morumbi e especializou-se em técnicas culinárias pelo Basque Culinary Center. Atua na RGNutri – Consultoria em Nutrição desde 2010 e desde 2014 supervisiona o pilar de Cozinha Experimental na empresa. Ao longo dos anos realizou alguns aperfeiçoamentos em áreas de interesse profissionais, como em fotografia de alimentos e *foodstyling*, inovação e técnicas culinárias.

Bárbara Lellis de Sá Frizo

Socióloga pela Unifesp, aluna do mestrado interdisciplinar em Ciências Humanas e Sociais Aplicadas da FCA/Unicamp.

Brunno Pandori Giancoli

Mestre em Direito Civil pela USP. Mestre e doutorando em Direito Político e Econômico pela Universidade Presbiteriana Mackenzie. Professor de Direito Civil e Direito do Consumidor. Professor de Cultura e Serviço do Vinho. *Sommelier* profissional pela ABS e pela WSET.

Camila de Meirelles Landi

Graduada em Gastronomia e especialista em docência na Gastronomia pelo Grupo Educacional Hotec; mestre em Hospitalidade pela Universidade Anhembi Morumbi; doutoranda em Neurogastronomia pela Universidade Presbiteriana Mackenzie. Docente na área acadêmica aplicada à Gastronomia. Atualmente, é docente e coordenadora do curso de Tecnologia em Gastronomia da Universidade Presbiteriana Mackenzie e consultora gastronômica.

Camila Marcucci Gracia

Nutricionista formada pela Faculdade de Saúde Pública da USP, especialista em Nutrição em Cardiologia pelo Instituto do Coração do Hospital das Clínicas da Faculdade de Medicina da USP (InCor/HCFMUSP) e pela Sociedade de Cardiologia do Estado de São Paulo (Socesp), especialista em Distúrbios Metabólicos e Risco Cardiovascular pela Sociedade Brasileira de Cardiologia (SBC), Especialista em Fisiologia do Exercício pela Unifesp.

Carlos Alberto Dória

Doutor em Sociologia pela Unicamp, com pós-doutorado pela mesma universidade. Pesquisador associado ao Laboratório de Estudos Históricos das Drogas e Alimentação (LEHDA) do Departamento de História da USP. Autor de vários livros sobre alimentação, sendo o último *Formação da Culinária Brasileira* (2014).

Daniel Palini Gouvêa

Graduado em Gastronomia pela faculdade Centro Educacional Nossa Senhora do Patrocínio em Itu (SP). Pós-graduação em Gestão de Alimentos e Negócios Gastronômicos pela Universidade Metodista de Piracicaba. Foi cozinheiro em navios de cruzeiro e restaurantes no interior de São Paulo. É *chef* de cozinha na Cassani Spineli.

Diogo Thimoteo da Cunha

Docente e pesquisador da Faculdade de Ciências Aplicadas da Universidade de Campinas. Mestrado e doutorado pela Unifesp e especialista em Alimentação Coletiva pela Asbran. Foi coordenador do curso de Nutrição da Unicamp, membro do colegiado 2014-2017 do CRN3, assessor da Anvisa para o processo de categorização de restaurantes e assessor do Ministério da Educação para implantação de programas de alimentação escolar na África.

Elke Stedefeldt

Doutora e mestre em Ciência da Nutrição pela Universidade Estadual de Campinas – Unicamp, especialista em Alimentação Coletiva pela Associação Brasileira de Nutrição – Asbran, especialista em Gestão da Qualidade em Alimentos pela Universidade São Judas Tadeu – USJT e graduada em Nutrição pela USP. Professora da Unifesp, com atividades na graduação e na pós-graduação. Suas atividades são desenvolvidas sob um olhar interdisciplinar entre a alimentação coletiva, a ciência dos alimentos e as políticas públicas na perspectiva da Educação permanente e Educação na saúde. Coordena o Grupo de Estudos: Diálogos sobre risco e segurança dos alimentos em contextos interdisciplinares. Tem inserção nacional e internacional na sua área de pesquisa. Membro colaboradora da Asbran e do SIG

Segurança dos Alimentos – Special Interest Groups da Rede Global de Ensino, Pesquisa e Extensão em Nutrição, Soberania e Segurança Alimentar e Nutricional – NutriSSAN, dos Ministérios das Relações Exteriores e da Ciência, Tecnologia, Inovações e Comunicações do Brasil.

Graziela Milanese

Bacharel em Ciências Contábeis pela Universidade Presbiteriana Mackenzie. Formação em *Chef* Executivo pela Universidade Anhembi Morumbi. Especialista em docência em Gastronomia pela faculdade Hotec. Mestre em Hospitalidade pela Universidade Anhembi Morumbi. Formação em Sommeliere de Vinhos e Bebidas (conclusão julho/18) pela Associação Brasileira de Sommelier. Professora do curso de Tecnologia em Gastronomia da Universidade Presbiteriana Mackenzie.

Jaime Francelino do Prado Junior

Médico veterinário pela UNIRP, aluno do mestrado interdisciplinar em Ciências Humanas e Sociais Aplicadas da FCA/Unicamp.

João Luiz Maximo da Silva

Possui graduação e licenciatura em História pela USP, mestrado e doutorado em História Social pela USP com ênfase em Cultura Material e História da Alimentação. Atualmente é pesquisador e professor de História da Gastronomia em cursos de graduação e pós-graduação no Centro Universitário Senac. Integra o banco de pareceristas do Ministério da Cultura e é assessor científico da Fapesp.

Juliana Bonomo

Doutoranda em História Econômica na USP. Mestre em Memória Social pela Universidade do Estado do Rio de Janeiro (Unirio). Graduada em Ciências Econômicas pela Universidade Federal de Minas Gerais (UFMG) e Gastronomia pela Universidade Estácio de Sá do Rio de Janeiro. Foi docente dos cursos de Gastronomia da Universidade Estácio de Sá (RJ) e Universidade Presbiteriana Mackenzie (SP).

Juliana Guedes Simões Gomes

Nutricionista, especialista em Vigilância Sanitária dos Alimentos pela Faculdade de Saúde Pública da USP, MBA em Gestão em Saúde pela FGV. Gerente de Gastronomia do Hospital do Coração (HCor).

Juliana Masami Morimoto

Nutricionista pela Faculdade de Saúde Pública da USP, com mestrado em Saúde Pública pela USP e doutorado em Ciências pela USP. Docente e pesquisadora do Centro de Ciências Biológicas e da Saúde da Universidade Presbiteriana Mackenzie.

Julicristie Machado de Oliveira

Nutricionista, mestre e doutora pela Faculdade de Saúde Pública da USP. Professora da FCA/Unicamp, responsável pelas disciplinas de graduação (Segurança Alimentar e Nutricional, Educação Alimentar e Nutricional, Nutrição em Saúde Coletiva) e de pós-graduação (Sustentabilidade e Sistemas Produtivos).

Marcelo Malta Werdini

Mestre em Hospitalidade com pesquisa relacionada à educação em Gastronomia. Possui especialização em Gastronomia, graduação no Curso Superior de Tecnologia em Gastronomia e graduação no Curso Superior de Gestão em Gastronomia. Atualmente é coordenador e professor do Curso Superior de Tecnologia em Gastronomia da Faculdade das Américas – FAM. Cozinheiro profissional desde 1991, administrador de empresas e consultor de restaurantes, tendo experiência como cozinheiro, *chef* e proprietário de restaurantes no Brasil e na Espanha.

Marcia Nacif Pinheiro

Nutricionista pela Faculdade de Saúde Pública da USP, especialista em Nutrição Hospitalar pelo Hospital das Clínicas da Faculdade de Medicina da Universidade de São Paulo, mestre em Nutrição Humana Aplicada pela USP e doutora em Saúde Pública pela Faculdade de Saúde Pública da USP. Atualmente é professora do curso de Nutrição da Universidade Presbiteriana Mackenzie.

Maria Lucia Tafuri Garcia

Mestre em Nutrição Humana Aplicada pela Faculdade de Farmácia da Universidade de São Paulo. Graduada em Nutrição e Hotelaria, fez especialização nessas áreas e em Gastronomia pelo Institut Vatel (Nimes-França). É docente convidada dos cursos de pós-graduação em Nutrição e Gastronomia da Pontifícia Universidade Católica do Paraná (PUCPR) e da Universidade Rio Pretense (UNIRP). É Presidente da Sociedade Brasileira de Gastronomia e Nutrição (SBGAN) e membro consultivo da Associação Paulista de Nutrição (APAN).

Marilia Malzoni Marchi

Designer especializada na área gastronômica por meio de mestrado em Hospitalidade pela Universidade Anhembi Morumbi e graduação em Tecnologia em Gastronomia pelo Centro Universitário Senac – São Paulo. Possui também *Master in Design* pela Domus Academy/University of Wales, especialização em Museologia pelo MAE/USP, e graduação em Comunicação Visual pela Universidade Mackenzie Faculdade de Comunicações e Artes. Tem grande experiência em *Design* de Exposição, tanto comercial (vitrines, estandes, lojas e eventos) como cultural/institucional (museus e empresas). Atualmente é professora dos cursos de *Design* e Arquitetura e Urbanismo, ambos na Universidade Presbiteriana Mackenzie

Maurício Marques Lopes Filho

Formado em Gastronomia e Eventos, atua como docente na Universidade Anhembi Morumbi e na Universidade Presbiteriana Mackenzie, nos cursos de graduação, pós-graduação e de educação continuada. Complementou sua formação com cursos no Culinary Institut of America, no Institut Paul Bocuse, na Universidad Peruana de Ciencias Aplicadas e em oficinas na Catalunha (azeites) e na Itália (panificação). Trabalha ainda com consultoria, treinamento e planejamento de eventos.

Maurizio Magistrini Spinelli

Engenheiro mecânico formado pela Universidade Federal da Bahia. Especialista em Docência do Ensino Superior pelo Centro Universitário Nossa Senhora do Patrocínio – Itu. Especialista em Padrões Gastronômicos pela Universidade Anhembi Morumbi – SP. Especialista em Enogastronomia Italiana pelo ICIF-UCS.

Moacir Ribeiro Barreto Sobral

Mestre em Hospitalidade pela Universidade Anhembi Morumbi – São Paulo (SP), especialista em Gestão de Negócios em serviço de alimentação pelo Centro Universitário Senac – São Paulo (SP), graduado em Gastronomia pelo Centro Universitário Senac Campos do Jordão (SP), formado no curso de extensão universitária pela Universidade de Caxias do Sul (UCS-ICIF), na formação de *Chef* de Cozinha Internacional em 2007. Trabalhou em restaurantes na Itália, Turim/IT e para o grupo de bares Salve Jorge de São Paulo/SP entre 2009 e 2013. Atualmente é professor do curso de Gastronomia das Faculdades FMU/SP e UFRJ/RJ e também consultor na área de alimentação.

Paola Biselli Ferreira Scheliga

Administradora pela Escola Superior de Propaganda e Marketing (ESPM), Gastróloga pela Anhembi Morumbi, Especialista em Confeitaria e Panificação pela École Lenotre de Paris e mestre em Educação, Arte e História da Cultura pela Universidade Presbiteriana Mackenzie. Docente do curso de Tecnologia em Gastronomia e coordenadora de atividades complementares e extensão do Centro de Ciências Biológicas e da Saúde da Universidade Presbiteriana Mackenzie. Consultora da Casa Santa Luzia.

Paula Honda

Formada em Nutrição pela USP e especializada em Gastronomia e Gestão pela Universidade Anhembi Morumbi. Também é técnica em Nutrição e Dietética pela Escola Técnica Estadual Carlos de Campos. Atualmente trabalha na ideação e no desenvolvimento de receitas, fotos e vídeos no Estúdio na Cozinha da RGNutri.

Paulo Coelho Machado

Mestre em Hospitalidade pela UAM, formado em Direito, Gastronomia e Cozinha Francesa pelo Institut Paul Bocuse, França. Proprietário do Instituto de Pesquisas em Alimentação Paulo Machado. Pesquisador, ministra cursos e viagens gastronômicas (*foodsafaris*) desde 2010. Membro do Slow Food e vencedor do prêmio Dólmã 2015.

Paulo Sérgio Boggio

Graduado em Psicologia, especialista em Neuropsicologia, mestre em Psicologia Experimental e doutor em Neurociências pela USP. Coordenador do Laboratório de Neurociência Cognitiva e Social da Universidade Presbiteriana Mackenzie. Pesquisador produtividade do CNPq. Membro afiliado da Academia Brasileira de Ciências (eleito em 2011). Publicou mais de uma centena de artigos em periódicos científicos internacionais na área de Neurociências. Tem ampla experiência com técnicas não invasivas de estimulação cerebral e eletroencefalografia de alta densidade, com destaque para estudos sobre as bases neurobiológicas de cognição, afeto e interação social.

Rachel G. Mariano Ferraz

Nutricionista, graduada em Hotelaria e também em Gastronomia, é membro da Sociedade Brasileira de Gastronomia e Nutrição. Com 15 anos de atuação profissional na área de alimentação, iniciou a carreira com produções gastronômicas, inovação em cardápios estratégicos e gestão de negócios. Nos últimos anos contribuiu para o desenvolvimento operacional de grandes marcas nacionais e internacionais, focada em 2018 na expansão de negócios na Nossa Casa Aurora, da empresa Aurora Alimentos.

Renata Furlan Viebig

Doutora em Ciências pela Faculdade de Medicina da Universidade de São Paulo (FMUSP) e mestre em Saúde Pública pela Faculdade de Saúde Pública da USP. Especialista em Nutrição e Cuidados Integrativos pela Universidade Federal de São Paulo (Unifesp). Docente do curso de Nutrição da Universidade Presbiteriana Mackenzie e dos cursos de graduação e pós-graduação em Nutrição do Centro Universitário São Camilo.

Renata Giudice de Oliveira Lewis

Nutricionista formada pela USP com especialização em Nutrição Clínica Preventiva. Atuação em atendimento clínico individual e em grupos, especialmente direcionado a pacientes portadores de síndrome metabólica ou outras patologias crônicas. Docente das disciplinas de Nutrição no Curso de Tecnólogo em Gastronomia da FMU.

Renata Pinotti Alves

Nutricionista do Hospital da Criança e Maternidade de São José do Rio Preto. Mestre em Nutrição Humana Aplicada pelo PRONUT – FEA/FCF/FSP-USP. Especialista em Nutrição Hospitlar – ICHC-FMUSP. Tutora estadual do método Canguru – Ministério da Saúde. Facilitadora em Constelação Sistêmica e Familiar segundo Bert Hellinger.

Roberta Soares Lara Cassani

Residência em Nutrição Clínica pelo Hospital das Clínicas da Faculdade de Medicina de Ribeirão Preto (HCFMRP) da USP, especialização em Nutrição e Bases Fisiológicas e Esportivas pela USP, doutorado em Investigação Biomédica, área de concentração Clínica Médica pelo HCFMRP, pesquisadora colaboradora do Laboratório de Genômica Nutricional (LABGEN) da Faculdade de Ciências Aplicadas (FCA) da Universidade Estadual de Campinas (Unicamp), membro do Núcleo de Nutrição e Saúde Cardiovascular do Departamento de Aterosclerose da Sociedade Brasileira de Cardiologia (SBC), membro da Diretoria da Sociedade Brasileira de Alimentação e Nutrição (Sban), membro do Comitê Científico Consultor Institucional Life Sciences Institute (ILSI).

Roberto Donato da Silva Júnior

Antropólogo e mestre pela Unesp e doutor pela Unicamp. Professor da FCA/Unicamp, responsável pelas disciplinas de graduação (Natureza e Tecnologia na Sociedade Contemporânea e Filosofia e Ciências Humanas) e de pós-graduação (Mudanças Ambientais e Dinâmicas Territoriais e Vulnerabilidade e Proteção Social).

Rodrigo Libbos Gomes do Amaral

Chef de Cozinha e professor universitário em Gastronomia. Graduado em Administração de Empresas pela Escola Superior de Propaganda e Marketing, em Tecnologia em Gastronomia pela Faculdade Senac de Turismo e Hotelaria Campos do Jordão e pós-graduado em Docência no Ensino

Superior pela FMU. Docente na Universidade Presbiteriana Mackenzie, desde 2015 ministrando aulas teóricas e de cozinha no curso de Gastronomia. Docente em Gastronomia no Centro Universitário Senac de 2008 a 2016 em habilidades básicas, cozinha fria, francesa, europeia, mediterrânea e das Américas. Certificado pelo CIA (Culinary Institute of America) em parceria com o Senac, nos cursos Princípios de Cozinha; Sopas, Fundos e Molhos; e Ensino e Avaliação em Artes Culinárias entre dezembro de 2013 e janeiro de 2014. *Chef*-proprietário dos restaurantes Firin Salonu desde 2016 e Kebab Salonu desde 2006, especializados em cozinhas turca e árabe, sendo o Kebab Salonu a única casa de kebabs premiada em São Paulo em sua categoria tanto pela Revista *Veja São Paulo* 2008/2009 quanto Revista *Época* 2009/2010 e o Firin Salonu eleito o melhor restaurante Bom e Barato pela *Veja São Paulo* em 2017.

Rosana Perim Costa

Nutricionista, especialista em Nutrição em Cardiologia pela Sociedade de Cardiologia do Estado de São Paulo, mestre em Ciências da Saúde pela Unifesp, MBA em Gestão em Saúde pela FGV. Gerente de Nutrição Clínica do Hospital do Coração (HCor).

Tânia Rodrigues

Nutricionista especialista em Fisiologia do Exercício (Unifesp) e titulada especialista em Nutrição Esportiva pela Asbran. Sócia diretora da RGNutri Assessoria Nutricional em São Paulo e coautora das Diretrizes da SBME para recursos ergogênicos no esporte. Foi a Presidente Fundadora da Associação Brasileira de Nutrição Esportiva e é convidada a ministrar aulas em vários cursos de pós-graduação em Nutrição Esportiva.

Ulisses Guedes Stelmastchuk

Bacharel em Ciências Sociais e mestre em Ciências Sociais, com ênfase em Antropologia pela PUCSP. Integrante do Grupo de Estudos de Práticas Culturais Contemporâneas Gepracc, onde desenvolve pesquisas e ministra cursos relacionados à cozinha brasileira, cultura e Antropologia. Professor do curso de Gastronomia do Instituto Gourmet.

William Ladeia de Carvalho

Doutorando em Comunicação Social pela Universidade Metodista de São Paulo, mestre em Hospitalidade pela Universidade Anhembi Morumbi e especialista em Administração e Organização de Eventos pelo SENAC (SP). Docente na Faculdade Metropolitanas Unidas – FMU nos cursos de Administração, Eventos e Secretariado Executivo Trilíngue. Docente no Grupo Educacional Hotec nos cursos de Gastronomia, Eventos e Hotelaria. Coordenador de eventos corporativos e acadêmicos e palestrante nas áreas de Hospitalidade e Comunicação.

DEDICATÓRIA

Meus prazeres na cozinha são sempre recompensados com os "huumm", "que delícia...", "nossa, ficou demais...", "você pode fazer?".

Minha lista é proporcional aos anos em que trabalhei no laboratório de TD na USP e na cozinha de casa. Mas o prazer de comer, os cheiros e os paladares, na carinha de cada um, ficaram impressos no meu coração, como apreciadores da minha Gastronomia, da minha Nutrição feita com paixão (vejam o anexo dos mais pedidos e preferidos).

Para Arlindo, meu apaixonado companheiro de vida; Caculé e Tatuira, meus filhos amados, minhas cobaias, prolongamento de tudo que tenho de bom; Gu, meu genro mais que querido; Isadora, minha parceira apaixonada pela cozinha; Juca, André e Kaká, batizados de coração e de paladar; Mary, minha prima-irmã sempre presente na minha vida, e Cintia, minha sobrinha que tudo da "titita" é incrível! Para todos vocês e em especial para Ana Maria Hosaka e Ana Carolina Almada Colucci, que gestaram comigo este "sonho de projeto" de juntar Nutrição e Gastronomia. Gratidão.

Anexo
Os mais pedidos e preferidos:
Divino: camarão ao forno, com palmito e queijo catupiri
Lasanha aos mil queijos com molhos branco e de tomate

Farofa, carne moída *gourmet* e banana frita
Torta fria com recheio de camarão, palmito e verduras
Galinhada
Estrogonofe de filé, com cogumelos e pitada de canela
Caponata de berinjela, abobrinha e pimentão
Arroz com feijão (preto e vermelho)
Sopa de feijão com macarrãozinho
Músculo ao vinho tinto
Lombo assado
Patinho desfiado com batatas coradas
Panqueca
Bolinho de espinafre
Bife enrolado
Pirasky de queijo e batata
Brigadeiro
Compota de maçã, damasco e ameixa
Geleia de morango
Cuca de uva preta
Bolo de chocolate "mais rápido do mundo"

Sonia Tucunduva Philippi

À minha avó Marieta, minha tia Marly e minha mãe Lais, por me ensinarem que afeto e família têm sabor de frango caipira, de arroz--doce, de estrogonofe e de bolo de cenoura!

Ao Wilson, meu amor e companheiro de toda a vida.

A Duda e João que, com seus abraços mais sinceros e doces sorrisos, aquecem minha alma e inundam de amor o meu coração!

À Sonia Tucunduva Philippi, minha professora, orientadora, conselheira e amiga. Minha eterna gratidão por todos estes anos de convívio, pelos convites e pelas parcerias, por ser constante inspiração!

Ana Carolina Almada Colucci

SUMÁRIO

APRESENTAÇÃO

Organizar e escrever um livro é tarefa das mais prazerosas... Ainda mais quando um sonho se realiza. Com a ideia aprovada do projeto de juntar a Nutrição e a Gastronomia (N&G) demos início aos convites para os colaboradores-autores dos 27 capítulos. A equipe, após uma reunião de alinhamentos, começou a funcionar e apresentar a N&G de forma inovadora com olhares distintos, mas convergentes. O objetivo maior era trazer uma visão multidisciplinar para os acadêmicos dos cursos de Nutrição e Gastronomia com conteúdos integradores, mas sem perder a especificidade das áreas da N&G.

O livro foi estruturado em quatro partes: Alimentação, Gastronomia e Nutrição; Planejamento de cardápios com ênfase na Gastronomia e na Nutrição; Tendências em Gastronomia e Nutrição; e Aplicação da Nutrição em diferentes áreas da Gastronomia.

A primeira parte referente à alimentação e Gastronomia traz 15 especialistas desenvolvendo temas como comida e sociedade; hábitos alimentares ao longo da história; prazer e saúde; princípios da alimentação saudável; neurogastronomia e o olhar antropológico para a alimentação e a Gastronomia brasileira. As abordagens são desafiadoras, com conceitos baseados em evidências recentes e inovadoras, mas com reflexões que com certeza instigarão novas condutas.

Para a segunda parte do "Planejamento de cardápios com ênfase na Gastronomia e na Nutrição" foram convidados oito autores conhecedores profundos da arte e da técnica de planejar cardápios que, com competência, apresentam técnicas e modelos mais variados de cardápio.

A terceira parte, com convite aos 23 autores, apresenta capítulos atuais e desafiadores: "Tendências em Gastronomia e Nutrição" foi totalmente centrado na experiência dos profissionais e dos professores para contribuírem com conteúdos sobre Gastronomia hospitalar, vegetarianismo na Gastronomia, restrições alimentares, alergia, Slow Food, orgânicos, Gastronomia *diet* e *light*, Gastronomia para esportistas, Gastronomia infantil e segurança dos alimentos em alimentação coletiva, inovação e prática no preparo de alimentos seguros.

A quarta parte foi pensada na aplicação da Nutrição em diferentes áreas da Gastronomia; dez autores receberam o convite para desenvolver os temas sobre confeitaria, panificação, *garde manger*, cozinha internacional, cozinha brasileira, bebidas e vinhos e Gastronomia.

O resultado final foi maravilhoso... Ganhamos todos no conteúdo, na leveza da leitura, na profundidade dos conteúdos técnicos, na presença dos especialistas e na fusão multidisciplinar da N&G.

Nossos profundos agradecimentos a todos que participaram deste projeto desde sua concepção até a concretização final: pela Editora Manole Ana Maria Hosaka, Eliane Usui, Flavia Mielnik, ao prefaciador *chef* Rodrigo Oliveira do restaurante Mocotó, aos autores-colaboradores e a todos aqueles que nos inspiraram: alunos, amigos e familiares.

Esperamos que vocês gostem da leitura!

Sonia Tucunduva Philippi e Ana Carolina Almada Colucci

PREFÁCIO

O processo de formação do conhecimento formal, aquele aprendido na escola, não é muito diferente do que os cozinheiros e *restauranteurs* fazem todos os dias em seus ofícios. Apesar de hoje termos algumas áreas do conhecimento com mais prestígio do que outras, percebo que o que fazemos dentro e fora do restaurante tem muitas similitudes, mesmo não tendo, às vezes, a chancela universitária.

As pesquisas que têm como objeto a alimentação adquiriram um caráter científico não faz muito tempo. Como parte de um momento histórico em que o Ocidente estava voltado para a profissionalização e especialização, houve uma separação entre diversas disciplinas que antes eram olhadas de maneira mais global. Algumas se tornaram acadêmicas e ganharam *status* dentro das universidades ainda no século XIX, como a Sociologia. Outras entraram um pouco mais tarde, como a Nutrição, e ainda há aquelas que, como a Gastronomia, estão ganhando esse espaço nas últimas décadas. Mas o mecanismo da pesquisa e produção do conhecimento, quando feitas com afinco, tem muito em comum.

Quando montamos o projeto de um novo restaurante, há tantas variáveis e possibilidades que a formação do *chef* de cozinha não é suficiente para a empreitada. Na fase preliminar, desde a conceituação da sua linguagem, passando pela arquitetura, até o plano de negócios, a necessidade de unir *expertises* de distintas áreas é premente. Ainda assim, como me fez ver a historiadora Adriana Salay Leme, a missão essencial de um restaurante é fazer com que as pessoas saiam melhores do que entraram. Restaurar, nutrir e acolher são diretrizes do nosso negócio. Nesse processo, o papel do nutricionista é de suma importância. A procedência dos nossos ingredientes, as técnicas empregadas na cozinha, a manutenção de uma estrutura segura e eficiente, são apenas alguns exemplos do alcance da nutrição dentro do universo gastronômico. Esse é um campo essencialmente múltiplo.

A relação do homem com o alimento, complexa e multifacetada, é mais bem compreendida quando lançamos olhares distintos sobre o nosso objeto de estudo. Não há como pensar a alimentação através de apenas uma ótica. Desta forma também devem ser encarados os estudos acadêmicos sobre o tema que as professoras doutoras Sonia Tucunduva Philippi e Ana Carolina Almada Colucci trazem pela Editora Manole. Esse projeto para um livro multidisciplinar é fundamental e pioneiro para os estudos brasileiros sobre o tema, e apresentado em um formato que mostra a complexidade que tem o ato de comer e a ciência da Nutrição.

Esta publicação se mostra essencial para o entendimento do que se tem produzido de mais novo em cada área e essa importância se dá em dois pontos. O primeiro é o da pesquisa. É preciso procurarmos respostas e caminhos diferentes para o que ainda não entendemos. Não podemos nos contentar com o que sabemos hoje, é preciso sempre colocá-lo à prova e propor novas formas de interpretar o mundo. Penso que o papel essencial da ciência seja o questionamento constante daquilo que nós temos por conhecimento. É o lugar onde não deve existir um dogma ou uma verdade que não possa ser reformulada, ela está em constante transformação. É isso que traz o livro. Assim também vejo os processos dos restaurantes; nada está totalmente pronto, tudo pode e deve ser colocado à prova. Sempre buscamos como fazer melhor aquilo que fazemos todos os dias.

O segundo ponto que precisa ser elencado dessa publicação é a disseminação desse conhecimento. Ele não vale muito se fica guardado para poucas pessoas. É o compartilhamento desses resultados, como vemos aqui, que traz o verdadeiro propósito da pesquisa.

Isso não quer dizer que vamos sempre acertar. Esse caminho não é simples e nem linear. Muitas vezes nos deparamos com erros, com mudanças, com a percepção de que não era por esse lado. E é justamente na possibilidade de errar e de se questionar que mora a beleza da ciência e do que faço todos os dias na cozinha. O que eu aprendi com o tempo é que esse exercício, feito cotidianamente, permite que as grandes ideias surjam, os *insights* que muito pouco derivam da sorte.

Como o dadinho de tapioca. Um dia estava fazendo a receita e esqueci a mistura, que deveria ser boleada quente, em cima na mesa. Quando vi, tinha endurecido e pensei: e se cortar em cubos? Daí vieram mais algumas modificações e temos o que se conhece hoje. O dadinho está presente em todos os lugares do Brasil e já começa a extrapolar nossas fronteiras, sendo reproduzido em outros continentes de maneira fiel. É a comprovação de que a tradição é, no fundo, uma inovação que deu certo e novas tradições podem ser criadas o tempo todo.

Trabalho com poucas certezas. Uma delas e talvez a mais essencial é sobre paixão. Os caminhos que percorrem a cozinha e a ciência precisam ser feitos com paixão. Não a paixão pelo objeto que se quer entender, aquela que faz com que não percebamos seus defeitos e deslizes. Falo da paixão pelo ofício. Paixão por pesquisar, por cozinhar, por receber e por ensinar. A partir do encontro de diferentes pessoas apaixonadas pelo que fazem e graças a múltiplos esforços que estão muito bem contemplados neste livro, posso dizer que as cozinhas brasileiras caminham a passos largos para seu profundo entendimento e desenvolvimento.

Rodrigo Oliveira
É *chef* de cozinha do restaurante Mocotó e comanda outras casas: Esquina, Mocotó Café e Balaio. Recentemente lançou o livro *Mocotó – o pai, o filho e o restaurante*, premiado como melhor livro de Gastronomia do Brasil pelo Gourmand Cookbook Award.

PARTE I

ALIMENTAÇÃO, GASTRONOMIA E NUTRIÇÃO

1

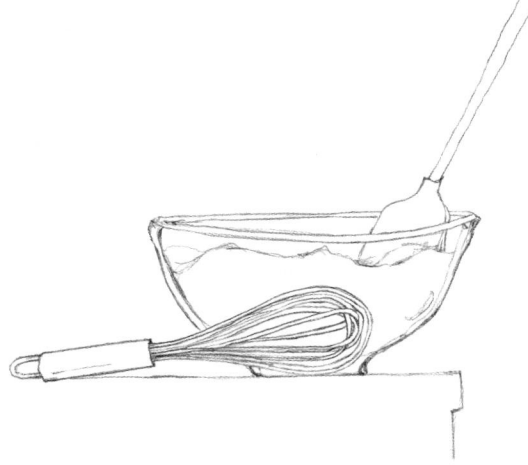

COMIDA E SOCIEDADE

Carlos Alberto Dória

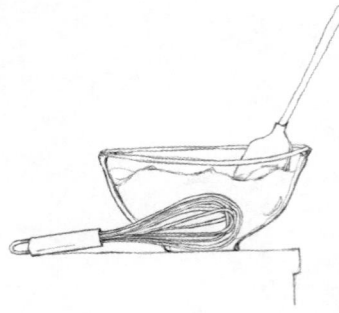

► S U M Á R I O

A SUPERAÇÃO DA DICOTOMIA NUTRIÇÃO/GASTRONOMIA NO HORIZONTE DAS PANCS

O estudo da alimentação compõe uma disciplina relativamente nova e pujante, tendo se projetado no bojo das crises alimentares posteriores a meados dos anos 1980, especialmente a crise da "vaca louca". De lá para cá, fez sua entrada no mundo acadêmico, quando seus estudiosos – da Sociologia, da Antropologia, da Semiótica etc. – passaram a refinar seus aparatos teóricos e a incluir no seu campo cada vez mais problemas relacionados com ela. Assim, hoje, esses estudiosos são capazes de opinar sobre questões políticas, ambientais, patrimoniais, culturais e de saúde pública; sem desprezar o fato de que seu futuro aponta para questões nutrigenéticas, nutrigenômicas e epigenéticas (Poulain, 2012, p. X).

Essa sua dimensão ampla deve-se ao fato de que assumiu, desde cedo, a feição de que a alimentação constitui um fato social total (Mauss, 2003, p. 187), isto é, conecta "por dentro" várias esferas da vida social – como a economia, o parentesco, a política – abarcando um feixe de significações que cabe ao cientista desvendar. Mesmo os aspectos simbólicos envolvidos, como a noção de incorporação, necessitam ser vistos à luz da história das sociedades analisadas para adquirirem sentido para as ciências do homem. Preferências alimentares não podem ser entendidas como fruto apenas de idiossincrasias pessoais, se estas não estiverem referidas à sociedade onde se manifestam e que, por meio de vários mecanismos, produzem "escolhas" individuais possíveis que são moldadas por estruturas nem sempre conscientes. Tanto a determinação do gosto (quanto suportamos de amargo?) como a das sensações (quanto suportamos de picante?) passam por esses mecanismos de construção social, cujo resultado é a aparência de um indivíduo livre de contingências.

O século XX provavelmente entrará para a história da alimentação como o período no qual se deu a mais profunda separação entre duas visões a respeito dela: a nutricional e a gastronômica. De um lado, o desenvolvimento das ciências, o conhecimento do organismo humano e a intersecção de ambos; de outro, a autonomização do discurso gastronômico, criando um campo semântico vigoroso, no qual se movem os desejos de fruição da comida, em grande parte guiados pelo marketing.

Sendo essa cisão cultural profunda, e os comportamentos correspondentes contraditórios, disseminam-se procedimentos de retificação, numa verdadeira dietificação da sociedade, procurando conciliar, em cada história individual, a busca do prazer e a saudabilidade. Mas nem sempre foi assim, e por isso vale a pena investigar como a sociedade ocidental representou, de diferentes formas, a comida.

Quando a expressão *gourmand* aparece no idioma francês pela primeira vez, no ano de 1354, ela designa não o comedor, mas o comerciante "profissional do esôfago", isto é, aquele que propiciava o alimento para a glutonia. Só mais tarde a glutonia adquirirá um sentido pejorativo, relativo a uma pulsão incontrolável, regulada pela moral judaico-cristã. O pecado da gula, por sua vez, nunca passou de um pecado venial, admitindo rituais de desculpabilização.

No entanto, a evolução dessa questão, quando a *gourmandise* vai adquirindo o sentido de um "maravilhamento" à mesa, fez-se como um comportamento aristocrático, encerrado nos limites dessa classe. No polo oposto, das classes populares, a fome sempre foi uma dimensão mais presente, mostrando de fato uma dicotomia entre prazer e nutrição e a deficiência de ambos. Mas chegamos ao século XXI com a sensação de que a fome, como problema crônico, foi superada, sendo substituída pelos problemas nutricionais ligados à abundância e, no outro extremo, a promessa do marketing de que mesmo os pobres podem atingir a *gourmandise* pelas prateleiras dos supermercados, caso façam as escolhas corretas.

A *gourmandise* como promessa dissociada da nutrição talvez tenha se consolidado ao final do século XIX, como mostra a obra de um grande *chef*, Auguste Escoffier, cuja preocupação central é oferecer um prazer a cada uma das "5.000 fórmulas" que apresenta como componentes da Alta Cozinha Francesa. Contrasta com essa autonomia do prazer ao comer o discurso nutricional norte-americano, de cunho moralista, de John Harvey Kellogg, que chegou a dizer certa vez que "a *gourmandise* é a ruína de uma nação". Com base nessas ênfases culturais contraditórias, é compreensível que a polarização haja se desenvolvido de modo vigoroso ao longo do século XX.

Para os cientistas sociais, contudo, esta é uma característica da civilização ocidental moderna. Difícil encontrar outra sociedade na qual o comer e a correspondente produção do corpo humano apareçam tão dissociados. As sociedades humanas desenvolvem, por meio da história própria, modelos alimentares que se encarnam em pessoas que correspondem ao ideal social de corpo. O próprio Charles Darwin, ao estudar a evolução humana, havia demonstrado como isso acontece (*The descent of man, and selection in relation of sex*, 1871), especialmente se materializando na chefia do grupo os tipos físicos modelares daquelas sociedades que, por sua vez, dado o relativo isolamento em que viviam, tinham alcance geral e limitado. Sociedades nas quais, diga-se, a alimentação era bastante uniforme e em ritmos regulares, de modo que se pode supor que a própria genética dos indivíduos tendia também à uniformidade, não se manifestando grandes discrepâncias.

Mas o processo histórico, em particular sob o capitalismo, de destruição das fronteiras dos grupos humanos a ele incorporados, promovendo inclusive uma miscigenação antes desconhecida, a par com a hierarquização social – separando a abundância da pobreza – só podia produzir mesmo uma situação em que a questão da alimentação se tornaria crítica. Em primeiro lugar, perdeu-se a uniformidade: nas sociedades posteriores ao ciclo do descobrimento testemunha-se o agravamento da polarização entre dietas ricas, abundantes e luxuriantes, e um contingente crescente de pessoas e povos que viviam no limiar da subsistência, acumulando-se situações, urbanas e rurais, em que a fome era talvez um dos principais motivos da morbidade e da mortalidade.

O resultado dessa polarização, no longo prazo, foi a consolidação de um dualismo alimentar: uma dieta de elite, outra popular. As culturas alimentares das elites, quase sempre bem documentadas, são centralizadas, unificadas em escala mundial; a cultura alimentar popular, ao contrário, é em geral mal documentada, dispersa, desagregada e plural. Os dois últimos períodos históricos em que isso ficou claro foram, primeiro, o período napoleônico, que fez de Paris a "capital mundial do século XIX", levando as elites de todo o mundo a procurarem imitar os franceses; esse francesismo cultural, inclusive alimentar, deixou marcas profundas na alimentação de todo o mundo. O segundo período segue-se à II Grande Guerra, quando o triunfo aliado projetou mundialmente a liderança política e cultural do *american way of life*.

Não é necessário analisar aqui o contraste dessas duas dietas com a alimentação popular da maior parte dos países do mundo todo. Nós, brasileiros, conhecemos perfeitamente a distância que a carne-seca e a mandioca mantêm do hambúrguer e da Coca-Cola. Mas o fato novo é que o próprio desenvolvimento do capitalismo pós-guerra deu-lhe a feição de um grande produtor de alimentos em escala planetária, basea-do no *agribusiness*, quase sempre associado à crise da pequena agricultu-ra, e em uma legislação industrial que foi, pouco a pouco, dificultando a produção e a comercialização do artesanato alimentar, até por critérios pretensamente sanitários. A absoluta hegemonia da indústria alimentar, aliada ao *boom* do marketing alimentar, massacrou as alternativas de alimentação popular, especialmente daquelas pessoas que vivem no meio urbano, longe das fontes de produção.

Foi ainda nessa moldura da alimentação industrializada que se assis-tiu a uma crescente mudança nos costumes, separando a alimentação do trabalhador da cozinha doméstica e entregando-o à industria da refeição fora do lar, hoje absorvendo mais de 50% do dispêndio com alimentos das famílias. A persistência desse modelo desmobilizou o "cozinhar em casa", esfacelou a cultura alimentar das famílias e atirou o consumidor diante da premência de fazer, sozinho, as suas próprias "escolhas" em um ambiente em que quase todas as alternativas dependem da grande indústria.

Mas o individualismo da escolha não é isento de contradições. Quando surgiu, em meados dos anos 1980, a doença da "vaca louca" (encefalopatia espongiforme bovina), ao que tudo indica como fruto do canibalismo imposto à alimentação dos animais, a confiança cega na qualidade da alimentação produzida pela indústria ruiu. Essa confiança liquidada deu lugar ao que os sociólogos chamam de "angústia alimen-tar" moderna. Trata-se de um quadro no qual o individualismo da esco-lha, em vez de ser visto como a máxima expressão da liberdade alimen-tar, passou a ser fonte de sofrimento psicológico.

Isso acelerou um novo modelo de produção e consumo em que os indivíduos foram reunidos em nichos, isto é, pequenos mercados segun-do preferências individuais partilhadas com outras pessoas, visando re-construir dietas que pudessem garantir uma nutrição ou *gourmandise* consideradas saudáveis. A indústria de alimentação, é claro, logo se adaptou a isso, inclusive intensificando o marketing dos seus produtos, mas as soluções monopolistas sofreram um grande abalo, abrindo espaço para preferências alimentares de todo tipo – orientadas por valores religiosos, valores ligados a uma visão idílica da natureza e como forma de uma "volta ao campo", vegetarianismo, "comércio justo" etc. Instaurou-se, enfim, a diversidade de caminhos como ideal societário, oposto ao monolitismo do período "fordista" da produção, como se fossem rituais modernos de desculpabilização.

Entre os diversos expedientes seguidos pela sociedade com o propósito de controlar a "angústia alimentar" (e seguramente a dietificação é a mais vigorosa), várias estratégias acabaram por produzir um fenômeno novo: romper a incomunicação cultural entre as duas dietas – de elite e popular – recriando vínculos, agora tidos como virtuosos. Basta observar as modas e tendências vigentes, inclusive na Gastronomia, que favoreçem a emergência de comidas tradicionais, reproduzidas como tal ou reinterpretadas com sentido de "modernização". A rediscussão do nacionalismo, o movimento em direção aos ingredientes amazônicos, a valorização dos queijos nacionais tradicionais – tudo indica esse sentido único de direção. E, com certeza, essa é a razão de se valorizar o conceito abstrato de *terroir* como a quintessência da qualidade alimentar.

O elogio do *terroir* expressa, modernamente, a visão lamarckiana da alimentação, isto é, a ideia de que o valor nutritivo dos ingredientes da alimentação humana, decorrentes do seu ambiente natural, é determinante da sua qualidade. Isso corresponde também a uma desconfiança em relação à genética, especialmente quando os organismos geneticamente modificados integram-se no rol daqueles seres que engrossam a "angústia alimentar". O *terroir*, ao contrário, é a consagração da naturalidade dos seres comestíveis. Vale a pena ver em maior detalhe esse aspecto.

No período entre o surgimento d'*A origem das espécies* (1868) de Darwin e até a popularização da genética de Mendel – e até mesmo procurando responder questões que Darwin não dava conta e que só Mendel o faria –, desenvolveu-se o que se convencionou chamar de neolamarckismo, ou seja, uma volta às antigas teses de Lamarck, que privilegiava a influência do ambiente na transformação dos seres vivos, representando certa contestação da noção de seleção natural. Um dos expoentes do neolamarckismo foi o alemão Ernst Haeckel, que a respeito assim se manifestou:

Dando a nutrição como causa determinante à adaptação, considero essa palavra no seu sentido mais lato, e designo assim a totalidade das variações materiais que o organismo sofre em todas as suas partes sob o influxo do mundo exterior. Para mim, a nutrição não é somente a ingestão de substâncias realmente nutrientes, mas a influência da água, da atmosfera, da luz solar, da temperatura, de todos os fenômenos meteorológicos designando--se pelo nome de clima. Compreendo por nutrição ainda a influência mediata ou imediata da constituição do solo, da habitação, da ação variada e importante que os organismos circunvizinhos exercem, sejam eles amigos, inimigos ou parasitas etc., sobre cada planta ou sobre cada animal. Todas essas influências e outras mais importantes afetam o organismo na sua composição material e devem ser consideradas debaixo do ponto de vista das permutas materiais. A adaptação será o resultado de todas as modificações suscitadas nas trocas materiais do organismo pelas condições externas da existência, pela influência do meio ambiente (Haeckel, 1930, p. 164).

Ora, nessa concepção de Haeckel, a nutrição dos viventes é que determina como eles são, e nosso consumo alimentar determinará como seremos. Mais adiante, ele acrescenta:

O nosso humor, os nossos desejos, os nossos sentimentos são muito diversos conforme estamos saciados ou com fome. O caráter nacional dos ingleses e dos gaúchos da América do Sul, que se alimentam quase que de carne, isto é, que fazem uma alimentação rica em azote [nitrogênio], não é o mesmo do irlandês que se alimenta de batatas, nem do chinês que vive de arroz, porque um e outro fazem uma alimentação pouco azotada (Haeckel, 1930, p. 165).

O pensamento que dará origem às ciências da Nutrição surge abraçando essa concepção e se aproveitando dos avanços da história natural a partir do século XVIII, da química e da fisiologia, afastando-se da ideia simples de que os alimentos se classificavam em animais e vegetais, apropriando-se da análise dos seus componentes químicos, tomando-os como resumo de substâncias alimentares capazes de produzir impacto ou impressionar cada sistema orgânico. Nesse quadro em que surge o nutricionismo, teremos a água (solvente universal dos nutrientes), os amidos, os açúcares e a gordura como portadores dos elementos químicos essenciais ao organismo: o carbono, o hidrogênio, o oxigênio e a albumina, que "carrega" o azoto ou nitrogênio. Com base nesse tipo de química alimentar, os tratados médicos do século XIX começam a discutir a dietética antiga (baseada na ideia de equilíbrio entre o calor, o frio, o seco, o úmido), redefinindo-a segundo as exigências de regimes alimentares diversos. Surgem obras que mostram, comparativamente, que a ração de um agricultor francês, por exemplo, deveria ter mais azoto e menos carbono que a ração de um operário irlandês.

Hoje, ao discutir-se o *terroir*, temos de certa forma a reencarnação desse pensamento. Encerra a esperança de, de novo, poder-se comer de maneira saudável e com prazer, deixando em segundo plano a genética dos seres vivos em prol da contribuição ambiental para a manutenção da vida humana. Isso porque tem-se a percepção de que foi a indústria que envenenou nossa comida, permanecendo a natureza como um polo oposto em pureza e saudabilidade. Daí essas construções simbólicas que hipervalorizam aquilo que menor influência sofreu do trabalho humano. Trata-se, evidentemente, de uma utopia, como expressa nos produtos "biodinâmicos" como o vinho. *Contrario sensu*, como já demonstrou Emile Peynaud (Peynaud, 1997), o vinho é dos produtos da humanidade que mais estão relacionados com o trabalho humano em todos os tempos.

Por outro lado, a noção de *terroir* também carrega consigo uma visão moderna sobre o que se come. Se cada ingrediente culinário possui uma feição dada pela sua ambientação, a multiplicação dos *terroirs*, conforme tem-se observado, sinaliza a busca dos valores únicos, singulares, da alimentação. Não há, no *terroir*, a possibilidade de produção seriada e, nesse sentido, parece que estamos no ponto zero de reconstrução do repertório confiável, nutritivo e saboroso da alimentação que se desmoralizou via racionalidade industrial.

A politização desse aspecto de ligação do alimento com as fontes de produção local também é notável. O movimento *slow food* tem se notabilizado como protagonista de uma luta cujo objetivo é identificar os alimentos saudáveis e prenhes de significado cultural, avaliando sua sustentabilidade e propondo políticas de preservação. Sua "Arca do gosto" pretende ser um retrato e uma denúncia daquilo que é relevante para a humanidade e se encontra sob risco de desaparecer. Ora, a diversidade dos recursos genéticos vegetais é estimada entre 250-300 mil espécies de plantas, e apenas 7 mil têm sido cultivadas em algum momento da história, e, hoje, somente 30 culturas alimentam o mundo e são responsáveis por 95% das calorias e proteínas (trigo, arroz e milho, sozinhos, representam 50%); já sorgo, milheto, batatinha, batata doce, soja e açúcar de cana e beterraba somam 75% do consumo. Além disso, a química da agricultura (agrotóxicos, fertilizantes, reguladores de crescimento) incide fortemente sobre esse patrimônio limitado há cerca de 50 anos.

A fragilidade é, portanto, a marca do sistema agrícola alimentar do Ocidente, e não espanta que muitos pesquisadores tenham se dedicado à divulgação das chamadas PANCs (plantas alimentícias não convencionais) como modo de restaurar uma riqueza e uma diversidade que o *agribusiness* sufocou ao longo do seu desenvolvimento. Só na Amazônia, por exemplo, existem 52 espécies domesticadas antes da conquista, 41 semidomesticadas e 45 em fase incipiente. Nesse contexto, o movimento em torno da valorização das PANCs representa um esforço grande no sentido de ampliar o leque de possibilidades alimentares em um contexto da história da humanidade em que a racionalidade industrial corroeu as próprias bases da segurança alimentar, ao colocar em segundo plano a força da natureza indomada pela lógica do lucro. O reencontro entre a nutrição, o gosto e novas fontes de suprimentos alimentares enche de esperança o futuro que vinha se desenhando sombrio.

REFERÊNCIAS BIBLIOGRÁFICAS

HAECKEL, E. *História da criação dos seres organizados segundo as leis naturais.* Porto: Lelo & Irmãos, 1930.

MAUSS, M. *Sociologia e antropologia.* São Paulo: Cosac Naify, 2003.

PEYNAUD, E. *O gosto do vinho.* São Paulo: Martins Fontes, 1997.

POULAIN, J-P. *Dictionnaire des cultures alimentaires.* Paris: Puf, 2012.

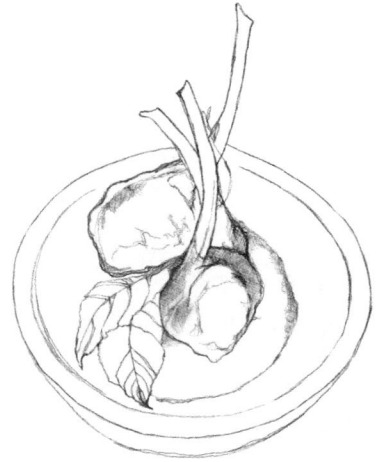

2

HÁBITOS ALIMENTARES AO LONGO DA HISTÓRIA

João Luiz Maximo da Silva

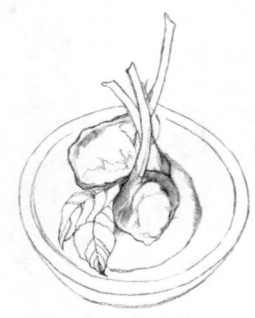

► SUMÁRIO

INTRODUÇÃO

Já se tornou corriqueira a expressão "somos o que comemos", atribuída ao médico grego Hipócrates. Visto dessa forma, a comida vai muito além de nossas necessidades biológicas, definindo-nos com base no que comemos. Mas podemos dizer que essa expressão poderia ser mais detalhada. Somos não apenas o que comemos, mas também como escolhemos nossos alimentos, como preparamos, como comemos, com quem comemos e assim por diante. Essa é a ideia principal do conceito de hábitos alimentares, que diz respeito não só ao que comemos, mas também aos costumes alimentares de nosso grupo social. As imensas diferenças entre os hábitos alimentares ao longo do tempo e do espaço reafirmam a grande importância não apenas biológica, mas sobretudo cultural desse conceito para a espécie humana.

Historicamente, podemos dizer que as escolhas que fazemos de nossos alimentos estariam diretamente relacionadas à disponibilidade em situações históricas e geográficas distintas. Trata-se de entender como dispomos da natureza de forma comestível como solução para a sobrevivência da espécie nas mais diversas situações. Mas aquilo que em suposto momento inicial indicaria a necessidade de comer o que estava disponível, ao longo da história pode se tornar hábito, preferência. Nossas escolhas e interdições de alimentos passam, dessa forma, não apenas pela disponibilidade, mas também por interdições, tabus, preceitos religiosos etc.

A espécie humana é onívora; assim, as possibilidades de escolha de alimentos são inúmeras. E variam muito ao longo de nossa história e também da geografia: animais, vegetais, insetos, alimentos crus, cozidos, assados etc. Essas variações são o que podemos chamar de hábitos alimentares.

Os primeiros hominídeos buscavam melhorar a qualidade alimentar, tendo como objetivo principal a sobrevivência e o aumento da espécie. Isso foi possível não apenas pela maior eficácia na obtenção de alimentos (caça e coleta), mas também na preparação. O uso do fogo foi decisivo na sobrevivência e na evolução humana. Analisando esse processo, o antropólogo Richard Wrangham (2010) afirma que "cozinhar nos tornou humanos".

Para pesquisadores como William Leonard (2003) as diferentes escolhas de alimentos e formas de preparo teriam definido nossa evolução e diversidade.

A nossa espécie não está apta a subsistir com uma dieta única e ideal. O que é singular nos seres humanos é a extraordinária variedade do que comemos. Fomos capazes de prosperar em quase todos os ecossistemas sobre a Terra, consumindo desde alimentos de origem animal, entre as populações do Ártico, até, basicamente, tubérculos e cereais, entre as populações dos Andes.

As grandes diferenças de hábitos alimentares da espécie humana são uma prova do sucesso na luta pela sobrevivência. Essa é a história de nossa espécie. Por isso as diferenças históricas de hábitos alimentares devem ser compreendidas e valorizadas.

LUTANDO PELA SOBREVIVÊNCIA: ALIMENTAÇÃO NA PRÉ-HISTÓRIA

Na busca pelo entendimento das profundas diferenças entre humanos e outros primatas está a questão da alimentação. Vários aspectos da evolução humana, como o bipedalismo e o aumento da caixa craniana (e consequentemente do cérebro), estariam diretamente relacionados à maximização da qualidade dietética e à eficiência na obtenção de alimentos. O nosso cérebro exige uma quantidade de energia muito grande e só foi possível adquiri-la em razão de uma série de mudanças anatômicas e uma maior eficiência na obtenção de alimentos com a caça e a coleta. Resumidamente, poderíamos dizer que esse processo (que se desenvolveu por milhões de anos) se caracterizou por uma espécie de círculo virtuoso. Como afirma William Leonard (2003),

Após um grande estímulo inicial no crescimento do cérebro, a dieta e a expansão desse órgão provavelmente interagiram em sinergia; cérebros maiores produziram comportamento social mais complexo, o que conduziu a outras estratégias em táticas de suprimento e a uma melhor alimentação que, por sua vez, fomentou a evolução adicional do cérebro.

A evolução do *Homo erectus* na África há cerca de 1,8 milhão de anos marca decisivamente a evolução do homem moderno. Estratégias de caça e o aperfeiçoamento de ferramentas aumentaram a eficiência alimentar e permitiram a expansão da espécie humana a partir do continente africano para o restante do mundo.

A ingestão de alimentos de origem animal teria sido decisiva nessa evolução. Nesse contexto, as ferramentas teriam sido extremamente importantes não apenas na caça, mas também na manipulação dos alimentos. E, para comprovar a tese de que "cozinhar nos tornou humanos", o fogo teria sido outro elemento decisivo. Vários pesquisadores propuseram que o *Homo erectus* foi, provavelmente, o primeiro hominídeo a usar o fogo para cozinhar há, talvez, 1,8 milhão de anos.

Segundo essa hipótese, o ato de cozinhar teria possibilitado que os vegetais e as carnes ficassem mais macios e fáceis de se mastigar, e também aumentaria substancialmente o conteúdo energético disponível, principalmente em tubérculos feculosos. Além disso, comer alimentos cozidos permitiu à espécie desenvolver cérebros maiores que seus antecessores (sobre as relações entre o desenvolvimento dos hominídeos e o uso do fogo para cozinhar, veja Wrangham [2010]).

Com o domínio do fogo e das ferramentas, a humanidade pôde entrar em uma nova era. A invenção da agricultura e a utilização de cereais se mostraram decisivas para a expansão da espécie pelo planeta. A sedentarização possibilitou a existência de agrupamentos cada vez maiores. As primeiras civilizações no Oriente Próximo, Egito, Ásia e posteriormente continente americano, só foram possíveis pelo cultivo de cereais que foram domesticados pelo homem: trigo (Oriente Médio), arroz (Ásia) e milho (América). A domesticação de animais também desempenhou um papel decisivo nesse processo. Ovelhas e cabras foram domesticadas no Oriente Próximo por volta de 8.000 a.C., além do gado vacum. Os porcos foram domesticados nessa mesma época no Oriente Próximo e na região da China; os frangos, por sua vez, no sudeste da Ásia por volta de 6.000 a.C. (sobre a importância da agricultura e da domesticação dos animais no período Neolítico, veja Standage [2010, p. 13]).

A utilização de cereais e o consumo de animais domesticados marcaram decisivamente os hábitos alimentares ao longo da história. Animais de caça e produtos de coleta ainda eram utilizados, mas foram lentamente perdendo importância para itens que podiam assegurar uma provisão mais constante e com possibilidade de estocagem. O homem é o único animal que planta de forma deliberada, escolhe e propaga as características das espécies que mais lhe convêm pela seleção artificial. Nós criamos nossas plantas e animais. Criamos nossa alimentação e a nós mesmos.

CONSTRUINDO IMPÉRIOS

O historiador grego Heródoto teria dito: "o Egito é um presente do Nilo". As primeiras grandes civilizações humanas surgiram em vales férteis de importantes rios: Tigre e Eufrates (Mesopotâmia) e Nilo (Egito). A grande produção de vegetais, especialmente cereais como o trigo, teria possibilitado alimentar grupos cada vez maiores.

Os cereais, além de possibilitarem uma provisão mais segura, já que poderiam ser estocados, tiveram uma importância ainda maior por causa da produção de cerveja e pão. A descoberta da fermentação deve ter sido acidental, mas seu controle, não. O homem é o único animal que cria seus alimentos. O pão e as bebidas fermentadas (como o vinho) se tornaram ao longo da história humana elementos centrais. Transformamos a natureza criando nossos alimentos.

Os egípcios construíram uma sociedade bastante avançada, inclusive no campo alimentar. Bebidas como o vinho e a cerveja tinham grande importância, além do pão. No Egito antigo se desenvolveu inicialmente a panificação, com o uso de fornos. Mas talvez tenha sido na Grécia (berço da civilização ocidental) que o pão e o vinho (além do azeite) atingiram um papel central, não apenas nos hábitos alimentares, mas sobretudo na ideia que os gregos faziam de sua civilização.

Como diz a frase atribuída ao pensador francês Brillat-Savarin, "diz-me com quem tu comes e te direi quem tu és", os gregos acreditavam que seus alimentos expressavam quem eles eram ou desejavam ser. A tríade alimentar pão-vinho-azeite expressava essa ideia de superioridade da civilização grega. Esses alimentos não existiam em estado natural. Dependiam da ação humana (trabalho), um sinal de cultura. Em oposição, eles atribuíam aos bárbaros (qualquer um que não fosse grego) uma alimentação baseada no consumo de carne, leite e gordura, alimentos que prescindiam de maior intervenção humana, o que aproximaria os bárbaros dos animais.

A comida serviria, assim, não para matar a fome, mas para sinalizar a primazia de uma civilização sobre outra. O banquete, por exemplo, era o local dessa expressão. Para os gregos, o que distinguiria o homem civilizado era que ele comia junto, mas com regras. O banquete era o momento para o cidadão grego (homem livre) demonstrar essa superioridade, tendo como elemento central a moderação e o convívio.

Outro aspecto importante da relação da Grécia antiga com os alimentos era a questão da saúde. O médico Hipócrates dizia "faz do alimento seu remédio e do remédio seu alimento", ressaltando como na visão da Antiguidade clássica não havia nenhuma distinção entre prazer e saúde. Para a medicina antiga, um corpo são era um corpo equilibrado. Os médicos buscavam nos alimentos as mesmas características do cosmos e do corpo humano. Nessa visão, um alimento saboroso era um alimento saudável. Temperar alimentos era o mesmo que temperar (equilibrar) o corpo. Cada pessoa tinha uma personalidade diferente e isso requeria alimentos diversos. O banquete na Grécia tinha como uma de suas características proporcionar alimentos saborosos (e saudáveis) para diferentes tipos de personalidade (paladar). Uma visão bem diversa daquela que despontará no mundo moderno com o advento da Gastronomia na França (sobre as relações da Grécia antiga com a alimentação, ver Flandrin; Montanari [1998, p.108]).

A relação da civilização grega com os alimentos marcou decisivamente o padrão ocidental de alimentação. Os romanos, que se consideravam herdeiros dos valores gregos (inclusive alimentares), foram responsáveis pela difusão dos hábitos alimentares clássicos por toda a Europa, principalmente na região do Mediterrâneo. Levaram os ideais de moderação, frugalidade e a importância do pão, vinho e azeite para outros povos. Esses povos tinham seus hábitos alimentares marcados pela primazia da carne, e por isso eram considerados pelos gregos como "bárbaros". Por sua vez, esses povos também influenciaram os romanos, principalmente no período final do império, quando as fronteiras se dissolviam e inúmeros "bárbaros" chegavam a Roma.

O final da Idade Antiga marcaria o declínio do Império Romano invadido por povos vindos do norte da Europa e regiões da Ásia. O ano 476 d.C. é considerado o final da Idade Antiga e o início da Idade Média, com a queda de Roma e a desagregação do império. Novos hábitos alimentares se formavam, juntando dois mundos: pão, vinho e azeite da civilização greco-romana do Mediterrâneo e carne, gordura e leite (cerveja) dos bárbaros vindos do norte e leste.

O NASCIMENTO DA EUROPA

Entre os séculos V e XI, com a queda de Roma sob os bárbaros, iniciou-se o longo período da Idade Média, quando ocorreu a fusão da cultura latina com a dos povos vindos do norte, e conformou-se o que conhecemos como Europa. Dos escombros de Roma, uma Europa rural se formaria sob a liderança da Igreja Católica que nascera no final da Idade Antiga, ainda sob o Império Romano. Dois modelos alimentares distintos (pão-vinho-azeite *vs.* carne-leite-gordura) representariam uma nova forma de relação com os alimentos que poderíamos identificar como padrão ocidental de alimentação.

Alimentos considerados símbolo de cultura pelos gregos, o pão, vinho e azeite, seriam alçados à condição de símbolos da religião católica. Nas cerimônias religiosas, o pão representaria o corpo de Cristo, o vinho, o sangue de Cristo e o azeite seria um elemento importante nas unções. Por outro lado, a utilização da carne de forma sacrificial seria banida. A carne se tornaria um dos elementos centrais da alimentação, particularmente da nobreza, sobretudo os animais de caça, considerados exclusivos dos nobres. Já aos camponeses, estavam reservados, quase que exclusivamente, os vegetais. Essa distinção marcaria um novo ideal de alimentação, em que a carne seria um privilégio da nobreza.

O mesmo acontecia com o pão. Alimento simbólico, representando o corpo de Cristo (consubstanciado na hóstia dos ritos religiosos), o pão branco (feito de trigo) era privilégio das classes nobres, enquanto pães feitos com cereais considerados inferiores (espelta, centeio etc.) eram reservados aos camponeses.

Outra transformação importante no período medieval seria no banquete. Enquanto na civilização greco-romana este era um momento de celebração do ideal de civilização, em que a questão da moderação era importante, no período medieval o banquete era marcado pelos hábitos trazidos dos povos bárbaros. A carne era o elemento central, em um momento que se configurava como um grande festival, marcado pela pompa.

A questão visual era muito importante e os banquetes transcorriam em mesas que eram montadas nos palácios em importantes ocasiões sociais. Enquanto na Grécia e na Roma antigas se comia em salas onde os homens ficavam reclinados em divãs, na Europa Medieval surgiam as mesas. Grandes peças de carne ornamentadas (principalmente aves) eram trazidas à mesa, onde os convivas comiam com as mãos. Lentamente os hábitos à mesa se desenvolviam, naquilo que o historiador Norbert Elias chamou de processo civilizatório. A sociedade cortesã foi desenvolvendo um conjunto de modos à mesa que chegou a seu auge na sociedade moderna, particularmente na França, a partir dos banquetes da corte.

A comida medieval se caracterizava por uma relativa uniformidade em toda a Europa. Havia uma grande preferência por pães e sopas, mas enquanto os nobres tinham sopas, caldos e cozidos enriquecidos com carne, os camponeses tinham que se contentar com um consumo maior de vegetais. As carnes, principalmente de caça, eram vistas como alimentos superiores. Por isso, nos banquetes medievais era muito comum a presença de aves, como perdizes, faisões etc. (sobre os banquetes na Idade Média, ver Freedman [2009, p. 163-195] e Strong [2004]).

Outra preferência era o uso intensivo de especiarias. Apreciadas desde a Antiguidade, quando eram trazidas do Oriente por mercadores, as especiarias eram temperos especiais utilizados principalmente pelas classes mais abastadas. Desde a Antiguidade eram vistas como condimentos capazes de transformar a natureza dos alimentos dentro de uma perspectiva dietética. Assim, os temperos vindos do Oriente eram mais apreciados, pois teriam características especiais na elaboração dos alimentos. Além disso, eram vistos como sinal de *status*. O uso de especiarias conferia características de cor, aroma e sabor, além de sinalizar a riqueza e o poder do anfitrião.

Se formos caracterizar o padrão geral da comida medieval, havia uma grande mistura de sabores e aromas proporcionados pelas especiarias e o gosto agridoce. Não havia uma separação rígida entre elementos doces, salgados ou ácidos. Tanto nos pratos como na sequência em que eram servidos, havia uma grande mistura que se distancia muito do padrão de gosto moderno.

Essa avidez pelas especiarias explica em grande parte o intenso comércio desse tipo de alimento entre a Europa e o Oriente. Mercadores árabes percorriam a Ásia e Europa, transportando itens culinários como canela, noz-moscada, cravo-da-índia e pimenta-do-reino, entre outros condimentos. Durante muito tempo afirmou-se que esses temperos eram tão apreciados pelos europeus por suas qualidades antissépticas. Seriam utilizados para conservar alimentos e mascarar o gosto estragado das carnes. Essa teoria não se sustenta nos dias de hoje. Segundo Flandrin e Montanari (1998, p. 480), as especiarias eram muito caras para serem utilizadas como conservantes. O que mais se destacava (além da questão de distinção social) era sua finalidade terapêutica, tendo em vista a antiga medicina hipocrática-galênica. E essa avidez pelas especiarias vindas do Oriente marcaria decisivamente o surgimento de uma nova era.

A COMIDA MOVE O MUNDO

As navegações e a expansão marítima do final do século XV e começo do século XVI marcam um período de grandes transformações na história da humanidade. Consideradas a primeira grande globalização, colocaram em contato diferentes partes do mundo, provocando choques de culturas, muitas vezes com resultados catastróficos. O início da Idade Moderna foi marcado de maneira decisiva pela alimentação, estabelecendo relação entre distintos hábitos e marcando profundas transformações nessa área. É evidente que as motivações para as navegações, que lançaram a humanidade por caminhos nunca antes percorridos, eram diversas. Mas podemos afirmar que uma das principais foi a busca de alimentos, mais especificamente especiarias.

Desde a Antiguidade as especiarias eram conhecidas e muito apreciadas no Ocidente, principalmente aquelas vindas do Oriente, como pimenta-do-reino, noz-moscada, canela, cravo etc. Durante parte da Idade Média, o comércio diminuiu, mas o contato das Cruzadas com os árabes fez renascer, tornando-se muito importante. Vindos por várias rotas comerciais, tinham Veneza como um dos principais distribuidores.

O ano de 1453 representa o fim da Idade Média e o início da Idade Moderna. Este ano é marcado pelo fim do Império Romano do Oriente (Bizâncio), quando a cidade de Constantinopla caiu nas mãos do Império Turco-Otomano. Considerada um entroncamento natural entre a Europa e a Ásia, a cidade de Constantinopla era um dos principais pontos de comércio de especiarias. Com o estrangulamento da rota, as especiarias tiveram seus preços aumentados, tornando o comércio mais difícil e custoso.

Muitos historiadores consideram que entre as motivações para as navegações inauguradas no final do século XV e começo do século XVI estava a necessidade de busca de novas rotas para chegar ao Oriente. O navegante português Vasco da Gama conseguiu desembarcar na Índia, contornando a África pelo Cabo das Tormentas (rebatizado de Cabo da Boa Esperança). A partir do século XVI, o comércio de especiarias tomaria um novo rumo. Navios carregados de pimenta-do-reino, cravo e outros temperos chegariam à Europa, abastecendo as elites ávidas por esses produtos (a esse respeito, ver Ramos [2013]).

Além da comercialização de condimentos e outros produtos do Oriente, o impacto das navegações foi ainda mais profundo nas transformações dos hábitos alimentares. O maior contato com a África e a Ásia e a descoberta de um novo continente, batizado de América, foi responsável pela descoberta de um mundo novo de alimentos. A intensa troca a partir do século XVI transformaria definitivamente os hábitos alimentares e a Gastronomia mundial.

Entre tantos alimentos que viajaram pelo mundo podemos destacar a batata. Originária da América, esse tubérculo era muito utilizado nas áreas dominadas pelo Império Inca. Levada para a Europa pelos espanhóis, tornou-se um dos principais alimentos de várias culinárias do Velho Mundo. Foi responsável por salvar a Europa de crises de fome. Nos dias atuais teríamos dificuldade de imaginar culinárias de países como Espanha ou Alemanha sem a batata (sobre o processo de mundialização dos alimentos, ver Freedman [2009, p. 197]).

O milho foi um caso de sucesso ainda mais impressionante. Originário da região do México e América Central, era um dos principais alimentos de povos pré-colombianos como os astecas. Sua adaptação na Europa foi muito rápida. Associada com um cereal já conhecido entre os europeus, o milhete, o milho americano teve uma rápida expansão, substituindo ou se combinando com outros cereais na alimentação europeia. O caso mais significativo é a polenta italiana. Feita tradicionalmente com uma mistura de cereais, foi substituída pela farinha de milho (fubá).

As pimentas também tiveram um papel importante nesse contexto. Uma Europa ávida por especiarias, sobretudo a pimenta, encontrou uma nova modalidade de pimenta no novo continente. As pimentas do tipo *Capsicum* (conhecidas por nomes como dedo-de-moça, malagueta, biquinho, pimentão etc.) rapidamente se espalharam pelo mundo, tornando-se presentes não apenas na cozinha ocidental, mas também nas diversas cozinhas orientais (a indiana, por exemplo), que sempre tiveram na picância um importante componente de sabor.

Poderíamos fazer uma longa lista de alimentos que transitaram pelo mundo, dando origem ou modificando culinárias regionais. O tomate se tornou parte da cozinha italiana e da dieta mediterrânea. Mesmo a nascente cozinha brasileira foi fruto de cruzamento de ingredientes utilizados pelos habitantes originais (mandioca, milho, cará, feijão, batata-doce etc.) com outros trazidos pelos colonizadores europeus (vaca, porco, trigo, alho, cebola etc.) Sem falar nas preferências alimentares e técnicas culinárias. Como imaginar a cozinha brasileira sem as bananas ou cocos originários da Ásia? Ou a importância do azeite de dendê africano, aqui utilizado muitas vezes no processo de fritura? Essa globalização alimentar, fruto de um processo conflituoso, marcou o panorama alimentar da humanidade a partir do século XVI.

BEBIDAS COLONIAIS

No campo das bebidas, o panorama também foi profundamente modificado. Produtos que fora da Europa eram consumidos tendo em vista sabores locais e rituais próprios, como café, chá e chocolate, chegaram à Europa nesse período e tiveram uma grande difusão. Inicialmente eram hábito da nobreza, mas nos séculos seguintes se popularizaram, tornando-se um hábito globalizado. O que permitiu que essas bebidas tivessem uma expansão tão formidável foi o acréscimo do açúcar.

O açúcar era um item raro e muito apreciado na Europa, utilizado na maioria das vezes com fins medicinais ou como ornamento culinário. Trazido por mercadores árabes do Oriente, chegava à Europa desde a antiguidade a preços altíssimos. Áreas de cultivo da cana-de-açúcar se desenvolveram na Sicília e no sul da Espanha, regiões dominadas durante a Idade Média pelos muçulmanos. Com o crescimento da demanda, os portugueses levaram o plantio para a Ilha da Madeira, tornando-se o principal fornecedor da Europa ocidental.

Ao mesmo tempo em que decrescia a utilização de açúcar nas preparações culinárias, com o recuo do sabor agridoce, crescia a importância do açúcar nas sobremesas e também nas bebidas. A descoberta da América proporcionou um grande campo para o aumento da produção de açúcar. Os portugueses plantaram extensas áreas de cana-de-açúcar no Brasil. A região do Caribe na América Central também foi outra área importante de produção. A partir do século XVI, grandes quantidades de açúcar chegavam à Europa, alimentando a grande demanda por esse produto.

O chocolate era uma bebida utilizada pelos astecas em cerimônias religiosas. Feito com as sementes de cacau, era uma bebida quente na qual eram acrescentados vários ingredientes, principalmente pimenta. Levada à Europa pelos espanhóis, a bebida sofreu grandes alterações, uma vez que os europeus a achavam muito picante e amarga. A solução foi acrescentar açúcar, e no final do século XVI essa bebida virou moda, sendo consumida principalmente pela aristocracia.

O café, por sua vez, era originário da África. Seu efeito estimulante era conhecido e apreciado pela população da região da Etiópia. Os árabes foram responsáveis pela difusão da bebida, feita a partir do fruto que era torrado, transformado em pó e colocado em água fervente. No final do século XV já existiam estabelecimentos que vendiam a bebida em cidades árabes no Oriente Médio. Os turcos foram responsáveis pela introdução da bebida na Europa. A grande diferença é que o café passou a ser coado e acrescido de açúcar. A partir do século XVII, tornou-se uma das principais bebidas nas cidades europeias, elogiada pelos seus benefícios, associados ao seu efeito estimulante. Além do líquido propriamente dito, os cafés se tornaram um dos principais estabelecimentos em toda a Europa. Os lugares onde se tomava café se tornaram lugares importantes de sociabilidade. E assim como o açúcar, o café viu sua produção aumentar quando passou a ser plantado na América, em especial no Brasil.

Finalmente, o chá também viu sua popularidade aumentar na Europa a partir dos séculos XVII e XVIII. A infusão de folhas de alguns arbustos das montanhas do sul da China já era conhecida desde 2737 a.C. O hábito de beber essa infusão se espalhou da China para áreas vizinhas no Oriente. O viajante veneziano Marco Polo já tinha descrito essa bebida, mas foi com a chegada dos portugueses no século XVI que o chá começou a se tornar mais conhecido dos europeus. Durante o século XVII, já era experimentado em vários países e no século XVIII seu uso havia se generalizado na Inglaterra, inicialmente na aristocracia e posteriormente por toda a população. Assim como tinha acontecido com o café e o chocolate, o chá também ganhou popularidade associado ao uso do açúcar, diferentemente da forma como era consumido na China (sobre as bebidas coloniais, ver Flandrin e Montanari [1998, p. 611-624]).

O NASCIMENTO DA GASTRONOMIA

A Idade Moderna viu mudar as relações com a alimentação de maneira profunda. A mundialização dos alimentos desencadeada pela expansão marítima inaugurou um novo mundo. De certa maneira, o desenvolvimento da ideia de Gastronomia a partir da França encerra a Idade Moderna, com novos hábitos alimentares que influenciariam decisivamente todo o planeta.

A ideia de uma boa mesa, e de prazeres relacionados à boa comida, sobretudo nos banquetes, existe desde os primórdios da civilização, mas foi na França dos séculos XVII e XVIII que se desenvolveu a ideia moderna de Gastronomia. Desde o Renascimento Italiano já havia um grande desenvolvimento culinário, principalmente nas cortes papais. A França absolutista do Rei Luís XIV teria levado essa revolução culinária ao seu auge. Na corte francesa assistiu-se ao desenvolvimento da boa mesa. Além da evolução dos modos à mesa, todo o aparato que envolvia o banquete – mesa, toalhas, aparelhos de jantar etc. – marcava o que seria o cenário de luxo dos grandes banquetes. É o que chamaríamos de "arte da mesa" (sobre a primazia da França no desenvolvimento da Gastronomia, ver Pitte [1993]).

Nesse panorama, os hábitos alimentares também se modificavam. A profusão de especiarias caía lentamente em desuso. A partir de então, as ervas frescas europeias seriam mais valorizadas: tomilho, manjericão, salsinha etc. O sabor agridoce dava lugar a preparações mais refinadas e ao desenvolvimento da confeitaria, com o aumento da produção do açúcar. Os molhos teriam um papel central nessa nova configuração culinária, redefinidos a partir da cozinha francesa. Os cozinheiros atingiriam um patamar nunca antes visto. Figuras como La Varenne, Vatel e posteriormente Carême seriam os grandes responsáveis pela elevação da culinária como arte. Podemos dizer que os franceses definiram a regra desse novo jogo chamado Gastronomia. E esse modelo seria exportado para toda a Europa e depois para o mundo todo.

A criação do restaurante (SPANG, 2003), no final do século XVIII, marcaria de forma definitiva o novo cenário da Gastronomia. Um lugar onde todos poderiam ter acesso às criações culinárias antes confinadas no banquete. E, junto com o restaurante, a França "cria" também o público moderno. A nova arte se desenvolve com a criação de um discurso em que a figura do *gourmet* tem um papel de destaque. Durante os séculos seguintes, a França definiria esse padrão moderno da Gastronomia. Por todo o Ocidente e depois até mesmo o Oriente, seguiriam as técnicas e as normas codificadas a partir da França.

AS TRANSFORMAÇÕES ALIMENTARES NO MUNDO CONTEMPORÂNEO

O século XX assistiu a uma grande revolução nos costumes alimentares. As previsões de Malthus sobre o futuro catastrófico da espécie humana no campo alimentar não se cumpriram. Vários fatores foram responsáveis por um novo panorama. A capacidade de sintetizar amoníaco, desenvolvida entre o final do século XIX e o começo do século XX, foi responsável por uma grande revolução agrícola. O amoníaco permitiu a fabricação de fertilizantes químicos que provocaram uma grande expansão da agricultura, tornando possível alimentar bilhões de pessoas.

Outro fator importante foi o grande desenvolvimento da indústria alimentícia. Desde o início do século XIX havia uma grande preocupação em melhorar os processos de conservação de alimentos. Inicialmente, o principal objetivo era fornecer comida para o exército e para marinheiros de forma mais eficiente. No final do século XIX, a comida em lata já era uma realidade. Importante em conflitos como a Guerra Civil Americana, no decorrer do século XX, a comida em lata passou a ser uma importante forma de alimentar grandes contingentes de pessoas, sobretudo nas cidades. A indústria alimentícia avançou durante o século XX, controlando processos de transformação dos alimentos. Tratava-se não apenas de conservar alimentos, mas criá-los, fornecendo produtos processados industrialmente em escala global (para uma discussão sobre a industrialização da comida, ver Fernández-Armesto [2010, p. 279]).

Ao lado disso, vimos o desenvolvimento de grandes indústrias de alimentos. A rápida urbanização e industrialização propiciou o surgimento do chamado *fast-food*, comida rápida para pessoas que não tinham mais tempo ou disposição de cozinhar. O fato é que no final do século XX e começo do século XXI o problema da fome não é mais tão crítico como fora antes. Mesmo se considerarmos que a fome ainda é uma realidade em várias partes do mundo, a sociedade atual tem o problema da hipernutrição como algo mais preocupante. O fenômeno do *fast-food*, com grandes cadeias de comida globalizada e as comidas processadas industrialmente, traz consigo o perigo da perda da comensalidade (comer juntos) e também da ingestão em excesso de elementos como sal, açúcar, conservantes etc. (o jornalista Michael Pollan [2007] vem fazendo uma discussão muito interessante sobre os impactos da comida industrializada e do *fast-food* na alimentação contemporânea).

Nunca fomos tão globalizados. Esse processo que se iniciou com as navegações no início da Idade Moderna chega a seu auge no começo do século XXI. Os hábitos alimentares parecem cada vez mais padronizados. Por outro lado, preocupações cada vez maiores com o que comemos e como comemos traz ao debate antigas preocupações com nossos alimentos. Contra a globalização, vemos uma maior preocupação com as cozinhas regionais. A Gastronomia, antes sob a primazia francesa, agora se abre para influências do Oriente e de outras cozinhas como a espanhola, a brasileira, a peruana etc.

A antiga ruptura entre prazer e saúde na alimentação, marcada pelo nascimento da Gastronomia na França, toma um novo rumo. Agora os campos da Gastronomia e da nutrição se comunicam, trazendo de volta os preceitos da Grécia antiga e do Oriente de que prazer e saúde são dois lados da mesma moeda. E em relação à industrialização dos alimentos, hoje vemos preocupações cada vez maiores com ideias de sustentabilidade e da importância do ato de cozinhar.

Esse percurso nos mostra que a espécie humana, onívora em sua essência, sobreviveu porque aprendeu a transformar a natureza por intermédio da cozinha. Ao longo da história e nas condições mais diversas pelo planeta, aprendemos a manipular os alimentos e transformar o ato de comer em ato simbólico. A grande diversidade de hábitos alimentares mostra que não há uma dieta ideal. Comemos de tudo e das mais diferentes formas. Essa diversidade é uma das riquezas da humanidade, perdê-la pode ser catastrófico para o nosso futuro enquanto espécie.

Somos o que comemos, mas também com quem comemos, como preparamos etc. Nossa diversidade alimentar espelha nossa diversidade cultural.

REFERÊNCIAS BIBLIOGRÁFICAS

FERNÁNDEZ-ARMESTO, F. *Comida:* uma história. Rio de Janeiro/São Paulo: Editora Record, 2010.

FLANDRIN, J-L; MONTANARI, M. (Eds.) *História da alimentação.* São Paulo: Estação Liberdade, 1998.

FREEDMAN, P. (Org.) *A história do sabor.* São Paulo: Editora Senac, 2009.

LEONARD, W. Alimentos e evolução humana. *Scientific American Brasil,* n.2, nov. 2003.

PITTE, J.R. *Gastronomia francesa*: história e geografia de uma paixão. Porto Alegre: L&PM, 1993.

POLLAN, M. *O dilema do onívoro*: uma história natural de quatro refeições. Rio de Janeiro: Intrínseca, 2007.

RAMOS, F. *No tempo das especiarias*. São Paulo: Editora Contexto, 2013.

SPANG, R. L. *A invenção do restaurante*. Rio de Janeiro: Record, 2003.

STANDAGE, T. *Uma história comestível da humanidade*. Rio de Janeiro: Zahar, 2010.

STRONG, R. *Banquete*: uma história ilustrada da culinária, dos costumes e da fartura à mesa. Rio de Janeiro: Zahar, 2004.

WRANGHAM, R. *Pegando fogo*: por que cozinhar nos tornou humanos. Rio de Janeiro: Editora Zahar, 2010.

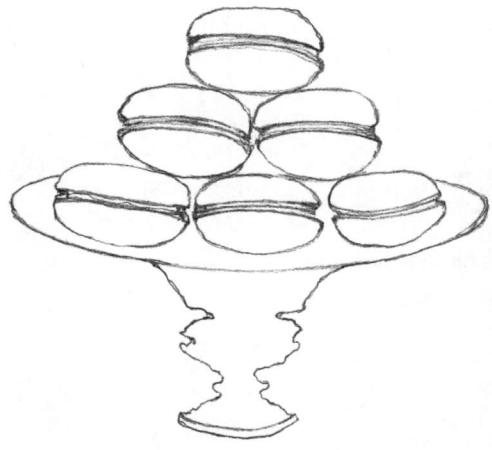

3

PRAZER E SAÚDE

Ana Carolina Almada Colucci
Sonia Tucunduva Philippi

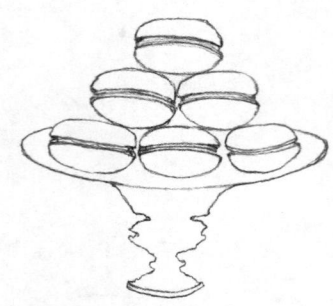

► SUMÁRIO

A alimentação é uma experiência transmitida desde o nascimento que, em associação a outras variáveis, contribui para definir os valores de uma sociedade. Conhecer em profundidade os hábitos alimentares de um povo transpõe os limites do ato de comer e se nutrir e exige um exercício de resgate do passado e do presente, reunindo elementos de identidade e organização econômica dos indivíduos, socialização, crenças religiosas, inserção histórica e geográfica (Poulain, 2004; Dória, 2009).

Presentes nos momentos mais marcantes da vida em sociedade, as tradições, hábitos e rituais relacionados ao ato alimentar permitem compreender melhor padrões culturais e sociais como instrumentos de comunicação, metáforas de afeto, necessidades de pertencer, expressões de identidade (Bourdieu, 1979; Lévi-Strauss, 1991; Carneiro, 2003).

Com base na compreensão de que o ato alimentar é infuenciado pelos contextos internos (condição biológica, afetiva, desejos e interesses) e externos (meio social, cultura, religião e relação com redes de apoio como família) ao indivíduo, as razões subjetivas do comer e as práticas alimentares começam a ser tratadas com maior importância nas discussões sobre como se alimentar de maneira adequada, com vistas à saúde e ao bem-estar.

A definição de saúde assume, portanto, um aspecto amplo, não caracterizado apenas como ausência de doenças ou limitações mentais ou físicas, como preconizado pela OMS, mas que compreende que saúde e bem-estar envolvem um estado resultante de uma interação dinâmica entre os aspectos sociais, físicos, mentais e espirituais.

É crescente a valorização de práticas prazerosas para a promoção da saúde, que envolvem a adoção de hábitos de vida saudáveis, sustentáveis e não restritivos, com estímulo ao prazer em comer. Torna-se, assim, evidente a importância de unir a ciência da Nutrição, na qual o equilíbrio dos nutrientes, a variedade, a quantidade e a qualidade são fundamentais, e a Gastronomia, área do conhecimento que abrange a arte de cozinhar proporcionando prazer.

Ao longo do processo histórico da humanidade, segundo Montanari (2008), a Nutrição e a Gastronomia (N&G) reforçaram-se, a partir de conhecimentos compartilháveis e compatíveis, traçando proximidade entre prazer e saúde. O autor pontuou, contudo, uma alteração na linguagem da Nutrição (ou Ciência Dietética) a partir dos séculos XVII e

XVIII, em que se introduziram conceitos não mais experienciados senso-rialmente, os conceitos de carboidratos, vitaminas e outros nutrientes. Se antes o conceito de saúde poderia ser concretizado pelo prazer gastro-nômico das combinações de cheiro, sabores, texturas e temperaturas, agora essa prática se tornaria menos palpável.

A partir do século XIX, no Ocidente, ocorreu uma ênfase na concep-ção de higiene, que passou a significar ação preventiva às doenças. No que concerne ao aspecto alimentar, tal processo de racionalização médi-co-científica ligado ao saber nutricional – à Nutrição – visou administrar epidemias relacionadas ao ato de comer na contemporaneidade. Se, por um lado, tal surgimento proporcionou um maior controle epidêmico, por outro, talvez tenha contribuído – ao menos em algumas circunstân-cias – para um "desencantamento" da arte do comer e o comprometi-mento do sentido da comensalidade (Montanari, 2003).

Observou-se, nesse período, forte influência da área das Ciências da Saúde na formação de preferências e escolhas alimentares, com o predo-mínio de conhecimentos técnicos sobre a alimentação. Polos de atração para o consumo que giram em torno da "saúde", "nutritivo" e "natural", expressariam, nesse cenário, uma racionalidade nutricional. Viana et al. (2017) definiram racionalidade nutricional como as práticas alimenta-res atentas ao permanente cuidado em manter na alimentação o equilí-brio de nutrientes, em detrimento do prazer de comer e dos valores com que a alimentação marca o convívio social a ela associado.

Tais práticas alimentares apontam preocupações centradas em uma "alimentação balanceada" e no "consumo racional de alimentos", atribuin-do maior valor à relação entre valor nutricional do alimento e saúde, em detrimento dos aspectos socioantropológicos que envolvem o ato alimen-tar. Nesse processo de reflexão, ocorre a ressignificação sobre o que é e não é saudável, com base na ideia de que a alimentação balanceada é o resultado apenas de consumo de nutrientes. O ato solitário de comer, a valorização da tecnologia alimentar e a dissociação de comer do prazer dos alimentos po-dem ser alguns dos resultados desse processo de racionalidade nutricional.

A valorização do prazer alimentar passa a ser importante nesse con-texto, sendo um aspecto a ser incentivado e colocado como indispensá-vel para um comer saudável. Assim, entende-se como alimentação saudável aquela cujas dimensões biológica, social e cultural estão em pleno exercício, e o prazer permeia tais dimensões (Nascimento, 2007; Canesqui; Garcia, 2005).

As formas de obtenção do prazer por meio de alimentos saborosos têm no paladar sua condição fundamental. Esse sentido pode ser condicionado, educado, aperfeiçoado e estimulado por lembranças, pelos exemplos ou modelos de identificação. Para Ackerman (1996), comer é o sentido social por excelência.

Brillat-Savarin (2005) e Pollan (2014) enfatizam a essencialidade do prazer relacionado à alimentação, que envolve desde a escolha dos alimentos à preparação de pratos, o convívio com os amigos e os familiares e o consumo prazeroso da comida.

O prazer de comer estimula e desdobra-se no prazer de interagir, na medida em que é instrumento de comunicação e, consequentemente, de agregação.

Brillat-Savarin (2005) destacou a relação entre o prazer de comer e a sociabilidade ao afirmar que tudo o que acontece à mesa recapitula o que acontece na sociedade: a civilidade, a delicadeza, a atenção, a polidez e o cuidado com o outro e consigo mesmo.

Segundo Fischler (2011), o aspecto da alimentação que melhor manifesta os pilares do social e do cultural é a comensalidade. O termo "comensalidade" apresenta a ideia do comer junto compartilhando não só a comida, mas o contexto em que se come (tempo e espaço). Essa prática é estudada enquanto um ritual promotor de proximidade entre indivíduos e grupos sociais com base na formação e na afirmação de características identitárias e na transmissão de tradições culturais.

Como se vê, no contexto das relações humanas, o alimento exerce papel fundamental em razão de sua carga histórica, de seu significado cultural e de seu aspecto de sociabilidade (Flandrin; Montanari, 2007; Poulain, 2004).

A união entre os conceitos de Nutrição e Gastronomia (N&G) é, em síntese, condição essencial para a ampliação do olhar para a alimentação humana e sua relação com a saúde e o bem-estar, levando em conta nutrientes, alimentos, combinações de alimentos, preparações culinárias e as dimensões históricas, culturais e sociais das práticas alimentares.

REFERÊNCIAS BIBLIOGRÁFICAS

ACKERMAN, D. *Uma história natural dos sentidos*. Tradução de Ana Zelma Campos. Rio de Janeiro: Bertrand do Brasil, 1996.

BOURDIEU, P. *La distinction*: critique social du jugement. Paris: Les Edition des Minuit, 1979.

BRILLAT-SAVARIN, J.A. *A fisiologia do gosto*. São Paulo: Companhia das Letras, 2005.

CANESQUI, A.M.; GARCIA, R.W.D. (Org.). *Antropologia e nutrição*: um diálogo possível. Rio de Janeiro: Ed. Fiocruz, 2005. (Coleção Antropologia e Saúde.)

CARNEIRO, H. *Comida e sociedade*: uma história da alimentação. Rio de Janeiro: Campus, 2003.

DÓRIA, C.A. *A formação da culinária brasileira*. São Paulo: Publifolha, 2009.

FISCHLER, C. Commensality, society and culture. *Social Science Information*, v.50 (3-4), p.528-48, 2011.

FLANDRIN, J.L.; MONTANARI, M. *História da alimentação*. São Paulo: Estação Liberdade, 2007.

LÉVI-STRAUSS, C. *Mitológicas*: o cru e o cozido. São Paulo: Perspectiva, 1991.

MONTANARI, M. *Comida como cultura*. São Paulo: Editora SENAC, 2008.

MONTANARI, M. *A fome e a abundância*: história da alimentação na Europa. São Paulo: EdUSC, 2003.

NASCIMENTO, A.B. *Comida*: prazeres, gozos e transgressões. 2. ed. Salvador: EDUFBA, 2007.

POLLAN, M. *Cozinhar*: uma história natural da transformação. São Paulo: Instrínseca, 2014.

POULAIN, J-P. *Sociologias da alimentação*. Florianópolis: UFSC, 2004.

VIANA, M. R., et al. A racionalidade nutricional e sua influência na medicalização da comida no Brasil. *Ciência & Saúde Coletiva*, v.22, n.2, p.447-56, 2017.

4

PLANO ALIMENTAR

KCAL	GRAMAS	PORÇÕES
		E
S	S	D
E	O	A
Õ	T	D
Ç	N	I
I	E	T
E	M	N
F	I	A
E	L	U
R	A	Q

PRINCÍPIOS DA ALIMENTAÇÃO SAUDÁVEL

Sonia Tucunduva Philippi
Ana Carolina Almada Colucci

PLANO ALIMENTAR

KCAL	GRAMAS	PORÇÕES
REFEIÇÕES	ALIMENTOS	QUANTIDADE

O conceito de saudável pode ser entendido como tudo que faz bem à saúde. Mas o termo foi estendido como atributo a várias coisas, como alimentos, hábitos, cosméticos e atividade física, adquirindo uma amplitude de significados e por vezes banalização do real significado. Com relação à alimentação, acredita-se que, quanto mais o saudável se aproxima do natural, "mais saudável" realmente seja. Quando se planeja um cardápio, uma dieta saudável, a tendência, para ser saudável, é dividir em refeições, respeitar as recomendações nutricionais e de acordo com a idade, sexo, peso, estatura e atividade física, incluir grãos integrais, fibras, alimentos crus, muitas frutas, verduras e legumes, evitar gorduras e açúcares, enfim, um planejamento teórico, mas muitas vezes distante do hábito alimentar, da adesão à dieta planejada e por vezes com dificuldade de acesso a esses alimentos.

Como conciliar o referencial teórico com as práticas alimentares, o prazer de comer e o avanço das doenças, principalmente as doenças crônicas não transmissíveis (DCNT), entre elas a obesidade?

Aproximar o saudável do gostoso, do bonito e do glamoroso pode ser uma tarefa que a Nutrição e a Gastronomia (N&G) podem dar conta. Não basta planejar, selecionar e preparar os alimentos, pois comer é um ato social. A fase posterior de comer a refeição, como o local, com quem e como comer esse alimento também deve ser considerada. O conjunto, o somatório de ações necessárias para se alcançar uma alimentação saudável engloba uma série de conhecimentos da ciência da Nutrição, da cultura alimentar e da Gastronomia (N&G).

A alimentação saudável é aquela que faz bem, proporciona prazer, promove a saúde e deve ser orientada e incentivada desde a infância até a vida adulta. No entanto, nem sempre depende apenas da escolha e da opção individual. Famílias de baixa renda, com exclusão social, com escolaridade inadequada, preferências alimentares diferentes, sabores e também a falta ou a má qualidade da informação disponível podem restringir a escolha, a adoção e a prática de uma alimentação saudável.

A alimentação saudável deve ser planejada com alimentos de todos os grupos alimentares, de procedência segura e conhecida, consumidos em refeições, respeitando-se as diferenças individuais, emocionais e sociais, de forma a atingir as recomendações nutricionais e o prazer de comer.

A alimentação saudável deve envolver a compreensão adequada do papel do alimento na vida sob o ponto de vista biológico, emocional e sociocultural. Não se pode ter uma definição completa do que é uma alimentação adequada sem contextualizar para quem, quando e onde. Atitudes adequadas como respeitar a fome física, bem como a vontade de comer; situação social, variações do humor e do emocional, podem oscilar e se refletir no apetite e nas quantidades consumidas. Comer prestando atenção na comida é uma atitude desejável para a obtenção de qualidade de vida e alimentação saudável. Deve-se evitar comer e realizar outras atividades concomitantemente (p. ex., trabalhar, falar ao celular ou assistir televisão).

Os especialistas geralmente consideram uma ampla variedade de critérios: densidade energética, tipo de gordura, os aspectos biológicos e fisiológicos e a sua contribuição nutricional e/ou calórica, mas a tendência é ampliar com outros atributos como aceitação, prazer e melhores técnicas de preparo para preservação do valor nutritivo.

As diretrizes sobre Nutrição em diversos países consideram que alguns esquemas de orientação podem apresentar inadequações. Alimentos em uma mesma categoria podem ser ou não saudáveis, dependendo dos ingredientes, das técnicas dietéticas utilizadas para o preparo ou da forma de armazenamento. Um alimento considerado saudável dentro de uma categoria pode ter alguma restrição sobre algum nutriente ou ainda sobre o modo de preparo. Além disso, existem poucos selos (âmbitos internacional e nacional) para alimentos como frutas, legumes e verduras (FLV). Açúcar e gordura são preditores das percepções dos alimentos não saudáveis. A intuição ou o conhecimento são bastante acurados. O foco no saudável *vs.* não saudável pode não ser útil na abordagem dos tamanhos das porções ou nas mudanças de comportamento que os indivíduos podem fazer.

Algumas descrições e considerações feitas por adolescentes meninas, em estudo publicado (Leme et al., 2011; Leme et al., 2012; Leme et al., 2013), podem auxiliar na compreensão do que se entende por alimentação saudável. O que elas disseram sobre alimentação saudável?

- "É uma alimentação balanceada sem muito sal e um pouquinho de doces sem exagero. É comida leve, é ter controle das coisas gordurosas, não comer besteiras e massas."

- "Em minha opinião, uma alimentação saudável é variada e balanceada em frutas, verduras e legumes, com muito verde. É comer batata, carne bovina, frango, bife de fígado, peixe, ovos, queijos, grãos como arroz, feijão, soja e linhaça, macarrão como molho. Tomar sucos naturais."
- "Uma alimentação saudável é comer alimentos nutritiivos como legumes, verduras e frutas (p. ex., maçã e banana) e tomar sucos naturais. É uma alimentação com salada com todos os tipos de verduras que se quiser (p. ex., cenoura). Frutas, legumes e vegetais fazem muito bem ao organismo, é bom para a saúde e não deixa ficar obeso."
- "Uma pessoa que tem alimentação saudável para mim é aquela que come bem no horário certo."

As conclusões do estudo com as adolescentes meninas mostram que as percepções e os conhecimentos sobre alimentação saudável são adequados, mas na prática infelizmente as meninas optam por escolhas alimentares inadequadas. Esses resultados levam a refletir sobre como a população de forma geral entende e escolhe uma alimentação saudável.

ESCOLHAS ALIMENTARES

As escolhas alimentares apresentam-se ao indivíduo como oportunidades de comer o alimento reunindo informações que ele já possui, de acordo com a disponibilidade do alimento no momento, da ocasião social, da apresentação do alimento, do hábito alimentar, da vontade de comer e do estado de saúde. A cultura em que o indivíduo está inserido, assim como as interações sociais, causam grande efeito na visão sobre alimentação e nos comportamentos alimentares.

A escolha alimentar é um complexo comportamento influenciado por muitos fatores inter-relacionados. Mas os fatores nutricionais e fisiológicos não são os únicos fatores que determinam as escolhas. Quando da elaboração do iconográfico da Pirâmide dos Alimentos no Brasil, foram consideradas várias informações mencionadas, mas o perfil epidemiológico nutricional da população começou a mudar e a aumentar a prevalência das DCNT, como obesidade, diabete, hipertensão e alguns tipos de câncer. O estilo de vida se transformou com a diminuição da atividade física e a adoção de hábitos alimentares inadequados. O acesso aos alimentos já prontos para consumo, o uso indiscriminado dos açúcares e doces, das gorduras, do sódio, a ausência das fibras e o aumento da quantidade consumida foram determinantes para a elevação das DCNT.

A diminuição das preparações culinárias do hábito alimentar, assim como das refeições em família, também contribuiu para o agravamento das DCNT. A criação das porções por grupos alimentares baseada em dietas equilibradas passou a não ser respeitada e houve um aumento desproporcional da quantidade de alimentos ingerida pela população. A conjunção de todos os fatores sociais, ambientais e nutricionais contribuiu para a grave crise na saúde da população em questões referentes ao peso corpóreo e ao estado de saúde. A população que tinha por referência os grupos alimentares, suas porções e quantidades passou a transgredir, e o somatório dos outros fatores parece ter se sobreposto ao razoável e ao saudável.

A Gastronomia, por sua vez, utiliza-se de ingredientes e técnicas que às vezes se contrapõem aos alimentos chamados saudáveis, mas que são necessários para satisfazer o prazer e o desejo de comer coisas gostosas e bem apresentadas na visão da Gastronomia. Como conciliar a ciência da Nutrição, suas evidências e a Gastronomia? É um enorme desafio encontrar o bom senso, daí a visão multidisciplinar para criar mecanismos e abrir canais de comunicação com a população. A Nutrição e a Gastronomia devem caminhar juntas para criar estratégias que reforcem os comportamentos alimentares saudáveis.

ESTRATÉGIAS COMPORTAMENTAIS

Diversas estratégias para alimentação saudável devem ser empregadas nos próximos dias, meses e décadas para reforçar os comportamentos. Por exemplo: utilizando a Gastronomia, você encontrou alguma maneira de tornar FLV mais apetitosas? Você sabia que as frutas da estação são mais doces, coloridas e nutritivas? E tentou incluir as verduras e legumes em preparações como tortas, acrescidas de diferentes tipos de carnes como frango, peixe ou carne de suínos?

Faz parte da alimentação saudável, por exemplo: não pular as refeições, porque ajuda a ter um melhor desempenho na escola, nas diferentes atividades físicas e no trabalho. As expectativas são as crenças sobre os benefícios físicos e cognitivos da alimentação saudável. E ainda: "O quanto é importante para você ter um bom desempenho na escola/trabalho?". "Para mim, alimentação saudável é tomar bastante líquido, muita água". As respostas afirmativas mostram o grau de importância das expectativas. Ou seja, a orientação baseada no reforço positivo das atitudes pode desencadear um comportamento alimentar adequado e uma alimentação saudável aliada às técnicas dietéticas aplicadas à Gastronomia.

REFERÊNCIAS BIBLIOGRÁFICAS

LEME, A. C. B.; PHILIPPI, S. T.; SILVA, E. C. T. Associations of Brazilian adolescents with healthy eating: Knowledge, perceptions and food choices. *Food and Nutrition Sciences*, v. 2, p. 1036-1042, 2011.

LEME, A. C. B.; PHILIPPI, S. T.; TOASSA E. C. Brazilian adolescents' food and beverages choices during school break: The Brazilian school meal program or food from other establishments? *Open Journal of Preventive Medicine*, v. 2, n. 2, p. 171-176, 2012.

LEME, A. C. B.; PHILIPPI, S. T.; TOASSA E. C. O que os adolescentes preferem: os alimentos da escola ou os alimentos competitivos? *Saúde e Sociedade.* v. 22, n. 2, p. 456-467, 2013.

5

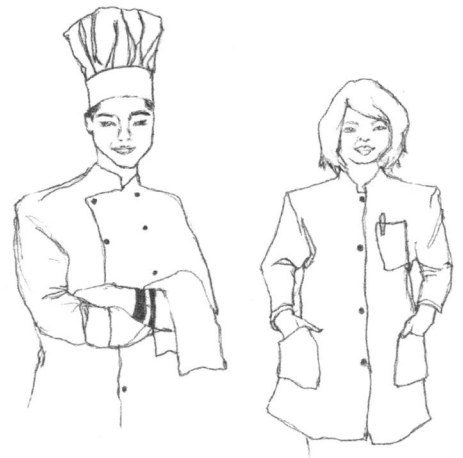

NEUROGASTRONOMIA

Paulo Sérgio Boggio
Ana Carolina Almada Colucci
Camila de Meirelles Landi
Paola Biselli Ferreira Scheliga

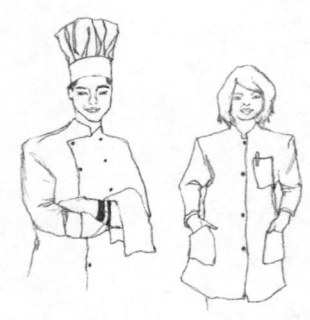

► S U M Á R I O

Na última década, áreas aparentemente independentes têm ganhado considerável interesse tanto do público leigo quanto do universo cientifico: Nutrição, Gastronomia, Psicologia e Neurociências. Apesar do avanço que se tem observado na integração dessas ciências, com o objetivo comum de buscar compreender de que forma as integrações multissensoriais influenciam a percepção do gosto dos alimentos, a área ainda está em seus primeiros estágios.

A percepção de sabor não é uma resultante específica e unissensorial proveniente da gustação. Também não é resultante apenas da integração entre gustação e olfato. Trata-se de um percepto derivado da integração multissensorial dos diferentes sentidos, das representações culturais dos pratos, do ambiente e das relações sociais envolvidas.

Os sinais aferentes de diferentes modalidades sensoriais são inicialmente processados em regiões cerebrais distintas. Como esses diferentes sinais podem surgir a partir de eventos ou objetos externos comuns, observa-se que a integração entre eles pode ser útil (Macaluso; Driver, 2005). Integração multimodal é a sinergia, ou interação, entre os sentidos, resultando na fusão de seus conteúdos informativos. Essa interação é geralmente avaliada considerando-se a eficácia de um estímulo transmodal (Stein; Stanford, 2008).

Uma das principais motivações para a investigação do processo multimodal é o fato de a maioria dos eventos do ambiente natural estimular mais de um de nossos sentidos simultaneamente (Iarocci; McDonald, 2006).

As maneiras de interação dos diferentes sinais sensoriais têm sido investigadas sob três diferentes eixos: 1) anatômicos e fisiológicos, em várias espécies não humanas, que envolvem o exame de como sinais sensoriais, inicialmente em redes neurais distintas, podem vir a interagir no cérebro (Iarocci; McDonald, 2006 apud Stein; Meredith, 1993); 2) investigação comportamental nos humanos, centrada no modo como informações sensoriais de uma modalidade podem influenciar a percepção de uma informação sensorial de outra modalidade (Welch; Dutionhurt; Warren, 1986); e 3) por meio de pesquisas em Neurociência Cognitiva, que buscam identificar os padrões de atividade no âmbito cerebral humano, que estão associados a diferentes percepções de fenômenos multimodais (Iarocci; McDonald, 2006).

SABOR

A Gastronomia molecular ou a cozinha multissensorial têm oferecido inúmeros exemplos de como a integração multissensorial resulta na criação do sabor. Como dito, a percepção de sabor não é uma resultante específica e unissensorial proveniente da gustação. Nesse sentido, tem-se observado o desenvolvimento de projetos de pesquisa integrando cientistas e *chefs* de cozinha para compreender os mecanismos subjacentes à criação do sabor e também com a finalidade aplicada de amplificar a experiência do consumidor. Um dos principais pesquisadores nessa área é o psicólogo e professor da Universidade de Oxford, Charles Spence, que tem projetos de pesquisa em parceria com *chefs* renomados como Heston Blumenthal.

COR

A título de exemplo do papel da integração multissensorial na construção do sabor, consideremos o caso da influência da visão (um dos sentidos mais estudados nessa temática). A visão caracteriza-se como uma das primeiras entradas unissensoriais durante a apreciação de um alimento e, por isso, é de se esperar que influencie os demais sentidos. O papel da visão na apreciação dos alimentos é evidente quanto se trata de avaliar sua qualidade e segurança de consumo (p. ex., detectar visualmente que um alimento está estragado). No entanto, sua influência estende-se também sobre a construção do sabor.

Diversos estudos evidenciam a influência das cores na percepção de sabor dos alimentos (para revisões detalhadas, veja Spence et al. [2010]). Em particular, o efeito da cor sobre o sabor pode ser investigado considerando-se sua influência na percepção da intensidade ou da identidade do sabor (Spence et al., 2010). Segundo revisão de Spence et al. (2010), o efeito da cor é evidente quando se trata da percepção da identidade. No entanto, há resultados positivos e negativos no que diz respeito à influência da cor na percepção da intensidade.

Tanto com relação à identidade quanto com relação à intensidade, a maior parte dos estudos avaliou o efeito da manipulação das cores com o uso de corantes em bebidas (para revisões detalhadas, veja

Spence et al. [2010]). Os estudos nessa área vêm demonstrando que a identificação do produto é prejudicada quando apresentado com cores incongruentes ao esperado (DuBose; Cardello; Maller, 1980; Zampini et al., 2007; Zampini et al., 2008) e que esse efeito é independente de a pessoa saber ou não que existe manipulação da cor.

Já com relação à intensidade, um dos estudos pioneiros foi realizado por Maga (1974). O autor demonstrou que a adição de corantes verde, amarelo ou vermelho em solução aquosa modula os limiares de sensibilidade para doce, amargo e azedo. Por exemplo, a cor verde aumenta o limiar de sensibilidade para o doce e a cor vermelha diminui a sensibilidade para o amargo. É interessante notar que tanto o estudo de Maga (1974) quanto de outros grupos não tem observado efeito modulatório da cor na percepção de salgado.

Além da cor do alimento, a cor dos utensílios e dos invólucros também influencia na percepção de sabor. Piqueras-Fiszman et al. (2012) verificaram que uma sobremesa disposta sobre um prato branco era percebida como mais doce e com sabor mais intenso de chocolate do que a mesma sobremesa sobre um prato preto. Na mesma direção, Ho et al. (2014) observaram que café servido em uma xícara branca é percebido como mais intenso em comparação a uma xícara transparente e menos doce em comparação a xícaras transparentes ou azuis. Piqueras-Fiszman e Spence (2012) demonstraram que a percepção de sabor de chocolate, assim como de preferência, é aumentada quando a bebida é consumida em copos laranjas com interior branco ou copos da cor creme-escuro em comparação com copos vermelhos ou brancos.

A cor do recipiente também influencia a percepção de outros atributos, como refrescância e temperatura. Guéguen (2003) avaliou o efeito de copos com cores diferentes na avaliação de frescor (thirst-quenching) de uma mesma bebida fria (soda). O autor encontrou que a soda em copo azul foi percebida com a mais refrescante. Guéguen e Jacob (2014) investigaram o oposto, ou seja, o efeito das cores do copo em uma bebida quente (café). O copo vermelho foi avaliado como tendo a bebida mais quente em comparação com as cores amarelo, verde e azul.

Esses estudos sinalizam fortemente o papel das cores na percepção de sabor. Com a finalidade de potencializar a experiência da alimentação, o profissional de Gastronomia deve levar em consideração as cores dos alimentos e dos recipientes na elaboração de produções gastronômicas. É importante notar que os estudos apresentados continham estímulos com cores isoladas em objetos ou alimentos. Na composição de um prato, múltiplas cores estão presentes e com isso é necessário investigar também a influência das cores nesses cenários mais complexos.

Nesse sentido, Michel et al. (2014) estudaram a disposição dos alimentos e das diferentes cores utilizadas em conjunto por meio de produções gastronômicas com uma estética inspirada em um quadro de Kandinsky (cores, texturas e disposição das imagens na tela de pintura). Os participantes tinham que avaliar as produções antes e depois de consumi-las. Os autores constataram que, com os mesmos ingredientes, é possível modificar a experiência gustativa com uma percepção visual; ou seja, os participantes julgaram o "prato-arte" mais saboroso. Além disso, os participantes imaginavam que o "prato-arte" era mais complexo tecnicamente e pagariam mais por ele.

Como pôde ser visto, uma informação unimodal (nesse caso, a visão) tem um impacto no percepto final – sabor. Outras informações também interferem na construção do sabor (para uma revisão geral sobre o tema, ver Spence e Piqueras-Fiszman [2014]).

INFLUÊNCIA SOCIAL E AMBIENTE

Trabalhos recentes têm investigado mais detalhadamente os fatores sociais e ambientais que influenciam a alimentação, além dos estudos que apontam os efeitos das características sensoriais (cor, textura, temperatura, som) na escolha dos alimentos.

Højlund (2015) discute o sabor como uma atividade social e cultural compartilhada. Nesse cenário, o provador deixa de ser considerado um receptor passivo de informações e estímulos relacionados à Gastronomia e às tradições culinárias e passa a ser reconhecido como um sujeito reflexivo, que se comunica, manipula, promove alterações e incorpora sabores provenientes de certa experiência alimentar.

Nesse contexto, alguns autores têm investigado os efeitos da interação social, do ambiente e do marketing sobre as escolhas alimentares dos indivíduos.

Em revisão sistemática sobre o comportamento alimentar e a influência social, Herman et al. (2003) identificaram três pontos importantes que demonstram que as pessoas comem de forma diferente na presença de outros indivíduos: facilitação social, impressão social e conformidade ou modelagem.

A presença de outras pessoas, quer sejam familiares, amigos ou estranhos, durante a refeição, parece exercer efeito importante sobre o comportamento alimentar dos indivíduos. Kaisari e Higgs (2015), em trabalho recente, demonstraram que, em um contexto social, as pessoas tendem a modelar seu consumo alimentar com base no de seu acompanhante durante a refeição, independentemente da familiaridade com os acompanhantes e dos tipos de alimentos consumidos.

Herman et al. (2003) apontam que, de modo geral, as pessoas tendem a comer mais quando o seu acompanhante come mais e menos quando o seu acompanhante come menos. No entanto, Polivy et al. (2010), ao compararem o comportamento alimentar de comedores controlados (*restrained eaters*) e comedores descontrolados (*unrestrained eaters*), observaram que os indivíduos com maior dificuldade de controle alimentar tendem a reduzir seu consumo alimentar caso percebam que ingeriram uma quantidade maior de alimentos do que seu acompanhante.

A presença de outros indivíduos durante o consumo alimentar, mesmo sem comunicação verbal efetiva, também resulta em amplificação da própria experiência sensorial. Boothby et al. (2014) demonstraram esse fenômeno ao avaliar provadores de amostras de chocolate, que atribuíram ao produto um sabor de intensidade mais agradável ou desagradável quando na presença de outro provador.

Embora estudos preliminares sugiram que as normas sociais influenciam o comportamento alimentar, os mecanismos psicológicos e neurais subjacentes de tal evento necessitam de maior aprofundamento.

Nook e Zaki (2015) usaram imagem por ressonância magnética funcional para investigar se as normas estabelecidas por um grupo são capazes de alterar as preferências alimentares dos indivíduos, tanto em nível comportamental quanto neural. Participantes com restrição alimentar classificaram, conforme uma escala de 1 a 8, o desejo de comer uma série de alimentos saudáveis e não saudáveis, apresentados na forma de imagens. Após cada avaliação, os participantes verificaram a preferência dos seus pares para os mesmos alimentos. Os pesquisadores manipularam os resultados relativos à preferência dos pares de tal forma que a informação demonstrava que eles preferiram cada alimento mais do que, menos do que, ou tanto quanto os próprios participantes. Em seguida, os participantes reavaliaram cada alimento e observou-se que o resultado da segunda avaliação foi alterado, de modo a assemelhar-se às normas do grupo. A concordância com os pares, em comparação com a discordância, produziu maior atividade no núcleo *accumbens*, uma região associada com as sensações de prazer e recompensa. Além disso, a intensidade dessa atividade se mostrou diretamente relacionada ao nível de concordância entre os pares, sugerindo que a presença de consenso exerce influência social. Os dados desse estudo sugerem que as normas de um determinado grupo podem alterar as preferências alimentares individuais.

Também o ambiente em que é realizada a degustação de determinado alimento parece exercer influência sobre a percepção de sabor. Velasco et al. (2013) conduziram dois experimentos com o objetivo de avaliar a percepção sensorial (odor, sabor e *after taste*) de amostras de uísque quando os provadores realizaram a análise em diferentes ambientes que estimulavam a percepção *grassiness*, doce e amadeirada. Os autores observaram que o uísque foi classificado como significativamente mais *grassy* quanto ao odor quando o teste foi realizado no ambiente *grassy*, como sendo significativamente mais doce no ambiente doce e como tendo um significativo sabor residual amadeirado no ambiente *woody*.

Ainda considerando a influência social na escolha dos alimentos, alguns autores discutem a influência de ações de marketing, como a marca ou as diferenças de preço, nas decisões tomadas pelos indivíduos. Plassmann et al. (2008) testaram essa hipótese utilizando ressonância magnética funcional enquanto indivíduos realizavam análise sensorial de amostras de vinhos, que eles acreditavam ser diferentes e vendidos a preços diferentes. Os resultados demonstraram que o maior preço do vinho se mostrou associado a relatos subjetivos de sabor mais agradável, bem como em maior nível de oxigênio no sangue – atividade dependente da ativação do córtex órbito-frontal medial, uma área que é amplamente relacionada ao sistema de recompensa. Em conclusão, o estudo fornece evidência da capacidade das ações de marketing para modular correlatos neurais da aceitação de determinados alimentos.

Os achados a respeito da influência social e ambiental sobre a escolha dos alimentos parecem demonstrar que a modelagem da ingestão de alimentos é um fenômeno robusto (Herman et al., 2005; Herman et al., 2003; Robinson et al., 2011) e que a percepção de sabor depende não somente da integração dos sensores associados aos alimentos e bebidas em si, mas também de estímulos multissensoriais presentes no momento do consumo.

Dessa forma, investigações futuras podem ser realizadas com o objetivo de mapear os efeitos de contextos multissensoriais sobre a experiência de comer, a fim de que possamos desvendar e esclarecer o entendimento cultural do sentido do gosto.

ASPECTO VISUAL

A influência visual na aceitação dos pratos não é algo novo na Gastronomia. Ao contrário. A arte sempre esteve presente na história da alimentação desde as primeiras civilizações, na Idade Antiga, Média, Moderna, até chegar na Contemporânea, quando a Gastronomia foi consolidada como expressão de arte e cultura.

Alguns autores propõem esse resgate histórico da evolução da Gastronomia, identificando as principais características dos banquetes por meio dos gêneros alimentícios servidos na época, dos artigos de luxo, dos elementos presentes no cenário que envolvia a alimentação que, entre outros fatores, simbolizam o ato de comer aliado aos aspectos sensoriais, emocionais e artísticos. A imagem do *chef* de cozinha então nasce com o princípio de realizar esse "cenário gastronômico" que envolve a mesa, a comida – com seus sabores, aromas e texturas – e a arte na apresentação dos alimentos e todos os rituais que lhes são cabíveis.

Flandrin e Montanari (1998) reúnem em sua obra *História da alimentação*, com a participação de outros pesquisadores, trabalhos que discutem esse processo de evolução. Boccato e Lellis (2013), em sua obra *Os banquetes do Imperador*, reúnem, além dos textos, cerca de 140 cardápios do século XIX. Carneiro (2003) e Montanari (2009) dão continuidade aos estudos relacionando a comida, a cozinha e a alimentação à formação da sociedade. Nesse contexto, as pesquisas que discutem a evolução da alimentação e, posteriormente, da Gastronomia como arte estão ligadas à área da história, da antropologia e da sociologia. Os *chefs* de cozinha aparecem em meio às pesquisas inicialmente como os cozinheiros, posteriormente com o louvor dos responsáveis pelos banquetes, até o reconhecimento da profissão de *chef* – figura ilustre – no cenário mundial.

Na proposta de resgate histórico, tem-se que na Idade Antiga (cerca de 5.000 a.C.), na Mesopotâmia, os banquetes ocorrem entre as classes mais poderosas, como oferendas, e cheios de rituais que incluíam as preparações para o comer e para o beber, e a sequência para dar início às demais atividades que compunham os banquetes, como as apresentações de danças, lutas e músicas. Entre os hebreus e os persas, os banquetes eram fartos e luxuosos, com duração de cerca de 5 a 7 dias. Na civilização egípcia, além da fartura e dos rituais, inicia-se um processo de divisão de funções na cozinha, com responsáveis por cada setor de preparo: açougueiros, cervejeiros, confeiteiros e padeiros. Nessa civilização, o padeiro já tem uma posição de destaque, pois foi o pioneiro na padaria artística, com descobertas nas técnicas de fermentação. Em seus banquetes, o serviço era feito em baixelas compostas de taças de ouro, prata e alabastro que serviam milhares de produtos – mais de 18 mil pães, 300 peças de carne-seca, 100 tipos de molhos, 50 gansos, 70 carneiros, além de dezenas de peixes, codornas, frutas e bebidas. Os jarros utilizados para conservas tinham inscrições que informavam sobre os produtos consumidos: vinho, cerveja, mel, carne-seca, gordura animal, aves confeitadas ou em salmoura e diferentes tipos de azeite.

Os banquetes gregos eram lugares para "comer, beber e dialogar", os simpósios. Foram precursores na arte de servir, registrando pioneiramente a presença do *maître* e do *sommelier*. Nessa civilização, o *chef* de cozinha, responsável pelos banquetes, já começa a ter destaque na sociedade, com o respeito de todos os convivas.

Nos banquetes romanos, evidencia-se um processo maior de evolução da Gastronomia, sendo eles os precursores da evolução da culinária romana. Descendentes de gregos, os sicilianos foram considerados os melhores cozinheiros da época, e seus banquetes ganham fama histórica de fartura e requinte. As regras de serviço à mesa começam a aparecer de forma mais orquestrada, sendo compostas por três etapas: *gustácio* (saladas e pequenos pratos, o *antipasti* de hoje); *mensae* (pratos consistentes) e *mensae secundae* (doces, bolos, frutas frescas e secas e vinho misturado com água). Nesse período, os banquetes são sinônimos de fortuna dos anfitriões. Portanto, quanto mais luxo e requinte exibissem – o que inclui numerosos serviços, enorme brigada de trabalho na cozinha –, mais afortunado era o anfitrião. Sobre o final desse período, ainda nos séculos IV e V, já na decadência de Roma, Armestro (2004, p. 179) faz um registro, nomeando a profissão ainda como "cozinheiro", sobre o surgimento de uma figura de destaque na cozinha associada à arte:

> As consequências da culinária socialmente diferenciada incluem o surgimento de uma profissão culinária de alto nível, uma ladainha de técnicas e um código de práticas na cozinha. Livy data a decadência de Roma a partir do momento em que os banquetes passaram a ser mais elaborados. E foi aí que o cozinheiro, que antes tinha tido o *status* do tipo mais inferior de escravo, adquiriu prestígio pela primeira vez, e aquilo que em uma época tinha sido servidão começou a ser considerada uma arte.

A Idade Média é marcada pelo esplendor dos banquetes, registrando eventos que duravam horas, além de banqueteiros que valiam ouro, responsáveis por todas as etapas do banquete, desde a compra dos insumos até a organização das danças, das músicas e das apresentações que envolviam um grande banquete. Os pratos eram servidos como verdadeiras "esculturas". As mesas tinham muito requinte, luxo, inúmeras etapas de serviços de pratos e protocolos a seguir.

Com o Renascimento (século XIV), acontece a ruptura dos padrões medievais, com menor ênfase à ostentação em favor da elaboração qualitativa, e menor profusão de preparações do que nos banquetes da Idade Média. Há o aparecimento de refeições criativas e bonitas como obrigação, renovação de práticas na cozinha, aparecimento de pratos agridoces nos cardápios. Um dos principais banqueteiros desse período é Leonardo da Vinci, nomeado "mestre dos banquetes". Com suas experiências gastronômicas surge o *Codex Romanoff* (cadernos de cozinha manuscritos). Entre suas anotações, há uma em que essa proposta de renovação da arte culinária registra-se assim:

> Como poderei convencê-lo disso [Ludovico], cada vez que despreza meu prato de couves e não encontra para minhas ameixas com cenoura lugar sobre sua toalha de mesa? Porque há em uma couve simples beleza, e em uma cenoura pequena mais dignidade que em seus doze recipientes cheios de carne e ossos. Em uma velha ameixa há mais delicadeza e em duas favas verdes mais alimento. O que devo fazer para que Meu Senhor Ludovico veja isso? Meu Senhor tem de redescobrir a qualidade da simplicidade (Da Vinci, 2005, p. 78).

No trabalho *Dos grandes banquetes à expressão pessoal: a culinária renascentista no Codex Romanoff de Leonardo da Vinci*, Martins (2009) observa:

> Se antes (medievo) o belo só tinha sua expressão máxima no âmbito transcendental, no Renascimento a beleza se desloca para o plano físico, visto que está associada a conceitos como harmonia, proporção, forma, simetria e equilíbrio. Consequentemente a cultura renascentista passou a impor padrões estéticos a serem seguidos nas representações dos espaços. Para Leonardo da Vinci, essas leis também deveriam estar presentes na culinária e na organização da mesa, visto que essa "confusão" entre os pedaços de carne e molho lhe parecia uma péssima forma de apresentação dos pratos (Martins, 2009).

Na Renascença, as regras de etiqueta aparecem com registros em "cartilhas de boas maneiras", com o conjunto de normas e cerimônias para a corte durante as refeições, que determinavam a quantidade e a qualidade das preparações, a beleza dos utensílios, listas de pratos e de ingredientes de luxo.

Ainda no período da Renascença, no início do século XVII, no reinado de Henrique IV, a figura do *chef* de cozinha começa a ser importante, momento em que "pensar" em Gastronomia torna-se comum, e um ato associado a um *chef*. La Varenne, o mestre cozinheiro que servia os reis Henrique IV e Maria de Médicis, era considerado o *chef* mais famoso do período; além de servir a realeza, registrou na obra *Le Cuisinier François* os processos no preparo de molhos e técnicas culinárias, e regras para a sequência de pratos.

Os banquetes do século XVIII têm suas marcas nos banquetes do reino de Luís XV, com numerosos "criados" vestidos com roupas de veludo preto tecido a ouro no comando de um batalhão de pessoas, visando fornecer uma refeição harmoniosa e elegante. No final desse século nasceram os pequenos jantares, que foram extremamente benéficos para o progresso da cozinha. Surge uma espécie de *charte gourmande*, que busca ordenar as leis culinárias. Inicia-se uma "efervescência" gastronômica na França nos séculos XVII e XVIII.

Na Idade Moderna acontece a "Revolução Gastronômica". Na Idade de Ouro na França, que tem como consequência a ascensão dos restaurantes, nasce um cenário em que a Gastronomia se solidifica como esplendor, com novas formas, novos sabores, padrões e requinte. Pode-se afirmar, então, que nesse período o *chef* de cozinha passa a figurar como um importante agente da Gastronomia, e os restaurantes, como importantes espaços de promoção desses profissionais. O período do reinado de Luís XV foi determinante nesse processo, como mencionado por Franco (1998, p. 204):

> A regência e o reinado de Luís XV representam períodos de grande inventividade para a cozinha. Generalizou-se na França o interesse pela boa mesa. Para os membros da nobreza e do novo mundo das finanças ter um cozinheiro significava poder oferecer a seus convivas pratos que eles nunca tivessem provado. Nota-se, desde então, a distinção entre a cozinha da cozinheira, feita de conhecimentos práticos e tradição familiar, e a cozinha do cozinheiro, em ênfase na invenção e na reflexão.

Nesse contexto, os banquetes ganham novo formato. Brillat-Savarin, em 1848, escreve *La physiologie du goût*, no qual estabelece as regras da arte de realizar um banquete harmoniosamente (Brillat-Savarin, 2017). Entre elas, o número de convidados restritos a uma dúzia, a escolha dos pratos seletos, porém restritos em quantidade, seus vinhos da melhor qualidade e safras, devendo ser servidos em temperaturas adequadas, temperatura da sala de jantar em torno de 15°C, banquetes demorados para haver tempo de se apreciar todas as comidas e bebidas.

Após a Revolução Francesa (1789), os cozinheiros (os *chefs*) começam a reproduzir toda essa Gastronomia – que envolve todos os "personagens" já mencionados – fora dos palácios. A *Belle Époque* evidencia a Gastronomia francesa como referência mundial. A França influencia o mundo, dita as normas da Gastronomia, de apresentações dos pratos, serviços etc.

Um processo de democratização da culinária inicia-se para facilitar o manejo de ingredientes e dos utensílios. Marc-Antoine Carême (1784-1833) e Auguste Escoffier têm papel fundamental na "evolução" da cozinha. Carême "codifica" as técnicas culinárias que fundam as bases da "alta Gastronomia", ou *"grand cuisine"*, e Auguste Escoffier (1846-1935), simplifica e moderniza as técnicas de Carême, profissionaliza o trabalho na cozinha com equipes em sistema de brigadas.

Com todo esse processo histórico na Idade Média, um período restrito à Europa, tem-se na cozinha francesa uma instituição que valoriza e respeita os *chefs* e cozinheiros, o profissional de cozinha. Porém, são a profissionalização e o aperfeiçoamento das técnicas que desenvolvem a cozinha francesa, e que servirão como base para as cozinhas profissionais no mundo.

Tais ensinamentos dos primeiros grandes *chefs* franceses são referência ainda hoje, já que fundamentam a base da cozinha profissional.

No Brasil, esse reconhecimento se dá no final da década de 1980 e começo dos anos 1990, especialmente nas cidades de São Paulo e Rio de Janeiro, com público de alto poder aquisitivo, que além de viajado, pode pagar o preço desse tipo de serviço.

Entre os anos 1990 e os anos 2000 a Gastronomia tem seu auge. Os profissionais de cozinha deixam de ser apenas *chefs* ou cozinheiros, para se tornarem profissionais que conhecem a arte da harmonização, da produção e da gestão de restaurantes. O *chef* de cozinha agora está associado a um profissional bem-sucedido, criativo e inovador. Atualmente, ser *chef* virou profissão, uma profissão que necessita de conhecimento, prática e criatividade para transformar os alimentos em experiências sensoriais que vão além do ato de se alimentar.

Destaca-se o profissional que desperta o comensal, hoje mais crítico e conhecedor da arte da mesa, aquele que tem prêmios, que figura na lista dos melhores *chefs* internacionais, ou que tem seu restaurante nessas listas, o que tem seus pratos associados a alguma tendência da moda, muitas vezes incoerente com a realidade de uma cozinha de verdade. Há alguns anos dificilmente o grande público conheceria o nome de *chefs* de cozinha. É recente a valorização e a associação do *chef* ao restaurante. Agora, o profissional está envolvido no sucesso do estabelecimento.

A alimentação humana é um comportamento altamente complexo de interação entre diferentes fatores: sensoriais, afetivos, contextuais e socioculturais. Com as Neurociências e a Psicologia, muito se tem aprendido sobre como nossa percepção é construída por meio da integração multimodal de informações unimodais no nosso cérebro. Com a Nutrição e a Gastronomia, essa integração é testada, sem que percebamos, diariamente.

Assim, esse cenário de interação entre as múltiplas ciências apresenta grande potencial para o aprofundamento do conhecimento científico em relação à percepção dos alimentos, reconhecendo a alimentação como um ato também cultural e social.

REFERÊNCIAS BIBLIOGRÁFICAS

ARMESTO, F. *Comida*: uma história. Rio de Janeiro: Record, 2004.

BOCCATO, A.; LELLIS, F. *Os banquetes do Imperador*. São Paulo: Senac, 2013.

BOOTHBY, E.J. et al. Shared experiences are amplified. *Psychological Science*, v.25, n.2, p. 2209-16, 2014.

BRILLAT-SAVARIN, J. A. *A fisiologia do gosto*. São Paulo: Companhia de Mesa, 2017.

CARNEIRO, H.S. *Comida e sociedade*: uma história da alimentação. Rio de Janeiro: Campus, 2003.

DA VINCI, L. *Os cadernos de Leonardo da Vinci*. Rio de Janeiro: Record, 2005.

DuBOSE, C.N., CARDELLO, A.V., MALLER, O. Effects of colorants and flavorants on identification, perceived flavor intensity and hedonic quality od fruit flavored beverages and cake. *Journal of Food Science*, v.45, n.5, 1980.

FLANDRIN, J.L.; MONTANARI, M. (Orgs.). *História da alimentação*. São Paulo: Estação Liberdade, 1998.

FRANCO, A. *De caçador a gourmet*: uma história da gastronomia. São Paulo: Estação Liberdade, 1998.

GUÉGUEN, N. The effect of glass colour on the evaluation of a beverage's thirst--quenching quality. *Current psychology letters*, v. 11, 2013.

GUÉGUEN, N.; JACOB, C. Coffee cup color and evaluation of a beverage's "warmth quality". *Color Research & Application*, v.39, n.1, p.79-81, 2014.

HERMAN, C.P. et al. Matching effects on eating: do individual differences make a difference? *Appetite*, v.45, n.2, p.108-9, 2005.

HERMAN, C.P. et al. Effects of the presence of others on food intake: a normative interpretation. *Psychological Bulletin*, v.129, n.6, p.873-886, 2003.

HO, H. et al. Colour-temperature correspondences: When reactions to thermal stimuli are influenced by colour. *PLoS ONE*, v.9(3), 2014.

HØJLUND, S. Taste as a social sense: rethinking taste as a cultural activity. *Flavour*, v.4, 2015.

IAROCCI, G.; McDONALD, J. Sensory integration and the perceptual experience of persons with autism. *Journal of Autism and Developmental Disorders*, v.36(1), p.7-90, 2006.

KAISARI, P.; HIGGS, S. Social modelling of food intake: the role of familiarity of the dining partners and food type. *Appetite*, v.86, p.19-24, 2015.

MACALUSO, E.; DRIVER, J. Multisensory spatial interactions: a window onto functional integration in the human brain. *Trends in Neurosciences*, v. 28(5), p. 264-271, maio 2005.

MAGA, J. Influence of colour on taste thresholds. *Chemical Senses & Flavor*, v.1, p.115-9, 1974.

MARTINS, M.B. Dos grandes banquetes à expressão pessoal: a culinária renascentista no Codex Romanoff de Leonardo da Vinci. *Biblos*, Rio Grande, v.23(2), p.197-205, 2009. Disponível em: <http://www.seer.furg.br/biblos/article/view/1316/600>. Acesso em: 19 ago 2015.

MICHEL, C. et al. A taste of Kandisnky: assessing the influence of artistic visual presentation of food on the dining experience. *Flavour*, 2014.

MONTANARI, M. (Org.) *O mundo na cozinha*: história, identidade, trocas. São Paulo: Estação Liberdade: Senac, 2009.

NOOK, E. C.; ZAKI, J. Social norms shift behavioral and neural responses to foods. *Journal of Cognitive Neuroscience*, v.27, n.7, p.1412-26, 2015.

PIQUERAS-FISZMAN, B. et al. Is the plate or is it the food? Accessing the influence of the color (black or white) and shape of the plate on perception of the food placed on it. *Food Quality and Preference*, 2012.

PIQUERAS-FISZMAN, B.; SPENCE, C. The Influence of the color of the cup on consumer's perception of a hot beverage. *Journal of Sensory Studies*, 2012.

PLASSMANN, H. et al. Marketing actions can modulate neural representations of experienced pleasantness. *PNAS*, v.105(3), p.1050-54, 2008.

POLIVY, J. et al. Getting a bigger slice of the pie. Effects on eating and emotion in restrained and unrestrained eaters. *Appetite*, v.55, p.426-30, 2010.

ROBINSON, E. et al. Social matching of food intake and the need for social acceptance. *Appetite*, v.56(3), p.747-52, 2011.

SPENCE, C. et al. Does food color influence taste and flavor perception in humans? *Chemosensory Perception*, v.3(1), p.68-84, 2010.

SPENCE, C.; PIQUERAS-FISZMAN, B. *The multisensory science of food and dining*. New Jersey: Wiley-Blackwell, 2014.

STEIN B.E.; MEREDITH M. A. *The merging of the senses*. Cambridge, MA: MIT Press, 1993.

STEIN, B.E.; STANFORD, T. R. Multisensory integration: current issues from the perspective of the single neuron. *Nature Reviews*, v.9, p.255-67, 2008.

VELASCO, C. et al. Assessing the influence of the multisensory environment on the whisky drinking experience. *Flavour*, v. 2, p. 23, 2013.

WELCH, R.B.; DUTIONHURT, L.D.; WARREN, D.H. Contributions of audition and vision to temporal rate perception. *Perception & Psychophysics*, v.39(4), p.294-300, 1986.

ZAMPINI, M. et al. Multisensory flavour perception: Assessing the influence of fruit acids and colour cues on the perception of fruit-flavoured beverages. *Food Quality & Preference*, v.18, p.335-43, 2008.

ZAMPINI, M. et al. The multisensory perception of flavor: Assessing the influence of color cues on flavor discrimination responses. *Food Quality and Preference*, v.18(7), 2007.

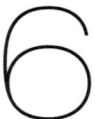

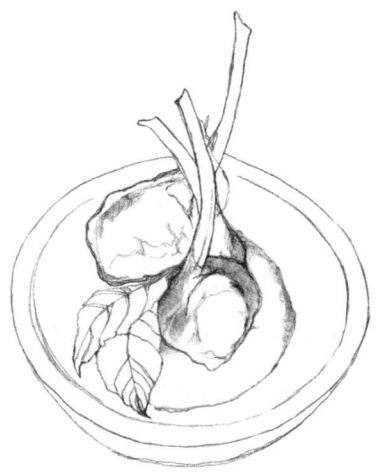

O OLHAR ANTROPOLÓGICO PARA A ALIMENTAÇÃO E A GASTRONOMIA BRASILEIRA

Julicristie Machado de Oliveira
Roberto Donato da Silva Júnior
Bárbara Lellis de Sá Frizo
Jaime Francelino do Prado Junior

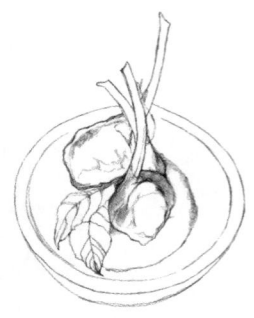

► S U M Á R I O

INTRODUÇÃO

Neste capítulo serão apresentados e discutidos aspectos introdutórios sobre a relação entre Antropologia, alimentação e Gastronomia. Primeiro, trataremos da Antropologia enquanto campo de conhecimento, com ênfase em suas diferentes correntes, alguns autores, sua construção e modificação, bem como suas limitações, contribuições e possibilidades contemporâneas. Posteriormente, seguiremos para alguns autores que desenvolveram estudos antropológicos sobre a alimentação no Brasil. Em seguida, como forma de destacar a relação entre alimentação, cultura e Gastronomia, apresentamos uma visão geral dos processos de registro de patrimônio realizados pelo Instituto de Patrimônio Histórico e Artístico Nacional (Iphan) no que tange aos ofícios, aos modos de produzir e de fazer certas comidas, bem como utensílios culinários. Por fim, como forma de visibilizar os aspectos interdisciplinares entre Antropologia e Gastronomia, são apresentadas possibilidades de interação entre as disciplinas, com ênfase na aplicação da etnografia.

A ANTROPOLOGIA ENQUANTO CAMPO DE CONHECIMENTO

Nascida "Ciência do homem" (Frazer, 2005), a Antropologia foi por muito tempo considerada a ciência do "alargamento do universo do discurso humano" (Geertz, 1989, p. 10) ou mesmo a ciência de "estudo da vida dos signos no interior da vida social" (Lévi-Strauss, 1993, p. 17). Atualmente, ela "vive de equívocos" (de Castro, 2015, p. 92), o que significa afirmar que ela pode ser entendida como ciência dos "estranhamentos" interculturais, assim como uma tentativa de "controle" ou "tradução" entre esses estranhamentos.

Subjacente a essas definições, há um longo processo de alargamento na relação entre o "eu" (o antropólogo e todo o seu arcabouço cultural-existencial) e o "outro", (o nativo e seu universo cultural-existencial, objeto de pleno interesse do antropólogo). Se para os pais da disciplina o "outro" era o "exótico", o "primitivo" ou "não ocidental", ao longo do século XX, o olhar se volta para o camponês, o jovem da periferia, os modos de vida urbanos e, mais recentemente, a própria ciência e os cientistas. Esse alargamento, portanto, implica uma gradativa aproximação entre "eu" e o "outro", na medida em que, atualmente, o próprio universo cultural do antropólogo seria passível de análise antropológica. Isso, por certo, exige uma transformação conceitual da noção de "outro": de uma dimensão "real" e distante (o índio, o malaio-polinésio e o africano) para um outro "heurístico", construído (p. ex., o cientista). Com o outro "real", o exercício antropológico primeiro é o de aproximação como forma de superação das imagens pré-concebidas; com o outro "heurístico", o mesmo esforço de superação necessita, inversamente, ser realizado com um distanciamento, de forma a produzir outro olhar sobre aquilo que é familiar para, em um segundo momento, buscar a reaproximação em outros termos.

São muitas as classificações sobre as vertentes antropológicas. Uma possível seria a geográfica: Antropologia anglo-saxã, francesa, alemã, americana e, mais recentemente, a mexicana, a brasileira e a indiana. Outra possibilidade seria por suas "ondas" teóricas: evolucionismo, difusionismo, evolucionismo, estrutural-funcionalismo, estruturalismo, interpretacionismo etc. É importante frisar, no entanto, que em ambas as formas de entendimento existe uma correlação fundamental entre abordagem conceitual norteadora e um certo tipo de orientação metodológica. Aqui, respectivamente, dois termos são importantes: "cultura" e "etnografia".

Nesse sentido, é possível observar três grandes correlações "cultura--etnografia" ao longo da história da Antropologia. Em um primeiro momento, a cultura é pensada como "todo complexo" (Tylor, 2005) ou "sistema" (Malinowski, 1986) no qual se articulam práticas, técnicas, artefatos, valores e concepções. Para Tylor, o olhar para essa complexidade deve estar submetido à comparação com outras culturas, de forma a avaliar o "caminho evolutivo" entre elas. Aqui, os dados "primários" (a "descrição da cultura") eram produzidos de forma indireta, e não especializada. Para Malinowski, no entanto, o mais importante era observar e compreender a funcionalidade interna de cada cultura, apreendendo--se aí o "ponto de vista do nativo", sem qualquer preocupação com a escala evolutiva. Para essa perspectiva, no entanto, a "descrição da cultura", já tomada como etnografia, deveria ser empregada por meio de uma "observação participante".

Em um segundo momento, notadamente em meados do século XX, a Antropologia passa a se orientar pelas perspectivas mais epistemológicas, ou cognitivas, de cultura. Ela seria "um conjunto de textos "[...] que o antropólogo tenta ler por sobre os ombros daqueles a quem eles pertencem" (Geertz, 1989, p. 212). Para essa abordagem, a etnografia consistiria em uma "descrição densa", ou seja, "tentar ler um manuscrito estranho, desbotado, cheio de elipses, incoerências, emendas suspeitas e comentários tendenciosos, escrito não com os sinais convencionais do som, mas com exemplos transitórios de comportamento modelado" (Geertz, 1989, p. 212). O primado do significado em detrimento das dimensões "materiais" – observado em diferentes aportes teóricos como de Lévi-Strauss (1993) ou de Sahlins (2003) – pode ser notado mesmo em abordagens ecológicas ou materialistas na medida em que, para um dos seus importantes autores, cultura seria a "expressão" dos procedimentos adaptativos de um grupo social em relação ao seu ambiente (Rappaport, 1998).

Mais recentemente, a tentativa de superação da dicotomia entre o simbólico e o ecológico tem levado à crítica a essa abordagem cognitiva de cultura em prol de experimentações conceituais que buscam apreender as diferentes formas de articulação daquilo que o mundo ocidental costuma dissociar entre "natureza" e "sociedade": redes sociotécnicas (Latour, 1994), "esquemas de práxis" (Descola, 2000) ou "malha" existencial (Ingold, 2015). Em comum, essas perspectivas desejam promover modelos de articulação entre elementos ecológicos, técnicos, sociais e simbólicos. Se, por um lado, há um retorno ao "todo complexo" do século XIX, por outro, a necessidade de transcendência da dissociação natureza/sociedade tem levado as análises antropológicas a aceitarem as diferentes "ontologias" como tão válidas quanto a ocidental. Nesse sentido, a etnografia se coloca, sob essa perspectiva, não na condição de apreender as "visões" ou as "concepções" culturais, mas na possibilidade de "experienciar" os diferentes modos de existência.

Ou seja, contemporaneamente, fazer etnografia significa realizar um ato "sobre" e "com" o outro. É preciso ir até o universo existencial desse outro de forma a articular um modelo de entendimento ao mesmo tempo explicativo e compreensivo sobre ele. Os termos não são sinônimos nas ciências sociais: ao primeiro, atribui-se o olhar externo, panorâmico e distanciado, capaz de apreender a "arquitetura" das associações entre eventos e elementos ecológicos, técnicos e humanos. O segundo se dedica à assimilação das motivações, sentidos e valores que impelem os indivíduos a essas mesmas associações, produzindo e sendo produzidos por essas associações. Ao transitar entre esses olhares, a etnografia tem a potencialidade de tornar cognoscível como o outro concebe, articula e atua nos eventos no qual está imerso. O termo apropriado aqui seria a "tradução" do mundo do nativo ou do outro, quem quer ele seja, para o universo do etnógrafo.

O dilema é que esse trânsito deve ser realizado em um equilíbrio difícil de ser alcançado: a mediação entre o reconhecimento da impossibilidade de "se colocar no lugar do outro" e o esforço de não permitir projeções valorativas do etnógrafo sobre a existência nativa ou do outro. Como? A solução que tem sido encontrada atende pelo nome de "experiência etnográfica". Partindo-se do estranhamento, o etnógrafo vê-se em uma situação de desconforto existencial, já que está longe do seu mundo, imerso no universo do outro. Esse deslocamento permite um processo de desnaturalização das suas próprias certezas, e por consequência, evita um olhar cheio de pressupostos ao nativo ou ao outro, quem quer ele seja. Sentir-se só, em um ambiente estranho, gera as condições para o repensar sobre si, tendo como ponto de referência o lugar de outrem. A questão delicada é conseguir evitar ou ultrapassar a tendência de fixação do estranhamento em "pré-conceito", por meio do questionamento autocrítico das suas próprias bases valorativas. É justamente aqui, portanto, que a experienciação da vida do outro possibilita ao etnógrafo a explicação-compreensão, não apenas do nativo ou do outro, mas também de si mesmo.

É nesse momento, portanto, que o olhar "sobre" gera, também, o olhar "com" o outro. Ou seja, o entendimento consensual da Antropologia contemporânea é que o nativo ou o outro passa inversamente pelo mesmo processo. Ao confrontar-se com o outro, concebe em outras bases o entendimento sobre si. O "sobre", portanto, não é apenas "na companhia de", mas em um processo conjugado de produção de conhecimentos com ele. É, por fim, nesse jogo de distanciamento e aproximação que se constitui um olhar curioso, experimental, livre, mas não "isento", na etnografia. Bem entendido, "distanciamento" e "aproximação" não se referem propriamente a um jogo de deslocamento físico-geográfico. Por exemplo, entre duas cozinhas, situadas em uma mesma cidade, podem subsistir duas Gastronomias e, por extensão, duas ontologias muito diferentes. O deslocamento, então, é "heurístico".

O OLHAR ANTROPOLÓGICO PARA A ALIMENTAÇÃO E A GASTRONOMIA BRASILEIRA

Segundo Canesqui (1988), o estudo da alimentação tem sido um objeto constante da Antropologia. A autora destaca a importância da descrição das práticas alimentares registradas nos estudo de comunidade de grupos populacionais urbanos e rurais. Esses estudos centravam-se nas dimensões culturais, com identificação da forma de abastecimento, muitas vezes ligada às atividades de subsistência ou extrativista, dos hábitos, crenças e tabus, dos modos de preparar e consumir os alimentos, bem como de compor a dieta. Ademais, vale lembrar que nesses estudos havia constante menção ao fato de a alimentação ser uma atividade feminina, pois já na infância as mulheres eram ensinadas quanto às técnicas culinárias e ao uso de ingredientes e temperos (Canesqui, 1988).

Apesar da importância desses estudos desenvolvidos na década de 1950 do século passado (Canesqui, 1988), para compreender minimamente a formação do gosto, ou dos gostos, no Brasil, é necessária a retomada das nossas raízes culinárias. Nesse sentido, Silva (2005), com base nos diários de viagens e de textos clássicos sobre a alimentação no período colonial no Brasil, discorre sobre os sabores descobertos e impostos durante o processo de ocupação territorial. Trata-se, assim, de um encontro de ingredientes, receitas, técnicas e utensílios portugueses, indígenas e, mais tarde, africanos que marcaram nossas cozinhas regionais. Apesar das especificidades dessas cozinhas que se formavam, a autora identifica a recorrência da farinha (de mandioca e/ou de milho), do feijão e da carne-seca, que compuseram o que se denomina de tripé culinário brasileiro (Silva, 2005).

Lody (2008), em *O Brasil bom de boca*, por meio de ensaios curtos, discorre sobre esses gostos estabelecidos no país, com referência aos lugares de comer e às regionalidades expressas nos pratos típicos.

O autor destaca a mesa farta mineira com a cozinha de sítio, alongada e destacada da casa; o aproveitamento global da mandioca na região amazônica, seu alimento-símbolo, além da presença de outros elementos da culinária tradicional indígena, como a pimenta, as castanhas, o guaraná e o açaí. Em relação à Bahia, lembra-nos sobre a forte presença da matriz africana, com a distinção clássica entre os cardápios com ou sem o azeite de cheiro (azeite de dendê), somada a molhos, doces e bebidas. Sobre São Paulo, enfatiza a diversidade de culinárias em decorrência da ainda atual influência de diferentes migrantes de várias regiões do Brasil, bem como internacionais, como japoneses, árabes e italianos (Lody, 2008).

As "festas de comer" realizadas em todo o país, independentemente de apresentarem ou não caráter religioso, são marcantes em nossa cultura. As festas do ciclo junino são uma herança da influência portuguesa reinterpretada com as tradições africanas que alguns pratos emblemáticos, como a canjica e o arroz doce, têm. Nas festas do ciclo natalino, com suas interpretações locais e próprias do rito judaico-cristão, que englobam as folias-de-reis e os pastoreios, por exemplo, há a forte presença de cardápios típicos portugueses: as castanhas, as frutas secas, os perus e os cordeiros assados, além de doces. É importante mencionar que o churrasco, um prato regional que conquistou o país, tornou-se sinônimo de festa em casa. Independentemente do tipo de churrasqueira, seja de alvenaria, portátil, a gás, ou mesmo em fogões convencionais, o prato é muitas vezes a escolha em momentos de celebração e comemoração, como aniversários, casamentos e jogos (Lody, 2008).

Uma questão contemporânea importante que se tornou objeto de reflexão da Antropologia é o conflito entre as regras da legislação sanitária e os modos de fazer, que incluem ingredientes, processos, instrumentos e utensílios específicos que muitas vezes são rotulados como inadequados. Tem-se, então, não apenas um conflito de práticas, mas também de crenças, de saberes, de conhecimentos e de percepções de risco. Em alguns casos, o conhecimento científico médico-biológico é a base para a elaboração de regras e boas práticas de manipulação de alimentos que pretendem erradicar o risco microbiológico, mas que, ao se tornarem rígidas e inflexíveis, dificultam a viabilidade econômica, a preservação dos modos de fazer e a manutenção de saberes tradicionais. Arriscamo--nos a dizer, inclusive, que em alguns casos o excesso de rigidez das regras pode contribuir para a geração de riscos de outra natureza aos detentores dos saberes, os riscos sociais.

Nesse sentido, Lody (2015), em seu *Manifesto colher de pau*, propõe um diálogo com a legislação sanitária, na busca de construir o respeito às tradições culinárias. O autor pontua que a preservação da cultura alimentar engloba também a coleção de utensílios, confeccionados com diferentes materiais como as madeiras e as fibras naturais, e que são essenciais para os modos de fazer, bem como para os aspectos estéticos e de serviço. Ao destacar sua função simbólica e identitária, propõe que as regras sejam sensíveis e específicas para que a segurança dos alimentos seja garantida sem se contrapor aos aspectos culturais, pois substituir uma colher de pau por uma fabricada com polietileno é desconsiderar o rol de significados atribuídos ao utensílio.

Nos próximos parágrafos, estão descritos de forma resumida os processos de registro de patrimônio, bem como os principais aspectos relacionados aos modos de fazer, aos ofícios, aos utensílios e às comidas identificadas. Utilizamos como base os dossiês elaborados pelo Iphan e aqui apresentamos apenas uma síntese desses textos que são bem extensos e detalhados. Assim, para maior aprofundamento nos temas tratados, sugerimos a consulta dos originais que constam nas referências.

O registro do sistema agrícola tradicional do Rio Negro, Amazonas, realizado pelo Iphan em parceria com uma série de pesquisadores e instituições, entre elas a Associação das Comunidades Indígenas do Médio Rio Negro (ACIMRN), a solicitante do processo de registro, refere-se a "[...] um conjunto de campo de expressões de saberes diferenciados que tratam do manejo do espaço, do manejo das plantas cultivadas, da cultura material associada e das formas de alimentar-se decorrentes" (Emperaire, 2010a, p. 9). Assim, fica evidenciada a interdependência dos processos e dos modos de fazer, que abarcam aspectos ecológicos, socioculturais, econômicos, simbólicos e produtivos (Emperaire, 2010a).

Em relação à localização geográfica, esse processo envolve os municípios de São Gabriel da Cachoeira, Santa Isabel do Rio Negro e Barcelos, na Região do Alto e Médio Rio Negro, Amazonas (Emperaire, 2010a). A mandioca (*Manihot esculenta Crantz*) é o item alimentar central desse sistema e, mesmo considerando a diversidade das variedades cultivadas e do manejo entre grupos, há uma prática comum, o que justifica sua salvaguarda. Assim, com base na mandioca, há a organização espacial do cultivo de outras plantas, de técnicas, utensílios, saberes e modos específicos para processá-la, bem como hábitos alimentares (Emperaire, 2010b). A casa de forno, por exemplo, ocupa posição central, pois articula a roça com a casa e é o espaço onde a mandioca é transformada em alimento, com uso de forno, bancada, ralador e peneira (Emperaire; da Cunha, 2010).

A classificação da mandioca como branca ou amarela e algumas vezes creme, é essencial no processamento, pois há uma diferença no teor de fécula, que é maior na branca, e na durabilidade, que é maior na amarela, por ser rica em betacaroteno, um antioxidante. O preparo dos alimentos como beiju, caxiri, farinha e tucupi, porém, depende de uma mistura, relativamente flexível, dessas variedades (Emperaire, 2010c). O trabalho de processamento é essencialmente feminino e, muitas vezes, as mulheres são auxiliadas pelas filhas e pelos filhos. O processamento compreende lavar e descascar a mandioca (fresca e puba – mandioca fermentada), etapa realizada na casa da família; depois, na casa de forno, que é de uso coletivo, ela é ralada e espremida, de forma a separar o polvilho e o tucupi. A massa espremida é, então, peneirada para produzir farinha e beiju (Van Velthem, 2010).

A mandioca puba é preparada deixando-a de molho por três a quatro dias, quando as cascas amolecem e podem ser retiradas com as mãos. A massa da mandioca é formada pela mistura da fresca com a puba. Em uma bacia, ela é amassada e, após descanso de uma noite inteira, separa-se a fécula do líquido. É feito um cozimento para eliminar os derivados do ácido cianídrico, uma vez que as variedades cultivadas nesse sistema são bravas e precisam ser manipuladas adequadamente para suprimir o risco de toxicidade. A massa é espremida, peneirada e torrada no forno, sendo mexida continuamente com o auxílio de um remo. Peneira-se novamente, com um utensílio de malha mais fina. A farinha é, então, torrada novamente (Katz, 2010).

Em relação ao beiju, escalda-se a massa já peneirada e repete-se este processo. No forno, em uma chapa, é disposta em círculo, onde é cozida e transforma-se em beiju. Com um abano, ele é virado e cortado em quatro partes. Ele é virado novamente, retirado da chapa com o auxílio do abano e colocado em balaio ou peneira. Os beijus são feitos de massa branca ou amarela, ou ainda misturados com a fécula (beiju grosso, kuradá). Se os beijus finos forem mais torrados e secos ao sol, podem durar meses. Os beijus são comidos na primeira refeição do dia e também na do meio-dia, quando acompanham, juntamente com a farinha, o peixe, a carne de caça, seca, congelada ou, ainda, arroz com feijão (Katz, 2010).

Outro processo de registro de patrimônio realizado pelo Iphan refere-se ao Ofício das Baianas de Acarajé. Bolinho originário da África, elaborado à base de feijão fradinho, temperado com sal e cebola, e frito em imersão no azeite de dendê, o acarajé é tradicional da Bahia, e, desde o Brasil colonial, é comercializado por mulheres nas ruas. As baianas de acarajé pertencem, de forma genérica, a camadas menos favorecidas da sociedade e aprendem o ofício com suas mães, avós ou outras mulheres. Hoje, muitas se organizam em pequenas empresas de cunho doméstico como forma de garantir renda. Vale destacar que o ofício preserva receitas ancestrais com origem na África, especialmente dos Iorubás (Ofício das Baianas de Acarajé, 2007). Com suas roupas, turbantes, colares, comidas, tabuleiros e modos de comercializar, as baianas do acarajé são "[...] verdadeiras construtoras do imaginário que identifica a cidade [...]", pois podem ser consideradas "[...] monumentos vivos de Salvador e dos terreiros de candomblé, são um tipo consagrado, revelador da história da sociedade, da cultura e da religiosidade do povo baiano" (Ofício das Baianas de Acarajé, 2007, p. 16).

Ao ser reconhecido como elemento culinário importante, que alimenta e satisfaz o paladar, o acarajé liga diferentes aspectos da vida social: o sagrado e tradicional ao profano e moderno, sendo marca da Gastronomia e do turismo baianos. Assim, o acarajé está presente em festas e no cotidiano de Salvador, é comercializado nas ruas, é frito na frente do cliente, que o come com as mãos e sem se sentar. Apesar de não se ligar exclusivamente ao candomblé, algumas vinculações ainda marcam o ritual seguido por algumas baianas no que concerne à preparação do ponto e do tabuleiro. Em relação à receita, o acarajé é elaborado após longo remolho para que a casca do feijão fradinho se solte, em seguida é moído e temperado com sal e cebola, formando uma massa que é misturada com o auxílio de uma colher de pau. Pode ser frito em tacho, em azeite de dendê bem quente, até dourar. Quanto à apresentação, pode ser servido com molho nagô, preparado com ingredientes como azeite de dendê, camarão seco, jiló, limão, pimenta e quiabo (Ofício, 2007).

O Ofício das Paneleiras de Goiabeiras, em Vitória, Espírito Santo, foi o registro de inauguração do *Livro de registro de saberes* do Iphan. Trata-se de um ofício de tradição familiar, de presença majoritariamente feminina em quase todas as etapas de execução, principalmente na organização da Associação de Paneleiras de Goiabeiras, que protocolou o pedido de registro (Ofício das Paneleiras de Goiabeiras, 2006).

A técnicas observadas e registradas na fabricação são típicas de grupos populacionais ameríndios pré-coloniais. A matéria-prima vem dos arredores: a argila é extraída de uma jazida no Vale do Mulembá, também chamado de barreiro, e do manguezal que circunda o galpão de produção; a tinta que é utilizada para colorir a panela após a queima é produzida com as cascas das árvores do mangue-vermelho. A argila é trabalhada pela pessoa que a colhe para que vire uma massa possível de ser moldada e então vendida para as mulheres da associação, uma das poucas etapas com participação masculina. Além dessas matérias-primas, utilizam-se cuias feitas de cuité, parecido com a cabaça, para moldar a forma da panela e vassourinhas feitas de folhagens típicas da região para tingir (Ofício, 2006).

As panelas são produzidas com a argila que apresenta composição especial que confere a elas a propriedade de aguentar a queima em altas temperaturas. Depois de pronta, quando utilizada para o cozimento, é possível observar que a moqueca continua fervendo por alguns minutos mesmo após a retirada do fogo. A panela tem uma forte ligação com a culinária do Espírito Santo, associada à moqueca e à torta capixaba, prato muito comum na Semana Santa. Apesar do regionalismo bem demarcado nessas e em outras receitas do estado, há aqueles que caracterizam essa culinária como a mais brasileira por conta de sua mescla de elementos portugueses, indígenas e africanos (Ofício, 2006).

A moqueca capixaba é elaborada com peixes, bem como frutos do mar, acrescidos de diversos ingredientes e temperos, como azeite, alho, cebola, coentro, limão, tomate e urucum, e é tradicionalmente servida com arroz e pirão feito com farinha de mandioca. A torta capixaba é um prato assado preparado com uma mistura de moquecas ou de refogado de frutos do mar com peixe, azeitona e palmito, finalizado com ovos batidos e enfeitado com cebola em rodelas e azeitona (Ofício, 2006).

Outro registro de patrimônio de interesse para a alimentação e a Gastronomia refere-se ao queijo minas artesanal. Sua produção estabeleceu-se nos séculos VII e VIII em Minas Gerais, antes mesmo do auge do ciclo da mineração, por ocasião da colonização de portugueses que trouxeram e adaptaram a receita do queijo produzido na Serra da Estrela, em Portugal, às condições encontradas na região. Originalmente, o queijo era produzido com leite de ovelha, utilizando a flor do cardo como coagulante do leite (Modo artesanal de fazer queijo de Minas, 2014).

No Brasil, desde sua origem, o queijo foi produzido com o leite de vaca cru e coalho de origem animal, extraído do estômago de bezerros, cabritos e até tatus. Especialmente após a decadência da mineração, passou a destacar-se como componente da economia local, pois era transportado em recipientes de couro (canastras ou bruacas) em lombos de animais para comercialização em grandes centros como o Rio de Janeiro (Modo, 2014).

A partir da segunda metade do século passado, pressões por parte de órgãos de vigilância sanitária passaram a coibir a comercialização do queijo minas artesanal sob a alegação de que o produto representaria ameaça à saúde coletiva por ser produzido a partir de leite cru, potencial carreador de uma variedade de micro-organismos patogênicos. Como tais medidas colocaram em risco a permanência da prática artesanal, bem como a sobrevivência de famílias que dependem dela, grupos de produtores de queijo passaram a se organizar e formar associações, articulando-se politicamente em diversas esferas na tentativa de defender sua produção. Uma das ações nesse sentido foi o processo de registro no Iphan, realizado após intensa investigação nas microrregiões do Serro, Canastra e Alto do Paranaíba, com elaboração de mapeamento, identificação e documentação dos sentidos e dos modos de fazer queijo artesanal nessas regiões (Modo, 2014).

Em relação aos modos de fazer, esses variam minimamente de região para região, e no geral mesclam a tradição dos métodos com a utilização de materiais contemporâneos. Há basicamente quatro subclasses do queijo: o frescal, o semicurado, o curado e o de coalho. Em linhas gerais, a elaboração do queijo minas artesanal passa pelos procedimentos de ordenha, filtragem e introdução do leite em uma tubulação que o interliga à sala de preparação, onde é acondicionado em bombonas, adição do coalho (natural ou industrial), adição do "pingo", coagulação, corte da massa, dessoragem, colocação nas formas de plástico, prensagem da massa apenas com as mãos ou com auxílio de um tecido (varia de acordo com a região), primeira salga (6 a 12 horas), recolhimento do pingo, viragem do queijo e segunda salga (por 12 horas), retirada da forma após 48 horas e armazenamento nas prateleiras de maturação. Após essa etapa, é feita a rala, utilizando-se lixa ou ralador, que permite que o queijo esteja pronto para a comercialização (Modo, 2014).

Uma característica peculiar do queijo minas é a utilização do pingo, que é um fermento natural proveniente da dessoragem do queijo já salgado, coletado de um dia para o outro e adicionado ao leite durante o processo de coagulação. Esse fermento tem bactérias lactofermentativas que são particulares e características de cada região, além de uma quantidade de sal que inibe o crescimento de micro-organismos indesejados. O pingo confere ao produto as características organolépticas próprias que variam de acordo com cada local onde é produzido, influenciando no *terroir* do queijo, responsável pela sua singularidade gustativa (Modo, 2014).

Em linhas gerais, o registro de patrimônio, além de ser um mecanismo de salvaguarda de saberes e modos de fazer que podem estar expostos à erosão e de valorização e reconhecimento de seus detentores, eleva o *status* das técnicas, dos ofícios e das comidas. Esse processo, por sua vez, cria pontes com outras esferas como o Turismo e a Gastronomia, pois passam a ser vistos de um patamar mais valorizado social e culturalmente. Os desdobramentos mais profundos, porém, merecem ser estudados com maior afinco. Há, obviamente, um possível impacto econômico e social direto na vida dos detentores desses saberes, mas há também a brecha para a expropriação deles e uma exploração de mercado que, muitas vezes, descontextualiza as técnicas, os ofícios, os utensílios e as comidas.

ETNOGRAFIA NA GASTRONOMIA: POSSIBILIDADES

A incursão aqui realizada pela trajetória antropológica sobre alimentação permite-nos corroborar com algumas conclusões já consolidadas por autores de escopo nacional e internacional: 1) que a Antropologia vem tratando a questão da alimentação não apenas sob os aspectos simbólicos (Canesqui, 1988), mas, principalmente pela perspectiva de suas articulações com materialidades e imaterialidades; 2) que, no mundo contemporâneo, a problemática da alimentação se vê complexificada pelo universo das questões ambientais (Mintz, 2001) e, dentro dessas, pelas questões sanitárias. É possível, no entanto, inferir, pelo que foi desenvolvido neste capítulo, duas questões complementares aos apontamentos acima.

Em primeiro lugar, essa aproximação entre problemática alimentar e ambiental vem promovendo e aprofundando o caráter político da alimentação. Os dilemas do "sanitarismo", a ascensão da alimentação orgânica e agroecológica, os debates sobre vegetarianismo e revalorização da alimentação étnica e regionalmente situada, oferecem bons indícios dessa característica. Perpassam todas elas a dinâmica de tratamento dos riscos ambientais, principalmente aqueles relacionados aos efeitos da transgenia, dos agrotóxicos e dos processos de padronização e conservação na alimentação industrializada. Os recentes movimentos de revalorização do ato de cozinhar, seja pela opção à saúde ou pelos processos de "gourmetização", impelem indivíduos e coletividades à ampliação do conjunto de referências reflexivas (Beck, 2010) e de posicionamentos politizados que incidem sobre o ato de comer.

Em segundo lugar, levando-se em consideração esse processo de politização e os recentes debates sobre a própria natureza do olhar antropológico contemporâneo, talvez fosse interessante reposicionar os debates culturais sobre a alimentação para o campo da Gastronomia.

Se esse último termo pode ser considerado o ato de "[...] conhecer, valorizar e interpretar os ingredientes, os processos culinários, as receitas e os utensílios, que fazem da cozinha, do serviço à mesa, da estética de cada comida [...]" o ponto de integração com outros aspectos culturais, como os arquitetônicos, religiosos e políticos na multiplicidade étnica e social (Lody, 2016), entende-se que essa posição se integra mais adequadamente à atual postura ontológica da Antropologia contemporânea. Isso por dois motivos fundamentais: 1) a Gastronomia engloba alimentação e a própria nutrição em uma tessitura mais ampla de associações; 2) essas tessituras gastronômicas podem contribuir para que a Antropologia complete sua transição como um princípio de "conhecimento sobre concepções" para um procedimento de "experimentação de existências".

Finalmente, se etnografar é experienciar "sobre" e "com" e se, por meio desse, é possível acessar as articulações ontológicas de um universo que não o seu, a inserção etnográfica em um contexto gastronômico pode oferecer um interessante movimento de "experienciar um ato de experimentação". Fortalece-se, assim, a ideia de que a Gastronomia se configura, também, como uma forma de conhecimento pautado na vivência sensorial que articula modos de produzir, de fazer, de consumir, de comer e de se posicionar diante e por meio dos alimentos e das comidas.

REFERÊNCIAS BIBLIOGRÁFICAS

BECK, U. *Sociedade de risco*: rumo a uma outra modernidade. São Paulo: Editora 34, 2010.

CANESQUI, A.N. Antropologia e alimentação. *Revista de Saúde Pública*, v.22(3), p.207-216, 1988.

DE CASTRO, E.V. *Metafísicas canibais*. São Paulo: Cosac Naify, 2015.

DESCOLA, P. Ecologia e cosmologia. In: DIEGUES, A.C. (Org.). *Etnoconservação*: novos rumos para a proteção da natureza nos trópicos. São Paulo: Hucitec, 2000.

EMPERAIRE, L. II Identificação. In: EMPERAIRE, L (Org.). *Dossiê de registro do Sistema Agrícola Tradicional do Rio Negro*. Brasília, DF: ACIMRN/IPHAN/IRD/Unicamp--CNPq, 2010a, p.9-16.

EMPERAIRE, L. III Fundamentos da solicitação. 1. Agricultura e sistema agrícola. In: EMPERAIRE, L. (Org.) *Dossiê de registro do Sistema Agrícola Tradicional do Rio Negro*. Brasília, DF: ACIMRN/IPHAN/IRD/Unicamp-CNPq, 2010b, p.17-20.

EMPERAIRE, L. IV Descrição técnica. 4. Criar as plantas. In: EMPERAIRE, L (org.). *Dossiê de registro do Sistema Agrícola Tradicional do Rio Negro*. Brasília, DF: ACIMRN/IPHAN/IRD/Unicamp-CNPq, 2010c, p.73-102.

EMPERAIRE, L.; DA CUNHA, M.C. IV Descrição técnica. 3. Transformar o espaço. In: EMPERAIRE, L. (Org.) *Dossiê de registro do Sistema Agrícola Tradicional do Rio Negro*. Brasília, DF: ACIMRN/IPHAN/IRD/Unicamp-CNPq, 2010, p.51-72.

FRAZER, J.G. O escopo da antropologia social. In: CASTRO, C. *Evolucionismo cultural: textos de Morgan, Tylor e Frazer*. Rio de Janeiro: Jorge Zahar Editor, 2005.

GEERTZ, C. *A interpretação das culturas*. Rio de Janeiro: Guanabara, 1989.

INGOLD, T. *Estar vivo*: ensaios sobre movimento, conhecimento e descrição. Petrópolis: Vozes, 2015.

KATZ, E. IV Descrição técnica. 6. Alimentação e diversidade agrícola. In: EMPERAIRE, L (org.). *Dossiê de registro do Sistema Agrícola Tradicional do Rio Negro*. Brasília, DF: ACIMRN/IPHAN/IRD/Unicamp-CNPq, 2010, p.129-148.

LATOUR, B. *Jamais fomos modernos*: ensaio de antropologia simétrica. Rio de Janeiro: Editora 34, 1994.

LÉVI-STRAUSS, C. *Antropologia estrutural dois*. Rio Janeiro: Tempo Brasileiro, 1993.

LODY, R. *Brasil bom de boca*: temas da Antropologia da alimentação. São Paulo: Editora Senac, 2008.

LODY, R. O manifesto colher de pau. *Brasil Bom de Boca*, 2015. Disponível em: <https://brasilbomdeboca.wordpress.com/2015/11/16/manifesto-colher-de-pau/>. Acesso em: 16 jul. 2016.

LODY, R. *Museus de Gastronomia. Museus de vocação antropológica*. Senac Bahia, 2016. Disponível em: <http://www.ba.senac.br/Servicos/coluna_raul_lody/8193?title= museus-de-Gastronomia-museus-de-vocacao-antropologica>. Acesso em: 9 set. 2016.

MALINOWSKI, B. A teoria funcional. In: DURHAM, E. *Malinowski*. São Paulo: Ática, 1986.

MODO artesanal de fazer queijo de Minas: Serro, Serra da Canastra e Serra do Salitre (Alto Paranaíba). Brasília, DF: Iphan, 2014. (Dossiê Iphan; 11).

MINTZ, S.W. Comida e Antropologia: uma breve revisão. *Revista Brasileira de Ciências Sociais*, v.16(47), p.31-42, 2001.

OFÍCIO das Baianas de Acarajé. Brasília, DF: Iphan, 2007. (Dossiê Iphan; 6)

OFÍCIO das Paneleiras de Goiabeiras. Brasília, DF: Iphan, 2006. (Dossiê Iphan; 3)

RAPPAPORT, R.A. Naturaleza, cultura y antropología ecológica. In: SHAPIRO, H.C. (Ed.) *Hombre, cultura y sociedad*. Ciudad de México: Fondo de Cultura Económica, 1998.

SAHLINS, M. Cultura e razão prática. Rio de Janeiro: Zahar, 2003.

SILVA, P.P. *Farinha, feijão e carne seca*: um tripé culinário no Brasil colonial. 2. ed. São Paulo: Editora Senac, 2005.

TYLOR, E.B. A ciência da cultura. In: CASTRO, C. *Evolucionismo cultural*: textos de Morgan, Tylor e Frazer. Rio de Janeiro: Jorge Zahar Editor, 2005.

VAN VELTHEM, L.H. IV Descrição técnica. 5. Transformar: a cultura material. In: EMPERAIRE, L. (Org.) *Dossiê de registro do Sistema Agrícola Tradicional do Rio Negro*. Brasília, DF: ACIMRN/IPHAN/IRD/Unicamp-CNPq, 2010, p.103-129.

PARTE II

PLANEJAMENTO DE CARDÁPIOS COM ÊNFASE NA GASTRONOMIA E NA NUTRIÇÃO

7

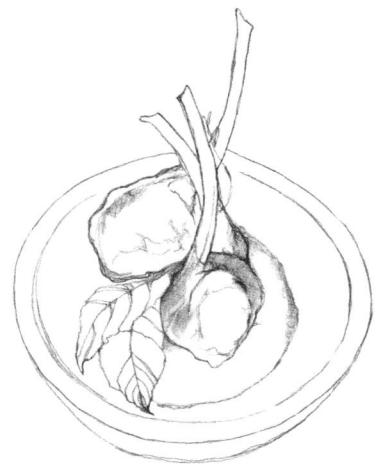

O NEGÓCIO DE ALIMENTAÇÃO COM CONCEITOS DE SAUDABILIDADE

Marcelo Malta Werdini
Moacir Ribeiro Barreto Sobral

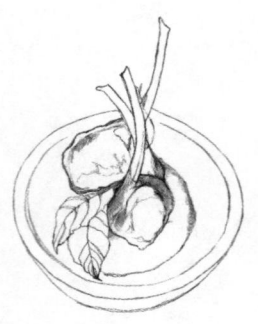

► SUMÁRIO

A forma de se alimentar nos últimos cinquenta anos mudou drasticamente, passando do fogão a lenha de antigamente para a chegada do micro-ondas americano. Isso fez com que a praticidade de simplesmente acionar um botão e aquecer um prato com alimento pronto e congelado nos proporcionasse uma forma quase instantânea de se alimentar, em minutos. Podemos observar nos mercados a compra de alimentos prontos para consumo, como pequenas marmitas descartáveis, muitas vezes sem a necessidade do micro-ondas para consumir. Produtos ultra-processados e processados, como descrito no *Guia alimentar para a população brasileira* (2014), estão cada vez mais presentes nos mercados, empórios e lojas, e o consumo pela maioria da população vem aumentado a cada ano no Brasil. Locais para alimentação ou comercialização de produtos de alimentação embalados, como restaurantes, empórios, mercados e supermercados, tiveram um alto crescimento no mundo.

O crescimento da população no Brasil, o aumento do poder de compra e o aumento da participação das mulheres no mercado de trabalho, entre outros fatores, fizeram com que o mercado da alimentação e produtos semiprontos e industrializados tivessem um grande crescimento no mercado nacional e internacional.

Isso fez com que duas tendências globais se espalhassem nos estabelecimentos de alimentação: conveniência e praticidade, que estão ditando algumas regras de mercado nos últimos anos. Além da praticidade, existe também o prazer relacionado ao ato de comer, que muitas vezes pode estar ligado ao sabor e à qualidade da alimentação.

SAUDABILIDADE E BEM-ESTAR

Entre as novas tendências do campo de alimentação, uma tem tido destaque nos empreendimentos gastronômicos, o chamado mercado da saudabilidade e bem-estar, e atrelados a ele os conceitos de sustentabilidade e a ética na alimentação. Saudabilidade é a palavra do momento no mercado de alimentação. Entre 2015 e 2016, muitos congressos, eventos e feiras de gastronomia utilizaram o conceito e o tema "alimentos saudáveis". Porém, além de saudável, o público atual procura também uma alimentação prática, de qualidade e saborosa. Esses quatro conceitos serão abordados para explicar esse grande crescimento da comida saudável no Brasil. Não é somente uma questão de saudabilidade o que motiva a venda de um produto, existem outras questões relacionadas, como estilo de vida e sustentabilidade, entre outros. Nesse sentido, também se observa o retorno à busca por comida artesanal, caseira, que remete à confiança de uma comida artesanal.

Logo, conhecendo essas tendências ou conceitos relacionados à saudabilidade na alimentação, podemos identificar produtos e locais de venda de comida saudável.

Como negócios de alimentação, há dois segmentos que são divididos em vários sub-segmentos: os restaurantes e as lojas especializadas.

São vários os empreendimentos de restaurantes que seguem a linha de saudabilidade. Entre eles, podem ser citados os restaurantes veganos, vegetarianos, orgânicos, crudívoros ou os denominados de comida saudável. Apesar de parecerem similares, essas tipologias de restaurante seguem uma linha de saudabilidade ao "pé da letra" na maioria das vezes. Isso porque o público que busca por esse tipo de restaurante é bastante crítico e muitas vezes segue algum tipo de filosofia de vida em que a alimentação é parte fundamental.

Esse público também pode, muitas vezes, ter algum tipo de restrição ou alergia alimentar, ou adotar uma alimentação saudável em decorrência de questões éticas, religiosas ou pessoais.

Podemos citar alguns exemplos, como os restaurantes veganos, que não incluem em seu cardápio nenhum tipo de alimento de origem animal nem mesmo outros produtos que sejam feitos com derivados ou subprodutos de origem animal, como couro, colágeno e mel de abelha, entre outros. Isso quer dizer que uma série de produtos como sapatos, bolsas, pasta de dente, gelatina, entre tantos outros, não fazem parte da linha vegana.

Com isso, o mercado viu uma ótima demanda de novos produtos, e não é a toa que empresas estão criando novos produtos, voltados para o público vegano. Nesse sentido, os empreendimentos voltados para alimentação também estão em alta. Os restaurantes veganos procuram balancear uma alimentação saudável, compensando a falta de produtos de origem animal (carne, leite, ovos), com diversos alimentos, utilizando cereais integrais, vegetais, tubérculos, sementes, frutas, hortaliças, brotos e oleaginosas. Entre os principais ingredientes utilizados estão as castanhas de caju, do Brasil, nozes, amêndoas, avelãs, amendoim, e leguminosas como grão-de-bico e feijões. As frutas e hortaliças também são muito utilizadas.

Ainda seguindo a linha de alimentação que não utiliza produtos de origem animal, podemos citar os empreendimentos da linha crudívora. Esses empreendimentos gastronômicos estão começando a abrir em algumas capitais do Brasil. Como o próprio nome já indica, são locais que servem comida crua. Basicamente consiste em servir alimentos que não passam pelo processo de cocção. Em sua maioria, são receitas que usam alimentos crus, e que tiveram um processo de germinação, o chamado alimento vivo. Segundo a alimentação crudívora, os ingredientes como sementes, castanhas e leguminosas são muito mais bem absorvidos pelo nosso organismo quando são hidratados e posteriormente germinados, ou seja, uma vez hidratado o alimento, começa a brotar, como o alho. A maioria das receitas crudívoras usa alimentos germinados, que são a base da "alimentação viva". Um exemplo são as tortas que usam uma base doce de massa de frutas cristalizadas e recheio cremoso de castanha de caju (hidratada) com cacau.

Os restaurantes orgânicos, como o próprio nome diz, usam exclusivamente produtos orgânicos. Esses empreendimentos não excluem necessariamente produtos cárneos, pois o conceito está diretamente ligado a uma produção orgânica de alimentos. Para isso, os insumos do restaurante devem ser aprovados por certificação de produto orgânico ou pequenos produtores agroecológicos. Existem vários fornecedores de produtos orgânicos para restaurantes, além de uma gama de produtores da avicultura, ovos, queijos, carne, vinho, entre tantos outros produtos orgânicos disponíveis no mercado alimentício.

Nessa linha de restaurantes saudáveis, o vegetariano é o empreendimento gastronômico mais antigo no mercado da saudabilidade. Os restaurantes vegetarianos tiveram seu ápice nos anos 1980, com a propagação da alimentação vegetariana e macrobiótica, principalmente nos estados de São Paulo e Rio de Janeiro. Essa tendência se deu também por diversas influências, entre elas, a vinda de imigrantes de países asiáticos, onde esse tipo de alimentação isento de carnes é muito comum. Nas cidades de São Paulo e Rio de Janeiro, podemos contar com vários restaurantes vegetarianos considerados clássicos, com uma clientela fiel e assídua.

Além dos restaurantes, também temos outros empreendimentos na linha de saudabilidade, como as lojas especializadas. Essas lojas especializadas podem ser empórios, mercadinhos, *delicatéssens*, barraquinhas ou quiosques. Alguns empreendimentos saudáveis que vêm ganhando destaque no mercado são as frutarias, tapiocarias, saladarias e lojas de produtos naturais.

As frutarias, muitas vezes chamadas frutarias *gourmets*, vendem um pouco de tudo, mas principalmente frutas e hortaliças. Além disso, comercializam produtos orgânicos, integrais, sucos e lanches naturais, além de iogurtes e *snacks* saudáveis. O consumidor geralmente é um público que busca uma alimentação saudável, como esportistas e atletas. Muitos consumidores também se tornam adeptos dessa alimentação saudável por modismos ou por influência de amigos.

A tapioca, apesar de sempre ter existido, atualmente teve sua ascensão no Sudeste. Por ser uma opção saborosa, ela também é a preferida dos adeptos de uma alimentação sem glúten, ou mesmo os celíacos, que a consomem por ser isenta de glúten, assim como qualquer derivado da mandioca. Hoje em dia, as tapiocarias, ou seja, empreendimentos que vendem tapiocas, aumentaram em todo o Brasil e disponibilizam uma gama variada de tipos doces e salgados com diferentes sabores.

Todos esses modelos de negócios de alimentação descritos compõem uma nova gama de empreendimentos gastronômicos voltados para a saudabilidade. Essa é uma tendência crescente, já que muitas pessoas estão tendo consciência de que uma alimentação mais saudável está diretamente ligada à qualidade de vida.

Nos últimos anos, as doenças relacionadas à má alimentação e ao sedentarismo, assim como a obesidade, aumentaram muito. No entanto, muitos são adeptos ou são incentivados por uma mudança, buscam um estilo de vida diferente, incluindo fundamentalmente uma alimentação saudável em suas vidas.

A comida saudável não é mais uma tendência, e sim um novo estilo de vida. Na maioria das vezes, esse é um segmento de mercado para uma classe mais restrita, normalmente classes de alto poder aquisitivo e a nova classe emergente. O mercado da saudabilidade se tornou um negócio rentável e é uma realidade. O alimento saudável, apesar de ser um produto caro, cresce a cada ano, e o público está disposto a fazer esse investimento.

O consumidor, ao pensar em fazer uma dieta balanceada, mudar de estilo de vida ou simplesmente seguir uma vida mais tranquila, pensa primeiro em uma alimentação saudável. Com isso em mente, a praticidade também deve estar alinhada a esse novo estilo alimentar. Entretanto, o conceito de praticidade no mercado de saudabilidade é algo complexo, haja vista que esses empreendimentos têm por conceito um estilo de serviço tradicional, com a presença de produtos caseiros, e reduzida oferta de alimentos industrializados.

Porém, hoje em dia, os negócios de alimentação saudável estão trabalhando com um sistema prático e fácil de vendas e consumo de alimentos.

A tecnologia é uma forte aliada dos serviços nos novos restaurantes e alguns *fast-food* de comida saudável. A tecnologia vem do antigo mercado de *catering* de aeroportos e navios, com exemplo de dois equipamentos que são indispensáveis, a embaladora a vácuo e o ultrarresfriador congelador rápido. No segmento de embalagem a vácuo existem vários modelos no mercado; o mais comum é a seladora a vácuo, que simplesmente retira o ar da embalagem do alimento. Existem também as embaladoras a vácuo com câmera de ar, equipamento que realiza o mesmo processo da seladora a vácuo, e também adiciona variados tipos de gases para prolongar a vida útil do alimento ou produto. Sendo assim, o principal objetivo é prolongar o tempo de conservação e manter o frescor dos alimentos para venda, como é o caso das saladas prontas, embaladas em sacos inflados com esses gases.

Outro equipamento utilizado é o ultrarresfriador, que também prolonga a vida dos alimentos mantendo quase inalterados os produtos, preservando todos os nutrientes, aromas e frescor do alimento. Esse equipamento resfria e congela rapidamente pratos e produtos pré-prontos, reduzindo rapidamente a temperatura, permitindo preparos rápidos de pratos frescos resfriados e produtos para venda, no caso de congelados.

Utilizando-se tecnologias que ajudam a prolongar o período de conservação dos ingredientes, consegue-se obter produtos frescos e maior praticidade para venda nos estabelecimentos, ganhando tempo e conquistando novos clientes que buscam a praticidade.

Citando os locais que vendem esse tipo de produto saudável e prático, podemos dizer que esse tipo de empreendimento atrai pessoas que não possuem muito tempo para preparar sua refeição, mas ao mesmo tempo não abrem mão de uma alimentação de qualidade, com produtos saudáveis. Entre esses produtos práticos, podemos destacar a venda de lanches naturais, saladas prontas e sanduíches caseiros.

Além dos preparos práticos, o mercado de salgadinhos e sucos naturais também se apresenta como tendência, e eles são encontrados cada vez mais nas gôndolas de venda. Tecnologias como pasteurização a frio e filtração por membrana para sucos, alguns tipos de conservante natural e gás natural são algumas das inovações que fazem com que esses produtos tenham maior aceitação. Exemplos disso são os sucos frescos embalados, com o mínimo de perda de nutriente e vitaminas, com novas técnicas de conservação natural. Há também os salgadinhos de tubérculos e quinoa, entre outros ingredientes. São alimentos que atraem a atenção e aguçam o paladar de novos consumidores que querem um alimento gostoso, saudável e prático.

Foram apresentados alguns exemplos de tecnologias e técnicas que ajudam a tornar a alimentação saudável, prazerosa e prática.

Nos tempos atuais, em que o ritmo de vida dos grandes centros urbanos é frenético, com o aumento das jornadas de trabalho, há aumento na demanda de empreendimentos de refeições rápidas, ou refeições prontas embaladas individualmente, adequadas para comer em qualquer lugar. Por isso é importante identificar onde está o cliente potencial, quais as suas necessidades, o que ele precisa para ter uma alimentação saborosa e saudável.

QUALIDADE DOS PRODUTOS

Outra característica essencial é a qualidade do produto, que deve considerar as necessidades e ao mesmo tempo pensar na procedência, na qualidade do produto que estará à venda. Como exemplo, podemos imaginar o consumidor questionando: de onde vem a alface da minha salada? Como foi a fabricação do pão do sanduíche natural? O queijo minas fresco tem procedência de origem? Que tipo ou marca de farinha de trigo foi usado para fazer meu espaguete? São perguntas que podem estar na mente do consumidor e que devem ser respondidas de forma clara quanto à procedência e à qualidade dos produtos, de modo a gerar confiança do consumidor, atributo importante em um alimento saudável.

A origem e a qualidade dos produtos alimentícios vêm sendo destacadas há algum tempo no Brasil e no restante do mundo. Para isso, instituições de procedência e qualidade dos alimentos criaram selos e certificados para identificarem esses alimentos. Esses selos, além de classificarem produtos, podem ser usados em estabelecimentos, qualificando o local dependendo de sua especificidade.

Alguns dos principais selos de certificação são "Produto orgânico Brasil", "Certificado OIA" e "Certificado chão vivo orgânico", entre outros. Esses selos controlam a procedência e a qualidade, atestando que o produto consumido é de procedência controlada, oferecendo assim mais confiança ao cliente.

Com o fácil acesso às mídias e à internet, o cliente torna-se mais consciente e informado sobre tipos de produtos e tendências; por isso, quanto mais seguro for o produto, com qualidade de origem atestada, além de boas práticas de fabricação e controle de higiene, mais confiabilidade sua marca ou produto estará inserindo no mercado. Uma vez que a marca é aceita no mercado como um produto de confiança, as vendas se tornam mais efetivas.

A rotulagem com informações é uma das principais formas de comunicação com o cliente. Quando bem apresentadas, também podem agregar valor em um alimento saudável, como alegações de saúde e nutrientes.

O conceito de negócio de alimentação saudável está relacionado a uma série de fatores importantes, que vão desde o plantio, a colheita e a produção do alimento, à chegada ao estabelecimento, com qualidade para processamento, seja ele uma microempresa de sucos naturais ou um estabelecimento gastronômico.

Em uma empresa é quase impossível não pensar em sustentabilidade, principalmente em se tratando do mercado de alimentos saudáveis, no qual o pensamento sustentável inicia-se na colheita do ingrediente para ser transformado em alimento. Esse tipo de empresa procura comprar a matéria-prima de produtores orgânicos, que seguem a política de sustentabilidade agrícola, assim como a sustentabilidade na gestão de pessoas e do empreendimento.

Nesse processo de produção e transformação do alimento para venda, também é considerada a utilização integral dos alimentos, visando ao aproveitamento máximo do produto, à criatividade com o mínimo de desperdício do alimento (inclusive considerando formas alternativas de aproveitamento dos descartes: adubo e compostagem).

No Brasil existem várias empresas que compram óleo utilizado, além da coleta seletiva de lixo. Essas são questões de grande importância dentro de um negócio de alimentação sustentável e saudável.

O uso racional da água é um ponto importante nesse ciclo relacionado à saudabilidade, o destino dos resíduos sólidos, as sobras e os restos alimentares, além de uso de detergentes que não agridem a natureza. A utilização de embalagens retornáveis ou biodegradáveis também é desejável, de modo a atender as exigências de alimento bom, justo e limpo, como segue o manifesto do *slow food*.

Em suma, compreende-se que o conceito de saudabilidade é uma tendência crescente, ampliando as oportunidades e perspectivas em negócios de alimentação. Para obter sucesso nesse setor, é preciso conhecer as necessidades dos consumidores, que valorizam aspectos como a qualidade dos alimentos, a agilidade na entrega, a praticidade, o preço competitivo, a preocupação com a sustentabilidade e a criatividade.

REFERÊNCIA BIBLIOGRÁFICA

MINISTÉRIO DA SAÚDE, SECRETARIA DE ATENÇÃO À SAÚDE, DEPARTAMENTO DE ATENÇÃO BÁSICA. Guia alimentar para a população brasileira. Brasília: Ministério da Saúde, 2014.

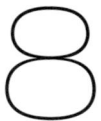

8

PLANO ALIMENTAR

KCAL	GRAMAS	PORÇÕES
R E F E I Ç Õ E S	A L I M E N T O S	Q U A N T I D A D E

PLANEJAMENTO DE CARDÁPIOS

Marilia Malzoni Marchi
Andrea Romero de Almeida

PLANO ALIMENTAR

KCAL	GRAMAS	PORÇÕES
REFEIÇÕES	ALIMENTOS	QUANTIDADE

▶ SUMÁRIO

CONTEXTUALIZAÇÃO HISTÓRICA

Na Paris do século XVIII, os segmentos profissionais ligados à preparação de alimentos para a venda ao público, como os *rôtisseurs* que preparavam assados ou os *vinaigriers* que preparavam vinagres, organizavam-se em confrarias, precedentes dos sindicatos. A confraria dos *tripiers* cozinhava tripas, vísceras e miúdos – os denominados *menus morceaux*, e ao fazer o pedido as pessoas diziam *menus morceaux* ou simplesmente *menus*, criando assim a palavra amplamente utilizada. A confraria dos *traiteurs*, os que tratavam com o cliente o que seria levado para casa, originalmente associada aos *tripiers*, separou-se deles (Barreto, 2000) e passou a fornecer comida pronta em casa ou em quartos de hotéis, a alugar aparelhagem de jantar e a preparar *buffets* para festas (Larousse, 2000 apud Freixa; Chaves, 2009).

Em 1765, o cozinheiro Boulanger, proprietário de uma taverna na rua Poulies, atual rua do Louvre, criou o termo *restaurant*. Ele servia caldos quentes à base de várias carnes, cebola e raízes nutritivas e os anunciava como restauradores, os *bouillons restaurants* (Franco, 2001). O sistema *à la carte*, longa lista de preparações individuais em que o cliente escolhe livremente, surgiu em 1782 no La Grande Taverne de Londres, do cozinheiro Antoine Beauvilliers. Situado à rua Richelieu, possuía pequenas mesas individuais e servia as refeições em horários fixos (Larousse, 2000 apud Freixa; Chaves, 2009).

Com a Revolução Francesa, os restaurantes proliferaram e o público se ampliou sobremaneira. Muitos dos *chefs* que serviam a aristocracia se empregaram em restaurantes ou abriram os próprios, passando assim a serem os principais responsáveis pela criação culinária. Dentro do espírito da época, eles democratizaram a *haute cuisine*, até então privilégio dos nobres (Franco, 2001). Os restaurantes se constituíam em ambientes limpos, tranquilos, espaçosos, com mesas individuais e bem decorados e, ao mesmo tempo, preocupavam-se em ser mais profissionais na cozinha e no serviço que os estabelecimentos já existentes: albergues, tavernas e *cabarets*. Também se diversificaram para atender a nova clientela que vinha das províncias, aprenderam a preparar pratos regionais e os incluíram em seus *menus* (Franco, 2001). Os hotéis, antes dos restaurantes, já utilizavam um *menu* da *table d'hôte*, uma lista com as preparações culinárias do dia a preço fixo (Barreto, 2000).

O *menu* é uma lista de preparações culinárias que compõem uma ou várias refeições e o cardápio ou carta é a lista de tudo que o restaurante oferece, podendo conter vários *menus* ou sugestões de refeições (Franco, 2001). O cardápio comercial é a alma do restaurante: tanto define a operação logística: quantos funcionários são necessários, qual seu nível de especialidade, quais equipamentos, quais fornecedores, quais quantidades e assim por diante quanto define o estilo de serviço e a apresentação dos pratos, além de direcionar a localização, o nome, a ambientação do espaço e os uniformes. Portanto, deve ser analisado sob vários pontos de vista (Silva, 2008).

Além da necessidade fisiológica da alimentação, comer satisfaz estados afetivos, uma vez que os sentidos são contemplados e passamos a um estado de bem-estar. No trabalho, a pausa para a refeição faz com que a mente se acalme e depois dela ganha-se disposição. Na vida social, a mesa é um agregador, integra as pessoas em situações familiares, de negócios, de amizades, de amor; por meio dela também se mostra o *status* social, as filosofias de vida e as crenças (Silva, 2008). Portanto, quando entramos em um restaurante, esperamos satisfazer nossos desejos físicos, psicológicos e sociais. E o cardápio, como ponto central, como reflexo da imagem do restaurante, deve satisfazer essa necessidade (Barreto, 2000).

As mudanças no modo de vida, os movimentos demográficos, a transformação das condições sociais e econômicas, e as inovações tecnológicas contribuem para modificar a gama de alimentos, o modo de prepará-los, a forma de consumi-los e o motivo pelo qual os preparamos (Contreras; Gracia, 2011).

A partir dos anos 1950, a entrada da mulher no mercado de trabalho acarretou o desenvolvimento da tecnologia de produtos que facilitam o preparo dos alimentos, como também a subordinação dos horários da alimentação aos horários do trabalho. A partir dos anos 1990, como consequência do processo de globalização, houve uma homogeneização nos campos econômico, ecológico e cultural. As novas tendências afetaram a composição, o horário e a frequência das refeições e também as regras à mesa, as formas de abastecimento, os tipos de produtos consumidos, a maneira de cozinhá-los e conservá-los, os investimentos e trabalhos associados às práticas alimentares (Contreras; Gracia, 2011).

Na restauração, a aceleração das práticas culinárias se materializa nos *fast-foods*, que integram a industrialização, a racionalização e a funcionalidade da alimentação, sendo uma refeição padrão quanto ao sabor e apresentação, servida muitas vezes em bandejas e consumida em locais indiferenciados e sem conforto (Boutaud, 2011, p. 1226). Nas grandes cidades as classes altas praticam em casa a cozinha do minuto e, em público, a alimentação como consumo cultural, enquanto as classes populares praticam em casa uma cozinha elaborada, pois saem pouco para comer fora (Contreras; Gracia, 2011). A comensalidade presente em todas as camadas sociais reveste-se em cada uma delas de ritualizações próprias. Não é apenas o que se come, mas também como se come (Fernandes, 1997).

O alimento moderno, que é industrializado, transformou-se em artefato misterioso. Seu consumo, ao mesmo tempo em que é tentador, diminui o tempo diário dedicado às tarefas culinárias, o que provoca um conflito no comensal. O alimento moderno é acusado de não conter substâncias nutritivas, estar carregado de corantes, pesticidas, aditivos e resíduos; motivo para que sejam valorizados, nas últimas décadas, os chamados produtos da terra, aqueles que são autênticos e tradicionais, favorecendo seu resgate como patrimônios culinários (Contreras; Gracia, 2011). Outro motivo para essa valorização é o interesse pelas cozinhas do mundo e a promoção de cozinhas regionais incentivadas pelo turismo mundial. Em torno da tradição são criadas novas receitas, novas formas de sociabilidade (Boutaud, 2011). Por fim, um terceiro motivo para a valorização dos produtos e cozinhas regionais é o fato de que, com a melhoria da qualidade de vida, os produtos baratos foram substituídos por produtos mais caros, mas de melhor qualidade. O consumo dos alimentos de base diminuiu, ao mesmo tempo em que um mercado de qualidade e especialidade se desenvolveu. Por exemplo, atualmente poucos se interessam pelo pão tradicional, de modo que o mercado de pães especiais se desenvolve cada vez mais, fazendo com que os padeiros criem inúmeras inovações (Fischler, 1995).

No final dos anos 1990 começaram a surgir movimentos de resgate dos patrimônios culinários, das cozinhas nacionais, tradicionais e regionais, por meio do cultivo de vegetais, criação de raças de animais, pratos tradicionais e produtos locais artesanais, que já não se faziam mais. Assim se desenvolve um novo mercado, o dos particularismos alimentares de caráter local, que formam um patrimônio cultural (Contreras; Gracia, 2011).

As necessidades e os desejos dos comensais modernos são diferentes daqueles do século XVIII. Se, por um lado, há uma homogeneização alimentar e, em reação, uma valorização dos patrimônios gastronômicos em decorrência da globalização, por outro, há uma variedade maior de público e de contextos em que este se alimenta.

LEIS DE PLANEJAMENTO DE CARDÁPIOS

Pedro Escudero, em 1937, elucidou as Leis da Alimentação e desde então elas são utilizadas para planejamento de uma alimentação saudável e aplicam-se também na elaboração de cardápios (Landabure, 1968).

- Lei da Quantidade: diz respeito ao total de calorias e nutrientes consumidos, ou seja, a quantidade dos alimentos deve ser suficiente e deve suprir as necessidades básicas de cada indivíduo, cuidando para que não haja nem excessos nem restrições nas dietas e/ou cardápios oferecidos, pois ambas as situações levariam a um prejuízo do organismo.
- Lei da Qualidade: refere-se a uma alimentação que contenha todos os grupos de alimentos que forneçam todos os nutrientes necessários para o bom funcionamento.
- Lei da Harmonia: os nutrientes devem ser distribuídos de forma proporcional, resultando em um equilíbrio.
- Lei da Adequação: os alimentos consumidos devem se adequar às necessidades do organismo, respeitando os ciclos de vida: infância, adolescência, adulto, idoso; o estado fisiológico e de saúde, as características biopsicossociais, como condições socioeconômicas e culturais.

Uma Unidade de Alimentação e Nutrição (UAN) normalmente oferece o serviço de refeição aos seus funcionários, conforme as recomendações do Programa de Alimentação do Trabalhador (PAT). Ao planejar o cardápio nesse tipo de instituição, deve-se analisar o tipo de clientela e seus principais hábitos alimentares; verificar o tipo de estrutura física da unidade e seus respectivos equipamentos, para que os itens propostos no cardápio possam realmente ser executados. Outro fator importante a ser considerado é a qualidade da mão de obra disponível, seu nível de treinamento e habilidades. Além, é claro, de se verificar a disponibilidade financeira e adequar o cardápio à proposta do restaurante.

Normalmente os cardápios nessas unidades seguem um padrão e são compostos pelos seguintes itens:

- Entradas: saladas variadas, sopas, embutidos.
- Preparação básica: arroz e feijão.
- Preparação proteica/principal: carnes, aves, pescados, ovos.
- Acompanhamentos: verduras, legumes, tortas, massas sem proteína.
- Sobremesas: doces ou frutas.
- Bebidas: sucos, preferencialmente naturais e sem adição de açúcar.

Observa-se que dentro de cada um desses itens pode-se obter uma grande variedade de combinações, que devem estar em harmonia com as características da clientela e sua adequação com a proposta do restaurante.

Philippi (2014) ressalta que, para a elaboração de um cardápio, deve-se preferir alimentos e/ou preparações que incluam vegetais, frutas e grãos integrais; diminuir o consumo de gorduras, dessa forma evitando preparações fritas e preferindo grelhados, salteados, refogados e assados; evitar preparações saturadas de açúcar, portanto, na escolha dos doces, dar preferência para aqueles com frutas e realizar testes para a diminuição da quantidade de açúcar utilizado; e valorizar o uso de alimentos e preparações regionais, que incentivam a culinária local e o uso de ingredientes sustentáveis.

Os cardápios de restaurantes, também denominados cardápios gastronômicos, diferentemente das UANs, serão adequados ao público ao qual se destinam e precisam ter coerência entre suas preparações; por exemplo, um restaurante italiano não deve ter no seu cardápio preparações de outro país. Deve-se considerar a distribuição dos pratos ao longo do cardápio, a variação das formas de cocção e apresentação dos pratos, a definição dos preços, custo, sazonalidade, ofertas do mercado concorrente e sempre pesquisar novas preparações.

Normalmente, os cardápios gastronômicos são compostos por:

- *Couvert*: variedade de pães ou torradas, embutidos, vegetais crus ou em conserva.
- Entradas: saladas ou legumes crus, sopas.
- Pratos principais: podem ser divididos por tipos de preparações: carnes, aves, peixes, massas, risotos, sanduíches, omeletes.
- Sobremesas: incluir uma variedade de doces típicos do restaurante e alguns doces tradicionais, além das frutas.
- Bebidas: água mineral com e sem gás, sucos, refrigerantes, bebidas alcoólicas, café, chá.
- Carta de vinho: ver Capítulo 27, "Vinho e gastronomia".

A tendência ao se preparar um cardápio é a de se colocar o maior número de opções disponíveis ao cliente. No entanto, estudos têm verificado os efeitos negativos do excesso de opções, pois causam desestímulo à decisão, diminuição da satisfação do cliente e aumento do arrependimento pós-compra. Esse efeito é conhecido como o paradoxo da escolha (Schwartz, 2007). Portanto, recomenda-se que cada categoria do cardápio tenha cerca de, no máximo, dez opções, pois as pessoas, quando não sabem o que escolher, optam normalmente por aquilo que já conhecem ou já consumiram anteriormente.

Atualmente, gastrônomos e nutricionistas devem trabalhar juntos na elaboração de preparações que possibilitem a utilização de diferentes formas de preparo dos alimentos. Atala e Dória (2008) apontam a tendência de que as preparações sejam apresentadas em suas inovadoras formas de utilização e, nesse contexto, definem a desconstrução e reconstrução das preparações. A desconstrução prevê a profunda intimidade com a preparação para conseguir remontá-la fora do contexto da sua origem tradicional. A reconstrução respeita os métodos tradicionais de preparo, porém apresenta uma receita clássica de uma nova maneira.

TIPOLOGIA DE RESTAURANTES

O produto restaurante, além de suprir as necessidades e desejos do público ao qual é destinado, também deve suprir as necessidades dos diferentes contextos. Fonseca (2009) identifica alguns tipos de estabelecimentos contemporâneos que se destinam à produção e à venda de alimentos com diferentes conceitos e composições: restaurante tradicional, internacional, gastronômico, de especialidade, de coletividade, típico, *fusion food, fast-food*, lanchonetes, *self-service*, grill, *brasserie*, choperia, *catering, buffet, rotisserie*, casa de chá, casa de suco, casa noturna, doçaria, sorveteria e *pub*. Além desses, a comida de rua se desenvolveu e se especializou, chegando ao conceito dos *food trucks*, espaço móvel que transporta e vende comida, podendo ser alimentos congelados, como sorvetes, ou preparados na hora, parecendo-se com um restaurante.

Assim, no cenário dos restaurantes é essencial que o produto tenha um conceito, uma ideia central que direcionará o projeto todo. Essa ideia central é o cardápio e seu desenvolvimento é baseado no tipo de comida que será servido e no público-alvo, de modo a nortear o nome do estabelecimento, o tipo de serviço, de ambiente, de uniformes. O tamanho do cardápio varia de acordo com a ocasião, podendo ser simples, refinado, variado, modesto e assim por diante. A ordem dos pratos, ao contrário, é predeterminada, tem origem nos banquetes romanos: entradas, saladas, sopas, ovos, massas, aves com legumes e guarnições, peixes e crustáceos com legumes e guarnições, carnes com legumes e guarnições, queijos, frutas e sobremesa. Essa ordem pode ser adaptada excluindo-se pratos. As sessões do cardápio, por sua vez, podem ser classificadas por região, ingredientes, hora do dia, deixando sempre as bebidas para o final (Silva, 2008).

Estilo e ambientação

A partir da definição do tipo de estabelecimento, é importante definir o estilo do restaurante. De acordo com o *Dicionário Michaelis*, "estilo" é o conjunto de traços formais que diferenciam e singularizam um determinado objeto, segundo o modo e a época em que foi criado ou produzido, como também um conjunto de características que singularizam a feição de um gosto, de um comportamento, de uma prática ou de um costume de um indivíduo ou de um grupo. Assim, os pratos são escolhidos dentro de um determinado tema e faixa de preço. Por exemplo, um restaurante típico italiano pode ser formal servindo pratos do norte, casual servindo pratos romanos e popular servindo pratos do sul. Os nomes deverão representar as cozinhas e os locais de origem, poderiam ser: Esplanade, Aroma e Vicolo San Giovanni. O Esplanade deve ser ambientado de forma minimalista, com mesas e cadeiras em madeira bambu, leves e claras, toalhas de linho brancas, serviço de peças de *design* e vista para um jardim interno, enquanto o Aroma deve ter mesas quase comunitárias, do lado da parede um grande banco com um espelho acima e a parede na cor vermelha decorada com fotografias em branco e preto da cidade. O Vicolo San Giovanni deve ter ambientação com lambri de pinos nas paredes, toalhas xadrez de vermelho e branco e paredes verdes.

Dondis (2007) nos diz que o ambiente e o modo como encaramos o mundo quase sempre afetam aquilo que é percebido, pois existe um sistema visual perceptivo e básico comum a todos os seres humanos. A sintaxe visual comporta uma disposição ordenada de partes, segundo forma e ordenação adequadas, tal como a linguagem escrita é um sistema criado para codificar, armazenar e decodificar informações.

Os dados visuais têm três níveis distintos: *input* visual – sistemas de símbolos que identificam organizações, direções e ações; material visual representacional – identificado no meio ambiente e reproduzido por meio da pintura, da escultura e do cinema; e a estrutura abstrata – capacidade humana de ver forma em tudo a sua volta, tanto no mundo natural quanto no intencional. Qualquer acontecimento visual é uma forma com conteúdo, que é influenciada por suas partes construtivas, que são:

- Cor: ligada às emoções, é usada para intensificar a informação, possui significados associativos e simbólicos.
- Tom: forma de descrever a luz, ideal para expressar a dimensionalidade do mundo.
- Textura: podem ser tácteis ou óticas, pois o significado se baseia naquilo que é visto.

- Escala: é uma relação, o grande só existe em relação ao pequeno, relacionar o tamanho com o significado é essencial na estruturação da mensagem visual.
- Dimensão: só existe no mundo real, é sentida por meio da visão estereóptica e binocular, a linha é usada para criar uma ilusão de realidade.
- Representação: pode ser detalhada ou estilizada, dependendo do objetivo; artistas e cientistas muitas vezes fazem registros para estudos, precisam ser realistas para que tenham valor de referência.

Portanto, por meio dos elementos estruturais da composição (cor, tom, textura, escala, dimensão, representação e perspectiva) que estão materializados no espaço do restaurante (tipo de construção, paredes, móveis e objetos) é possível transmitir a mensagem do cardápio, seu estilo, o sabor e o aspecto dos pratos.

Apresentação gráfica do cardápio

O estilo do cardápio deve dominar o produto restaurante; toda a comunicação (gráfica e espacial) deve falar a mesma língua, deve ter a mesma identidade. Mesmo estabelecimentos pequenos precisam de um projeto de identidade de visual, que compreende a criação de um nome, sua marca gráfica, papelaria, cardápio e aplicações necessárias, porque precisam se diferenciar da concorrência e também porque, por meio dessa identidade, pode-se criar um laço afetivo com o público (Wheeler, 2012).

Embora o cardápio seja a alma do restaurante e a primeira coisa a ser definida, não é a comida nem o serviço o primeiro motivo para o público frequentá-lo. Segundo Fonseca (2009), os principais motivos são: *status* social, ambiente, clima do local, cardápio, curiosidade e preço. Nota-se que as necessidades psicológicas vêm antes das físicas e de como o tipo de ambiente é determinante.

Sob o ponto de vista do marketing, o cardápio é um veículo de comunicação com o cliente, um auxiliar de vendas, que tem o objetivo de ajudar na escolha dos alimentos e bebidas. Por isso, é importante que seja claro e legível, que tenha uma forma gráfica original e que seja fácil de manusear. Deve despertar a atenção, apresentar variedade de pratos compatível com o público-alvo e seus nomes devem estar escritos corretamente em sequência lógica e explícitos com relação ao preço. Por meio da avaliação do cardápio, seu papel, sua impressão, suas ilustrações, o cliente escolhe o prato (Barreto, 2000).

A descrição dos pratos no caso de restaurantes populares deve ser pouca e direta; em restaurantes casuais, pequena e rápida, e nos restaurantes formais, extensa sobre o preparo, ingredientes e origem do prato (Silva, 2008). Normalmente os cardápios são impressos em papel com textos, fotografias e/ou ilustrações. Podem estar encadernados com capa de couro e com sistemas de fixação das páginas que facilitem a sua troca, possibilitando que o próprio restaurante imprima e troque os *menus* com bastante frequência, como é o caso dos restaurantes gastronômicos.

Um grande diferenciador é o fato de as páginas estarem dentro de plásticos, o que não é refinado. As cadeias de restaurantes trocam seus *menus* e preços a partir de uma matriz e, como têm necessidade de muitas unidades, normalmente utilizam o sistema de impressão *off-set* a quatro cores, que possibilita o uso de fotografias e vernizes sobre papéis encorpados. O uso excessivo de fotografias dos pratos denota um restaurante popular, enquanto o uso de ilustrações denota refinamento. Os vernizes, foscos ou brilhantes, auxiliam na higiene e durabilidade. Os cardápios também podem ter formatos ou usar materiais diferenciados: estar montados sobre molduras de quadros ou ser impressos em chapas rígidas, como madeira ou acrílico. A escolha dos materiais e formas de impressão está relacionada ao número de pessoas que se pretende servir. A relação do tamanho do cardápio e da mão humana é muito importante, ele deve ser fácil de manusear.

Além do *menu* da *table d'hôte* (menu fixo) e do cardápio impresso, também é preciso ter a lista dos pratos e seus preços afixados à porta do restaurante, o que pode ser feito de várias maneiras: colocando-se o cardápio impresso dentro de uma caixa protetora, apoiado sobre pedestal ou objeto decorativo, em painel com suporte. Os cardápios virtuais, que são apresentados aos clientes por meio de dispositivos eletrônicos, começam a ganhar espaço, pois possibilitam a colocação de muitas informações sobre os ingredientes, os pratos e a forma de preparo. Como visto, existem muitos formatos para um cardápio, mas o importante é que contenha o conceito do projeto, que seja uma peça dentro de um sistema único de comunicação.

REFERÊNCIAS BIBLIOGRÁFICAS

ATALA, A.; DÓRIA, C.A. *Com unhas, dentes & cuca*: prática culinária e papo-cabeça ao alcance de todos. 2. ed. São Paulo: Editora Senac, 2008. 352p.

BARRETO, R.L.P. *Passaporte para o sabor*: tecnologia para elaboração de cardápios. São Paulo: Editora Senac, 2000.

BOUTAUD, J.J. Comensalidade: compartilhar a mesa. In: MONTANDON, A. *O livro da hospitalidade*: acolhida do estrangeiro na história e nas culturas. São Paulo: Editora Senac, 2011, p. 1213-1230.

CONTRERAS, G.; GRACIA, M. *Alimentação, sociedade e cultura*. Tradução de Mayra Fonseca e Barbara Aric Guidall. Rio de Janeiro: Editora Fiocruz, 2011.

Dicionário Michaelis On-line. Disponível em: <http://michaelis.uol.com.br/busca?r=0&f=0&t=0&palavra=estilo>. Acesso em: 7 ago. 2016.

DONDIS, D.A. *Sintaxe da linguagem visual*. Tradução de Jefferson Luiz Camargo. 3. ed. São Paulo: Martins Fontes, 2007.

FERNANDES, A.T. Ritualização da comensalidade. *Revista da Faculdade de Letras*, Universidade do Porto. Sociologia. I Série, vol. VII, Porto: 1997. Disponível em: <http://ler.letras.up.pt/uploads/ficheiros/1412.pdf>. Acesso em: 02 jul. 2014.

FISCHLER, C. *El (h) omnívoro*. Barcelona: Editora Anagrama, 1995.

FONSECA, M.T. *Tecnologias gerencias de restaurantes*. 5. ed. São Paulo: Editora Senac, 2009.

FREIXA, D.; CHAVES, G. *Gastronomia no Brasil e no mundo*. Rio de Janeiro: Senac Nacional, 2009.

FRANCO, A. *De caçador a gourmet*: uma história da gastronomia. São Paulo: Editora Senac, 2001.

LANDABURE, P.B. Pedro Escudero: his thoughts, his doctrine and his works. *Prensa Med Argent*, v.55(41), p.1983-1989, 1968.

PHILIPPI, S.T. *Nutrição e técnica dietética*. 3. ed. Barueri: Manole, 2014.

SCHWARTZ, B. *O paradoxo da escolha*: por que mais é menos. São Paulo: A Girafa Editora, 2007.

SILVA, S.M.C.S.; MARTINEZ, S. *Cardápio*: guia prático para a elaboração. 2. ed. São Paulo: Roca, 2008.

WHEELER, A. *Design de identidade da marca*: guia essencial para toda a equipe de gestão de marcas. 3. ed. Porto Alegre: Bookman, 2012.

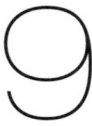

9

PLANO ALIMENTAR

REFEIÇÕES	ALIMENTOS	QUANTIDADE
KCAL	GRAMAS	PORÇÕES

MODELOS DE CARDÁPIO

Andrea Carvalheiro Guerra Matias
Andrea Romero de Almeida

PLANO ALIMENTAR

KCAL	GRAMAS	PORÇÕES

► SUMÁRIO

O termo modelo vem do italiano *módello*, derivado do latim *modellus*, sendo o diminutivo de *modus*, que representa medida. Via de regra, modelo é o formato ideal, tendo por finalidade a concepção de outros como ele. Pode-se dizer que um modelo é bom quando funciona para os fins propostos (Japiassu, 1989).

Cardápio ou menu pode ser definido como o conjunto de preparações apresentado em uma refeição, ou mesmo em todas as refeições de um dia ou período (Philippi; Aquino; Leal, 2015; Abreu; Spinelli; Pinto, 2016). O cardápio para uma das refeições do dia atende estabelecimentos comerciais em geral, e o cardápio diário, em especial estabelecimentos de saúde, centros educacionais e unidades de alimentação e nutrição empresariais (Quadro 1).

No entanto, neste capítulo sobre modelos de cardápios, quando nos referimos a modelo de cardápio não se pretende propor padrões rígidos de execução, mas sugerir formatos que fomentem os cardápios sob diferentes argumentos e finalidades.

Entre as diferentes finalidades, o cardápio visa orientar o processo produtivo do estabelecimento produtor de refeições, sendo a partir desse dimensionados os recursos materiais e humanos, o controle de custos e o planejamento de compras. O cardápio também representa um instrumento de visibilidade e promoção do estabelecimento, pois é apresentado antes do consumo, e por meio dele o cliente define suas escolhas alimentares (Abreu; Spinelli; Pinto, 2016).

QUADRO 1 – Exemplos de cardápios para uma refeição e cardápios diários

Refeição única	Cardápio diário
Restaurantes *à la carte* Restaurantes *self-service* Lanchonetes Cafeterias Bistrôs	Instituições de ensino Creches Unidades hospitalares Asilos Unidades produtoras de refeições (em empresas que funcionam 24 horas) Quartéis

A definição dos itens alimentares e preparações culinárias que vão compor o cardápio envolve elementos de ordem técnico-científica, afetiva, cultural, econômica e política, que acumulam conhecimentos de diferentes áreas, como: Nutrição, Gastronomia, Economia, Administração, Marketing e Antropologia.

Para a construção ou o planejamento de cardápios é necessário conhecer o perfil e as necessidades de quem se destinam. Nesse contexto, temos a figura do cliente, que pode ser o frequentador de um estabelecimento comercial, hóspede de hotel, beneficiário de uma empresa, passageiro de navio ou avião, estudante de um centro educacional ou paciente de um hospital ou unidade de saúde. Em todos os casos, é imprescindível que sejam observadas as necessidades de cada público de forma individualizada.

Para que haja aceitabilidade do cardápio é importante observar a combinação das preparações que devem ser harmônicas entre si, oferecer uma variedade de cor e técnicas de cocção, sabores de alimentos contrastantes, texturas diferentes e temperaturas adequadas.

Também deve ser observado o tipo e a localização do restaurante para adequar o menu às diferentes clientelas. E diante da possibilidade de diversificação de cardápios por públicos tão diferenciados, uma alternativa viável é investir na diversificação para atender grupos especiais como pessoas *gourmets*, apreciadores dos prazeres gastronômicos, assim como aqueles que possuem alergia alimentar, intolerância a lactose, vegetarianos, veganos e pessoas que preferem consumir alimentos orgânicos. Para isso, estude, pesquise e consulte esses temas e planeje cardápios criativos e diferenciados para todos os tipos de público.

Esse estudo e pesquisa mercadológica deve abranger dados da população como gênero, idade, estado de saúde, biótipo, prática de atividade física, tempo disponível para a refeição e até mesmo a religião, pois o conjunto de todos esses dados é importante no planejamento do cardápio.

ATENÇÃO ÀS NECESSIDADES ALIMENTARES E NUTRICIONAIS

Os cardápios voltados para a atenção às necessidades nutricionais comumente estão inseridos no formato de cardápio diário e nesse caso é também atribuído o termo dieta. A palavra dieta, do grego *díaita*, significa "maneira de viver", sendo seu conceito e utilização modificados ao longo do tempo. Phillippi, em 1999, utilizou o termo dieta para definir uma alimentação adequada, que atende às necessidades nutricionais dos indivíduos (Philippi; Aquino; Leal, 2015).

Para a elaboração do cardápio com vistas a atender às necessidades nutricionais, deve-se levar em consideração grupos de indivíduos que compartilham necessidades nutricionais semelhantes, como escolares, idosos, trabalhadores e esportistas.

No que diz respeito às metas de energia e nutrientes, em função da ausência de estudos que estabelecem recomendações nutricionais específicas para a população brasileira, são utilizados valores de referência de órgãos internacionais. Para energia são amplamente utilizadas as recomendações propostas pela Organização das Nações Unidas para a Agricultura e Alimentação (FAO, Food and Agriculture Organization) (FAO, 2011), e as *Dietary Reference Intakes* (DRI), do Institute of Medicine (IOM, 2000). No Quadro 2 é apresentada a distribuição diária dos macronutrientes, segundo a energia.

Considerando os intervalos apresentados no Quadro 2, são calculadas as quantidades de energia para cada macronutriente e na sequência, por meio dos valores de Atwater (carboidratos 4 kcal/g; proteínas – 4 kcal/g; e lipídios – 9 kcal/g), serão obtidas as quantidades dos macronutrientes em gramas. Apresentamos exemplo desse cálculo na Figura 1 e para esse capítulo utilizaremos um cardápio de 2.000 kcal.

QUADRO 2 – Distribuição percentual diária dos macronutrientes proteína, carboidratos e lipídios, segundo a energia para adultos

Macronutrientes	IOM (2002)	FAO (2004)
	%	%
Proteínas	10-35	10-15
Carboidratos	45-65	55-75
Lipídios	20-35	15-30

FAO: Food and Agriculture Organization; IOM: Institute of Medicine.

Cálculo para carboidratos

Menor intervalo = (2.000 × 45)/100

Menor intervalo = 900 kcal

Maior intervalo = (2.000 × 65)/100

Maior intervalo= 1.300 kcal

Aplicação dos valores de Atwater – (4 kcal/g de carboidratos)

900/4 = 225 g   1.300/4 = 325 g

Para um cardápio de 2.000 kcal, os intervalos de energia e gramas para carboidratos são
900 kcal a 1.300 kcal e 225 g a 325 g

FIGURA 1 – Exemplo do cálculo do intervalo energético e quantidade em gramas de carboidratos para um cardápio de 2.000 kcal.

A energia diária deverá ser distribuída ao longo do dia de forma fracionada em refeições. Esse fracionamento deve ser de 4 a 6 refeições, sendo as principais: café da manhã, almoço e jantar, e três lanches intermediários. Para as refeições principais, recomenda-se distribuição energética percentual de 15 a 35% do valor energético total diário (VCT) e para as refeições intermediárias de 5 a 15% (Philippi; Aquino; Leal, 2015).

Diferentes fontes alimentares vão atender à oferta dos diferentes macronutrientes no cardápio, e a qualidade dessa oferta é inerente à adequada escolha dos ingredientes que comporão as refeições ao longo do dia.

Atendendo a essas premissas, o cardápio também pode contemplar o ajuste das refeições ao longo do dia, segundo os diferentes grupos de alimento. Para tanto, pode-se utilizar como ferramenta a pirâmide alimentar adaptada para a população brasileira, que justamente teve por objetivo transformar e reunir os conhecimentos científicos sobre a ingestão de alimentos habituais e tradicionais desse grupo, por meio de inclusões e modificações a partir da proposta do guia alimentar americano (Philippi; Latterza; Cruz, 1999). Posteriormente, em função da modificação da recomendação energética média diária da população brasileira, para 2.000 kcal, pela Agência Nacional de Vigilância Sanitária (Anvisa), em 2005, foram sugeridas modificações à pirâmide original (Philippi, 2014b).

A pirâmide está dividida em oito grupos e quatro níveis. Os grupos com as respectivas propostas de valores energéticos e número de porções para um cardápio de 2.000 kcal são apresentados no Quadro 3.

ASPECTOS CULTURAIS E MERCADOLÓGICOS

O sucesso de um restaurante em grande parte é creditado ao cardápio que apresenta, também denominado menu. Esse instrumento tem por finalidade informar ao cliente as opções disponíveis para consumo, bem como representa um espaço de informações e publicidade do restaurante.

Nesses estabelecimentos, é usual a apresentação do cardápio com nomes fantasia das preparações culinárias.

A cultura é uma rede de sistemas entrelaçados de símbolos interpretáveis e deve ser analisada pela interpretação contextual dos significados e das ações sociais (Silva et al., 2010). Deve-se observar o local onde esse restaurante está inserido, os hábitos culturais das pessoas que frequentam, os fatores socioeconômicos, pois essas questões vão influenciar nas escolhas dos alimentos a serem selecionados e incluídos nesse cardápio.

Pensando de forma mercadológica, deve-se atentar em quatro pontos fundamentais, que devem ser: o **cliente**: é necessário estudar os desejos e necessidades do seu consumidor; compreender o **custo** para satisfazer

QUADRO 3 – Número de porções por grupos alimentares, segundo valor energético aproximado de uma dieta de 2.000 kcal

Grupos da pirâmide	Energia	Porções
Arroz, pão, massa, batata, mandioca	150	6
Verduras e legumes	15	3
Frutas	70	3
Leite, queijo, iogurte	120	3
Carnes e ovos	190	1
Feijões e oleaginosas	55	1
Óleos de gorduras	73	1
Açúcares e doces	110	1

essa vontade; pensar na **conveniência** que o produto vai oferecer ao cliente e como vai realizar essa **comunicação** a esse cliente (Amaral, 2000). A adoção de estratégias de marketing que observem esses pontos é importante para que o cardápio tenha maior aceitação e adequação.

Particularmente, quando a intenção se volta para a proposta de cardápios com atenção a aspectos de saudabilidade, é possível utilizar o conceito de "escolhas inteligentes", utilizando-se de frutas, verduras, legumes e grãos integrais sempre que possível nas preparações; e queijos, iogurtes, leite, desnatados e derivados com o menor teor de gordura possível. Diminuir o uso de gorduras, principalmente manteiga e creme de leite, sempre que possível, substituindo por óleos vegetais, preferencialmente o azeite de oliva; diminuir a quantidade de sal e açúcar nas preparações. As formas de cocção devem ser preferencialmente grelhadas, assadas, refogadas ou cozidas, evitando-se as frituras de imersão (Philippi, 2014a, 2014b).

COMPOSIÇÃO DO CARDÁPIO

Como composição de um cardápio serão considerados os itens: entrada, preparação ou prato principal, acompanhamento e sobremesa. Esses componentes variam em função dos costumes de um país e até mesmo por características regionais, tipos de estabelecimento e tipos de serviço. De modo geral, para a formulação de cardápios, tanto voltados para coletividades como para estabelecimentos comerciais (Quadro 1), as escolhas dos ingredientes e preparações culinárias devem atender a especificações que caracterizem cada um desses componentes.

A entrada, também chamada *couvert*, representa alimentos ou preparações em pequenas porções que antecedem o prato principal. Pode ser quente ou fria, representada por saladas, sopas, caldos, antepastos, pães, torradas e tira-gostos.

Como preparação ou prato principal, em geral, são considerados os pratos proteicos, e em estabelecimentos institucionais, como escolas, hospitais e restaurantes empresariais, prato principal e prato proteico são tratados como sinônimos. As carnes de diferentes procedências (bovina, suína, aves e pescados) constituem os principais representantes do prato principal. No entanto, também podem ser representados por carnes, massas e risotos, entre outras preparações.

O acompanhamento, também denominado guarnição, como o próprio nome sugere, acompanha o prato principal. A guarnição tem por finalidade, entre outros objetivos, realçar texturas, adicionar sabor, colorido, consistências, bem como caráter estético.

No Brasil, o prato base é representado pelo arroz e feijão por representar um hábito nacional e ser muito bem aceito pela maioria da população.

As bebidas, no almoço e jantar, têm como intuito colaborar com a adequada deglutição dos alimentos e harmonizam com as demais preparações culinárias. São utilizados água, sucos, refrigerantes ou bebidas alcoólicas.

A sobremesa representa um alimento ou preparação que traz o elemento da doçura ou das frutas para a refeição. Pode ser representada por frutas da estação com ou sem acompanhamentos, ou preparações doces, como bolos, pudins, tortas, sorvetes e mousses, entre muitas outras opções.

RECEITUÁRIO-PADRÃO E FICHAS TÉCNICAS

Para o planejamento do menu de um restaurante, recomenda-se que se realize um inventário extenso das principais receitas culinárias que poderiam ser incluídas, com as técnicas dietéticas a serem recomendadas e manter essas receitas em modelo de ficha técnica para consultas, quando necessário.

São objetivos da ficha técnica tornar a receita reprodutível independentemente do manipulador; economia de tempo de preparo; controle de insumo; e garantir qualidade no produto final.

Independentemente do tipo de cardápio, fichas técnicas são instrumentos que auxiliam na elaboração do cardápio e operacionalização das preparações. Ao conjunto de fichas técnicas denomina-se receituário-padrão.

As receitas devem apresentar nome fantasia e nome técnico, para a descrição da preparação e a identificação dos principais ingredientes.

A lista de ingredientes deve ser detalhada na ordem em que os alimentos serão utilizados na preparação, com respectivas quantidades em medidas usuais de consumo também conhecidas como medidas caseiras e padronizadas. Deve-se discriminar as especificações de técnicas dietéticas necessárias: alada, picada, espremida e outras.

Também é recomendável a apresentação de uma listagem prévia dos utensílios e equipamentos, com descrição de capacidade e tamanho.

Especial atenção deve estar voltada para a descrição do modo de preparo, que pode ser escrito em modo impessoal (infinitivo) (p. ex., cortar) ou imperativo (p. ex., corte).

Também podem ser apresentados o tempo de pré-preparo e preparo, temperaturas e tipo de cocção ou cozimento (fogo baixo, alto ou médio, temperatura do forno), bem como rendimento (número de porções), informações de custo, valor nutritivo e grau de dificuldade (fácil, médio ou difícil).

Muito útil é a organização das fichas segundo tipo de componente a fim de facilitar o planejamento de futuros cardápios e/ou modificações.

A Figura 2 apresenta um exemplo de ficha técnica.

MODELO DE CARDÁPIO PARA RESTAURANTE EMPRESARIAL

A composição do cardápio dependerá do contrato jurídico estabelecido entre as empresas, que estará de acordo com o padrão que a empresa quer servir e o tipo de clientela. Normalmente nesse contrato são especificados todos os detalhes, como o número de saladas a serem servidas, os tipos e qualidades de carne, sobremesa à base de frutas ou doce, água, suco ou refrigerante, quantidades em gramas de todas as porções e todos os detalhes necessários para a manutenção adequada do padrão de qualidade estabelecido.

MODELO DE CARDÁPIO HOSPITALAR

A composição do cardápio deverá considerar as recomendações e as necessidades dietéticas dos pacientes, com adequações de consistência e nutrientes quando for o caso. Segundo Anastácio (2012), as dietas podem ser classificadas em:

FICHA TÉCNICA	
Nome da receita (fantasia):	Foto
Descrição:	
Componente do cardápio/categoria:	

Ingredientes:	g/mL	Medida padronizada

Modo de preparo		

Tempo de pré-preparo:	Valor nutritivo
Tempo de preparo:	Energia (kcal):
Grau de dificuldade:	Carboidratos (g):
( ) Fácil ( ) Médio ( ) Difícil	Proteínas (g):
Peso por porção:	Gorduras totais (g):
Rendimento:	Gorduras saturadas (g):
	Gorduras trans (g):
Custo total:	Fibra (g):
Custo por porção:	Sódio (g)
Comentários	

FIGURA 2 – Modelo de ficha técnica.

- Dieta geral: é indicada para pessoa que não necessita de nenhuma alteração específica dietoterápica. Características: sem alterações de consistência e de nutrientes. Indicada para pacientes sem nenhuma restrição de nutrientes ou consistência.

- Dieta branda: normalmente indicada para pacientes com dificuldades de digestão, mastigação ou deglutição e no pós-operatório. Apresenta todos os alimentos abrandados por cocção ou por ação mecânica (picados), dessa forma facilitando o trabalho do sistema digestório. Sem alteração de nutrientes. Restrições: sem alimentos crus, alimentos que fermentam (p. ex., repolho), doces concentrados, frituras, leguminosas (somente caldo), embutidos, conservas, enlatados e condimentos fortes.

- Dieta pastosa: é indicada para pacientes com maiores dificuldades de digestão, mastigação ou deglutição, pacientes neurológicos. Apresenta os alimentos abrandados por cocção ou por ação mecânica (picados, ralados, desfiados). Tem alimentos bem cozidos e de fácil mastigação. Sem alteração de nutrientes. Utilizam-se alimentos em forma de purês, carnes desfiadas e massas bem cozidas. Restrições: sem alimentos crus, alimentos que fermentam (p. ex., repolho), doces concentrados,

QUADRO 4 – Modelo de cardápios institucionais: padrões básico, intermediário e superior

Componente do cardápio	Padrão		
	Básico	Intermediário	Superior
Salada I	Alface com tomate	Agrião	Salada Ceasar
Salada II	Beterraba com cenoura	Rúcula	Antepasto de berinjela
Salada III	–	–	Mix de folhas verdes
Prato principal I	Filé de frango grelhado	Contrafilé ao molho de ervas	Filé mignon à parmegiana
Prato principal II	Omelete mista	Moqueca de peixe	Sobrecoxa recheada
Prato principal III	–	–	Camarão na moranga
Guarnição I	Brócolis ao alho e azeite	Batata gratinada	Palmito gratinado
Guarnição II	–	Ervilha e milho	Aspargo na manteiga
Prato base	Arroz e feijão	Arroz e feijão	Arroz e feijão
Sobremesa I	Maçã	Salada de frutas	Uva verde
Sobremesa II	Gelatina	Torta de morango	Pudim de leite
Sobremesa III	–	–	Sorvete
Bebida	Suco de caju	Suco de laranja	Suco de uva

frituras, leguminosas (somente caldo), embutidos, conservas, enlatados e condimentos fortes.

- Dieta líquida: proporciona mínimo trabalho do sistema digestório, apresenta alimentos de consistência líquida como leite, iogurte, mingau, vitaminas, sucos, sopas e gelatina (Anastácio, 2012).

Observa-se que com o mesmo cardápio deverão ser realizadas adaptações de consistência para diferentes tipos de dieta.

QUADRO 5 – Alterações na composição das dietas geral, branda, pastosa e líquida, conforme composição e consistência

Refeições	Geral	Branda	Pastosa	Líquida
Café da manhã	Café com leite Fruta Pão integral com queijo branco	Café com leite Fruta cozida Pão com queijo branco	Café com leite Fruta amassada Pão com queijo branco	Café com leite Mingau Gelatina
Lanche da manhã	Fruta	Fruta cozida	Fruta cozida e amassada	Suco
Almoço	Salada Arroz Feijão Frango assado Legumes cozidos Suco Fruta	Arroz Caldo de feijão Frango cozido Legumes cozidos Suco Fruta cozida	Arroz pastoso Caldo de feijão Frango desfiado Purê de legumes Suco Fruta cozida e amassada	Canja Suco Gelatina
Lanche da tarde	Fruta	Fruta cozida	Fruta cozida e amassada	Suco
Jantar	Sopa de legumes Arroz Carne assada Legumes cozidos	Sopa de legumes Arroz Carne cozida picada Suco Pudim	Sopa de legumes Arroz pastoso Carne moída Purê de legumes Suco Pudim	Sopa de legumes com carne Suco Gelatina
Lanche da noite	Chá ou suco Bolacha	Chá ou suco Bolacha	Chá ou suco Bolacha	Iogurte Gelatina

RESTAURANTE COMERCIAL *À LA CARTE*

Em restaurantes comerciais *à la carte*, do ponto de vista do marketing, o cardápio é um importante instrumento de comunicação com o cliente, com o objetivo de auxiliar na escolha dos produtos a serem consumidos (Barreto, 2000). Representa o cartão de visitas do local e idealmente deve ser conciso e atraente (Silva; Martinez, 2008).

Esses estabelecimentos apresentam múltiplas propostas e conceitos, como restaurante tradicional, internacional, de especialidade, típico, lanchonete, *fast-food* e *buffet*, entre outros (Fonseca, 1999), e o tamanho e as características do cardápio variam em função do público-alvo e padrão do estabelecimento, podendo ser simples, modesto ou refinado.

Em geral, apresentam como componentes de cardápio: *couvert* (entradas), pratos principais, sobremesas e bebidas, que devem estar separados por grupos; como entradas quentes e frias; prato principal dividido por carnes, aves, peixes e massas; e acompanhamentos (guarnições) além daqueles sugeridos para os pratos principais.

RESTAURANTE *SELF-SERVICE*

O sistema de autosserviço, autoatendimento ou, em inglês, *self-service*, vem sendo adotado com sucesso por diversos estabelecimentos, e é frequente especialmente em regiões comerciais no horário do almoço. Em expressiva parte desses restaurantes, o cliente pesa o prato e paga o preço correspondente ao quilo.

As preparações são geralmente separadas em *buffet* de pratos frios e pratos quentes, com área delimitada para saladas e sobremesas no início ou final do balcão de distribuição.

Recomenda-se que todas as preparações estejam identificadas com nome para melhor compreensão do cliente. Devem ser agregadas informações que orientem o consumidor: valor calórico, bem como informações nutricionais complementares, como baixo teor de gordura ou sódio. Freire et al. (2008) sugerem um máximo de 24 preparações para restaurantes de até 300 refeições ao dia.

QUADRO 6 – Modelo de cardápio para restaurante *self-service* (cardápio com 16 opções)

Buffet de pratos frios	
Nome fantasia	**Descrição**
Salada simples 1	Alface
Salada simples 2	Rúcula
Chicken salad	Alface americana, frango, queijo parmesão
Salada caprese	Tomate com muçarela de búfala e manjericão
Salada turca	Feijão branco, tomate, azeitonas pretas e hortelã
Caponata de berinjela	Berinjela, cebola, salsão, alho-poró, azeitonas
Batata bolinha real	Batata bolinha, queijo prato, cebola, uva-passa
Salada Waldorf	Maçã verde, salsichão, creme de leite fresco e maionese
Buffet de pratos quentes	
Nome fantasia	**Descrição**
Frango *à l'orange*	Coxa e sobrecoxa ao vinho branco e suco de laranja
Contra à piemontesa	Contra-filé grelhado ao molho roti
Moqueca de peixe	Filé ou postas de peixe, cebola, pimentões, azeitonas e leite de coco ao forno
Arroz à milanesa	Arroz com açafrão, manteiga, creme de leite e queijo ralado
Capeletti à romanesca	Capeletti ao molho branco, ervilhas, champignon, presunto em cubos e queijo ralado
Legumes gratinados	Abobrinha, cenoura e batata
Tomates grelhados	Tomates com azeite, sal e pimenta-do-reino assados
Purê de batata com cebola	Batatas, cebolas, creme de leite e sal

CONSIDERAÇÕES FINAIS

Nos diferentes modelos de cardápio observaram-se as diferentes técnicas dietéticas empregadas, lembrando que devem ser monitoradas as atuais tendências gastronômicas e as eventuais necessidades do público, local e estratégias de marketing para obtenção dos melhores resultados e sabores.

REFERÊNCIAS BIBLIOGRÁFICAS

AMARAL, S. A. Os 4Ps do composto de marketing na literatura de Ciência da Informação. *Transinformação* [on-line], v.12(2), p. 51-60, 2000. Disponível em: <http://dx.doi.org/10.1590/S0103-37862000000200004>.

ANASTACIO, N. et al. *Manual de dietas hospitalares*. Coleção Protocolos HMEC 2012: Hospital Municipal e Maternidade Escola Dr. Mário de Moraes Altenfelder Silva. 4. ed. São Paulo, 2012.

ATWATER, W.O.; WOODS, C.D. The chemical composition of American food materials. *Farmers' Bulletin*, n.28. Washington, US. Departament of Agriculture, 1896.

ABREU, E.S.; SPINELLI, M.G.N.S.; PINTO, A.M.S. *Gestão de unidades de alimentação e Nutrição; um modo de fazer*. 6. ed. São Paulo: Editora Metha, 2016. 400 p.

FAO – FOOD AND AGRICULTURE ORGANIZATION. Human energy requirements. *Report of a joint FAO/WHO/UNU Expert Consultation*. Rome, Food and Agriculture Organization, 2011.

FREIRE, R.B.M. et al. Cardápios comerciais. In: SILVA, S.M.C.; MARTINEZ, S. *Cardápio*: guia prático para elaboração. 2. ed. São Paulo, Roca, 2008. 279p.

IOM – INSTITUTE OF MEDICINE. *Dietary reference intakes*: applications in dietary assessment. Washington: Institute of Medicine, 2000. 306p.

JAPIASSU, H.; MARCONDES, D. *Pequeno dicionário de filosofia*. São Paulo: Jorge Zahar, 1989.

PHILIPPI, S.T. *Nutrição e técnica dietética*. 3. ed. Barueri: Manole, 2014a.

PHILIPPI, S.T. *Pirâmide dos alimentos*: fundamentos básicos da nutrição. 2. ed. Barueri: Manole, 2014b.

PHILIPPI, S.T.; AQUINO, R.C.; LEAL, G.V.S. Planejamento dietético: princípios, conceitos e ferramentas. In: PHILIPPI, S.T.; AQUINO, R.C. *Dietética*: princípios para o planejamento de uma alimentação saudável. Barueri: Manole, 2015. 540 p.

PHILIPPI, S.T. et al. Pirâmide adaptada: guia para a escolha de alimentos. *Revista de Nutrição*, Campinas, v.12(1), p.65-80, 1999.

SILVA, J.K. et al. Alimentação e cultura como campo científico no Brasil. *Physis*, Rio de Janeiro, v. 20(2), p.413-442, 2010. Disponível em: <http://www.scielo.br/scielo.php?script=sci_arttext&pid=S0103-73312010000200005&lng=en&nrm=iso>. Acesso em: 10 set. 2016.

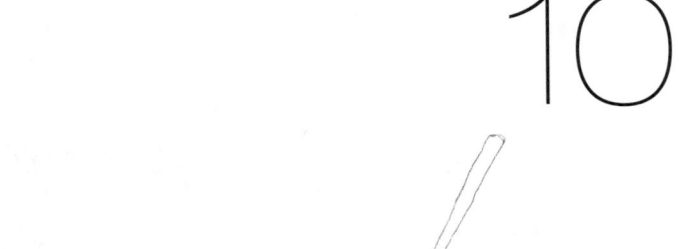

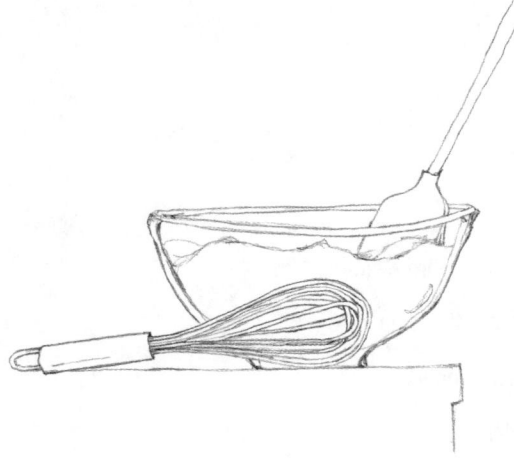

PLANEJAMENTO E ORGANIZAÇÃO DE EVENTOS GASTRONÔMICOS

Camila de Meirelles Landi
William Ladeia de Carvalho

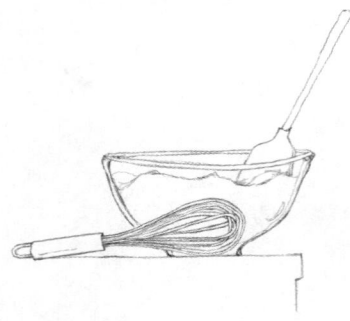

► SUMÁRIO

Organizar um evento é como fazer parte de uma orquestra, onde cada detalhe, cada fase de sua organização, deve ser minuciosamente estudado e planejado, resultando desse conjunto o sucesso que se espera: cliente satisfeito.

ZANELLA, 2008

Desde os primórdios, os encontros sociais e comerciais costumeiramente ocorreram em torno de uma mesa, demonstrando assim a importância da alimentação em reuniões e acontecimentos. O alimento sempre esteve presente nos momentos em que o homem teve a necessidade de se unir a outros para realizar negócios, compartilhar conhecimentos, confraternizar e, sobretudo, comemorar. Além de ser uma condição de manutenção da vida e da saúde, o alimento é um elemento primordial nesses encontros, chamados atualmente de "eventos".

BREVE HISTÓRICO SOBRE EVENTOS

A promoção de eventos como instrumento de negócio nasce na década de 1950, em razão da necessidade de promover e divulgar acontecimentos advindos da revolução industrial brasileira. Com esse objetivo, as grandes empresas deram início à realização de exposições e mostras que divulgavam suas produções.

Rapidamente, outras áreas incorporaram a ideia, em especial a de publicidade e propaganda, com departamentos específicos para cuidar dos eventos empresariais. Esses eventos aproximam mais o público dos consumidores, criam laços, estreitam relacionamentos e, dessa forma, outras áreas da hospitalidade, como gastronomia, hotelaria, lazer e turismo, absorvem a ideia para dar início então a uma série de eventos ligados ao turismo, por meio de festas comemorativas, congressos, encontros técnico-científicos, o que também beneficia o setor hoteleiro (Senac, 2011).

Atualmente, os eventos se fazem presentes em nosso cotidiano e têm um grande poder de atuação em todos os ramos de atividades. São visíveis em reuniões, festas, *shows* e feiras, entre outros. Sem dúvidas, conquistaram o respeito mercadológico como importante ferramenta de marketing e relacionamento (Kotler; Armstrong, 1999).

Porém, torna-se importante considerar que esses acontecimentos, chamados de eventos, demandam muito trabalho em equipe, planejamento e o envolvimento de muitas pessoas em sua organização. A grande maioria deles envolve diretamente a área da hospitalidade pela necessidade de fornecer a alimentação e a hospedagem.

Considerado como uma "mola propulsora da economia", hoje em dia os eventos são também uma forma de "resgatar" e "estreitar" laços sociais e profissionais, com a troca de conceitos, ideias e conhecimentos entre grupos. O principal objetivo deste capítulo é tratar da Gastronomia nos eventos em todas as suas vertentes, sejam elas comerciais, culturais, científicas, religiosas, esportivas e, sobretudo, sociais.

CLASSIFICAÇÃO E TIPOLOGIA

Os eventos podem ser classificados em "abertos", em que é permitida a entrada de qualquer interessado, e "fechados", quando destinados a um grupo específico de convidados. Para uma melhor definição, também são classificados em de pequeno, médio ou grande porte, dependendo do número de envolvidos e, pela sua periodicidade, podem ser: determinados (com data conhecida do público), variáveis (com data de acordo com a conveniência do promotor) ou indeterminados (quando se trata de um evento único ou esporádico) (Zanella, 2008).

Como tratado por diversos autores, entre eles Giacaglia (2003), Matias (2013) e Zanella (2008), o Quadro 1 classifica os eventos por sua área de interesse.

Diversas são as tipologias de eventos existentes e, quando tratamos do tema "eventos gastronômicos", é comum que essas definições causem confusão, pois, em seu planejamento, independentemente da área de interesse, nota-se o envolvimento da área de alimentos e bebidas que, comumente, será parte integrante do cerimonial ou da programação do evento. Para tanto, uma série de observações deverão ser analisadas em relação ao que será servido, para quem, quando e quantos, sob planejamento e coordenação de um profissional treinado e habilitado para executar tal função.

Para o sucesso de um evento, é importante analisar os fatores que poderão comprometê-lo. Assim, a fase denominada "planejamento"

QUADRO 1 – Classificação de eventos segundo área de interesse

Área de interesse	Eventos
Comerciais	Convenções, *workshops*, mostras, leilões, feiras e exposições, entre outros.
Políticos	Debates, reuniões, palestras, homenagens e convenções, entre outros.
Culturais	Congressos, seminários, fóruns e cursos, entre outros.
Artístico/culturais	Festivais, concertos e exposições, entre outros.
Sociais	Recepções, casamentos, aniversários, formaturas e *happy hours*, entre outros.
Esportivos	Competições, premiações e excursões, entre outros.
Gastronômicos	Banquetes, coquetéis e festivais, entre outros.
Históricos	Aniversários, inaugurações e comemorações, entre outros.
Técnicos/científicos	Seminários, congressos e palestras, entre outros.
Religiosos	Encontros, festas e cerimoniais, entre outros.

deverá ser precisa e coesa, com o mapeamento de todos os riscos, que deverão ser previamente estudados, e todas as medidas cabíveis estudadas criteriosamente para que o resultado final possa surpreender a todos, principalmente o cliente e os participantes do evento e, especialmente, o organizador, responsável por toda a engenharia do evento.

EVENTOS GASTRONÔMICOS

Existem algumas razões pelas quais as pessoas se reúnem ao redor de uma mesa. Elencando as principais, citam-se: por necessidades impostas pela vida, em comemoração a ocasiões importantes e para a afirmação de ideias mútuas. Todas elas são facilmente ligadas aos eventos (SENAC, 2011).

Muitas vezes encontros sociais são classificados como eventos gastronômicos. Porém, com base em suas experiências pessoais e profissionais, os autores deste capítulo classificam como "eventos gastronômicos" as situações sociais, recreativas, culturais e profissionais que têm como objetivo central o alimento, deixando claro que qualquer serviço de alimentação nos eventos é entendido como parte do serviço.

Se buscarmos ao longo da história, será possível notar que os banquetes gastronômicos acontecem desde a Antiguidade, sendo identificados por meio dos gêneros alimentícios servidos, dos artigos de luxo, dos elementos presentes no cenário que envolvia a alimentação que, entre outros fatores, simbolizam o ato de comer aliado aos aspectos sociais desde então.

Flandrin e Montanari (1998) reúnem em sua obra *História da alimentação*, com a participação de outros pesquisadores, trabalhos que discutem esse processo de evolução. Boccato e Lellis (2013), em sua obra *Os banquetes do Imperador*, reúnem, além dos textos, cerca de 140 cardápios do século XIX. Carneiro (2003) e Montanari (2009) dão continuidade aos estudos relacionando a comida, a cozinha e a alimentação à formação da sociedade. Nesse aspecto, as pesquisas que discutem a evolução da alimentação e, posteriormente, da gastronomia como arte, estão ligadas a todo o contexto social que a envolve. Os *chefs* de cozinha estão mencionados nas referidas pesquisas inicialmente como cozinheiros e, posteriormente, com o louvor dos responsáveis pelos banquetes, até o reconhecimento da profissão de *chef* – figura ilustre – no cenário mundial.

Os banquetes, desde a Antiguidade (cerca de 5.000 a.C., na Mesopotâmia), aparecem entre as classes mais poderosas como oferendas e rituais que incluíam as preparações para o comer e para o beber, seguidas de apresentações de danças, lutas e músicas. Entre os hebreus e os persas, os banquetes eram fartos e luxuosos, com duração de cerca de 5 a 7 dias. Na civilização egípcia, destacam-se a fartura e muitos rituais. Os banquetes gregos são caracterizados como lugares para "comer, beber e dialogar". Nos banquetes romanos, evidencia-se um processo maior de evolução da Gastronomia, pois as regras de serviço à mesa começam a aparecer de forma mais orquestrada. A Idade Média é marcada pelo esplendor dos banquetes, registrando eventos que duravam horas, além de "banqueteiros" que valiam ouro, responsáveis por todas as etapas do banquete. No Renascimento (século XIV), observa-se a ruptura dos padrões medievais, com menor ênfase à ostentação em favor da elaboração qualitativa; surgem as regras de etiqueta com registros em "cartilhas de boas maneiras" e o conjunto de normas e cerimônias para a corte durante as refeições.

Os banquetes dos séculos XVII e XVIII têm suas marcas nos banquetes dos reis Luís XIV e Luís XV, com numerosos "criados" vestidos com roupas de veludo preto tecido a ouro no comando de um batalhão de pessoas, visando fornecer uma refeição harmoniosa e elegante. No final desse século, nasceram os pequenos jantares, que foram extremamente benéficos para o progresso da cozinha. Na Idade Moderna, a "revolução gastronômica" apresenta um cenário em que a gastronomia se solidifica como esplendor, com novas formas, novos sabores, padrões e requinte. Os banquetes, nessa época, ganham novo formato (Flandrin; Montanari, 1998).

Savarin (1848) estabelece as regras da arte de realizar um banquete harmoniosamente em *La physiologie du goût*. Entre elas, o número de convidados restrito a uma dúzia, a escolha dos pratos seletos, porém restritos em quantidades, seus vinhos da melhor qualidade e safras, devendo ser servidos em temperaturas adequadas, temperatura da sala de jantar em torno de 15°C, banquetes demorados para haver tempo de se apreciar todas as comidas e bebidas. Após a Revolução Francesa (1789), os banquetes, junto com os cozinheiros, deixam de ser restritos aos palácios, e a França influencia o mundo com as normas da gastronomia, de apresentações dos pratos e dos serviços.

Como é possível notar, tanto os "eventos" quanto sua união com a "comida" são algo presente na história da humanidade desde a Antiguidade. No entanto, o contexto atual de realização de eventos com destaque para a gastronomia demanda grande complexidade de execução, em virtude dos cuidados necessários e dos conhecimentos exigidos.

Atualmente, é possível fazer uma nova classificação dentro da categoria de eventos sociais e gastronômicos, harmonizando cardápios específicos ao tipo de evento, público-alvo e local, entre outras informações que definirão qual serviço de alimentação escolher.

No Quadro 2, foram elencados os principais eventos gastronômicos e suas definições.

QUADRO 2 – Tipologia de eventos gastronômicos

Evento	Características	Caráter
Banquete	Evento solene e festivo Requer requinte e decoração adequada Requer excelência no cardápio Serviços especializados e profissionais qualificados	Social Familiar Cultural
Coquetel	Recepção gastronômica Eventos de curta duração Refeição que substitui ou antecipa as principais refeições Serviço próprio Alimentação constituída de pratos leves e em pequenas porções Pode conter bebidas alcoólicas, águas e refrigerantes	Social Corporativo
Festival	Evento festivo Pode ou não ter decoração específica Cardápio temático Não requer serviços especializados e profissionais qualificados, em sua maioria	Social Cultural
Café da manhã	Evento servido nas primeiras horas da manhã Cardápio tradicional à região ou temático Distintos tipos de serviços	Social Familiar Cultural Corporativo
Almoço/ jantar	Possibilidade de inúmeros tipos de cardápio Distintos tipos de serviços	Social Familiar Cultural Corporativo
Brunch	Evento que une cardápio de café da manhã e almoço Evento elegante, para comemorar algo com inúmeras possibilidades gastronômicas Cardápio que reúne alternativas gustativas para vários gostos Serviço geralmente apresentado na forma de buffet	Social Familiar Cultural Corporativo
Coffee-break	Expressão da língua inglesa: "intervalo para o café" Oferecido nas interrupções dos eventos Diversas opções de cardápio Refeições rápidas, com salgados, doces e bebidas (café, chá, sucos e refrigerantes) Serviço de buffet	Social Familiar Cultural Corporativo

• A duração de cada evento dependerá de sua programação.

FASES DO PLANEJAMENTO DE UM EVENTO

Pré-evento

O planejamento de um evento possui uma estrutura básica conhecida como pré-evento, cuja etapa inicial é composta por informações acerca do que o cliente idealiza com base nas seguintes informações:

- *Budget* (orçamento previsto para o evento).
- Data.
- Local.
- Horário.
- Quantidade de pessoas.
- Faixa etária.
- Sexo.
- Programação prévia.
- Serviços de alimentos e bebidas.

Observa-se que o item *budget* deverá ser o ponto de partida para que todas as cotações de preços do evento possam ser levantadas, do contrário, o organizador poderá elaborar um orçamento inviável para o que o cliente tem de verba disponível para investir. Esse erro é comum e difícil de ser contornado, pois poderá comprometer a expectativa do cliente em relação à qualidade do evento. Cabe então ao organizador buscar alternativas que possam minimizar essa deficiência, porém ele deverá informar que, com uma verba muito reduzida, certamente o evento poderá não ter o *glamour* esperado pelo cliente. De modo geral, observa-se que os clientes desconhecem os custos envolvidos na realização de um evento, pois mesmo eventos de menor porte podem apresentar um custo elevado.

Ainda na fase de planejamento, após os contratos serem assinados, é o momento de o organizador elaborar outros documentos que competem à sua organização. O *checklist* de um evento norteia o organizador sobre todos os itens necessários, para que nenhum detalhe seja esquecido, por exemplo, locação de espaço, contratos de mão de obra operacional, elaboração do cardápio, compra de insumos, compra de materiais, locação de equipamentos, locação ou compra de enxovais, utensílios, escolha do bufê e escolha da decoração do espaço, entre outras necessidades.

A elaboração de um cronograma facilitará ao organizador controlar cada etapa do evento, conforme o Quadro 3.

Cabe ressaltar que o *follow-up* (acompanhamento de cada fase do evento) deverá ser feito até o momento de finalização do evento, pois nenhum detalhe poderá ser decidido sem o aval do contratante. O fator surpresa deverá ser em relação à qualidade do evento, e não às decisões tomadas sem a autorização do cliente.

QUADRO 3 – Cronograma de eventos*

Atividade	Prazo	Responsável	*Status*	Observação
Reunião com o cliente				
Entrega do projeto do evento				
Assinatura do contrato				
Visita técnica ao espaço do evento				
Elaboração do *checklist* do evento				
Reunião com os fornecedores				
Elaboração do cardápio				
Compra dos insumos e demais necessidades do evento				
Contratação de mão de obra				
Aprovação do programa do evento				
Supervisão do evento durante a sua realização				
Pagamentos pendentes, reunião de fechamento e avaliação				

* Modelo a ser adaptado para cada evento.

Como todo evento carece de infraestrutura adequada, é importante que o organizador se atente às possibilidades a seguir.

Compra, estocagem e armazenamento de ingredientes

O evento pode ocorrer em lugares variados e cabe ao organizador desenvolver uma estratégia que permita o fornecimento de alimentos e bebidas em um evento, e o processo de compra, estocagem e armazenamento de ingredientes demandará uma estrutura própria para que os pratos possam ser elaborados.

A compra de ingredientes está vinculada ao controle das fichas técnicas, de acordo com a quantidade de alimentos a serem produzidos para o público presente, informação que será discutida detalhadamente mais adiante neste capítulo. Em relação à infraestrutura dos espaços, os eventos seguem normas próprias de acordo com os critérios observados a seguir.

Tipos de espaços para eventos

- Espaço de eventos que não permite a entrada de alimentos e bebidas: neste caso cabe ao organizador negociar com o responsável pelo espaço quais os ambientes permitidos para os serviços de alimentação. Normalmente, teatros, salas de espetáculos, cinemas e centro de convenções restringem a entrada de alimentos e bebidas em suas dependências. Os saguões e *foyers* podem ser utilizados para essa finalidade.
- Local do evento sem estrutura para armazenamento e preparação de alimentos e bebidas: aconselha-se que a empresa de alimentação contratada para o evento tenha a infraestrutura necessária que assegure a qualidade do alimento para o evento. Comumente as empresas de *catering* já possuem o transporte e o armazenamento para alimentos.
- Local com cozinha para preparação e armazenamento de alimentos e bebidas: apesar da existência de local específico para produção de alimentos, de modo geral os bufês, restaurantes e hotéis, por disponibilizarem os serviços de A&B, proíbem a entrada de alimentos e bebidas de fornecedores terceiros, também por questões de segurança alimentar.
- Locais públicos para eventos: o cuidado em organizar eventos gastronômicos em espaços abertos como ruas, praças, avenidas, parques e

praias é o de controlar a qualidade dos alimentos servidos nesses lugares. Cabe ao organizador do festival ou da feira gastronômica exigir que os expositores apresentem a autorização para servir alimentos e bebidas em eventos, a fim de garantir a procedência e a qualidade.

Outro fator a ser verificado é a infraestrutura dos espaços dos expositores tanto para as preparações (necessidade de gás e energia elétrica) quanto para o uso de máquinas de débito e crédito, pontos de internet e iluminação (caso o evento ocorra no período noturno).

Transevento

O dia do evento é o momento de pôr em prática todo o planejamento e, com precisão, controlar cada etapa e corrigir as eventualidades, que deverão ser sanadas de forma imediata, para não comprometer o andamento do evento.

Em se tratando de um evento gastronômico, ou serviço de alimentação em um evento, a orientação deverá ser sobre os horários de servir o alimento que seguem um programa paralelo e que variam desde a preparação ao serviço. Por exemplo, alterar o horário de serviço por conta de um atraso na programação poderá comprometer a qualidade do alimento servido. Sabe-se que o consumo de um prato pronto deve ser imediato, porém em eventos é comum que haja atrasos e o alimento, por ser perecível, perde qualidade. O ideal é que se obedeçam aos horários da programação. Giacaglia (2003) pondera que haja um acréscimo de dez minutos no horário do intervalo para então iniciar as demais atividades.

Como a comunicação é primordial em um evento, a cozinha deverá ser informada com antecedência sobre as alterações na programação para a adequação dos serviços.

Pós-evento

No pós-evento – fase posterior ao término do evento – cabe ao organizador elaborar um dossiê com todas as informações ocorridas em suas fases, entre elas relatórios de reuniões, cópias dos contratos, notas fiscais, relatórios gerais, peças publicitárias, brindes, fichas de avaliação, tabulação das avaliações dos participantes, fotos e vídeos, que servirão de histórico para outras edições.

FESTIVAIS GASTRONÔMICOS

Os festivais gastronômicos são estratégias utilizadas por prefeituras, restaurantes, hotéis, entidades religiosas e empresas organizadoras de eventos para promover a localidade, a cultura local, o estabelecimento e também aumentar a arrecadação de acordo com as suas necessidades.

Dos festivais gastronômicos ocorridos no Brasil, é importante destacar a Oktoberfest como uma das mais emblemáticas festas da cerveja e da cultura alemã, e que fomenta o turismo em Blumenau/SC. A versão paulista deste evento ocorre em outubro, e é chamada de Brooklinfest, realizada no bairro do Brooklin, com muita cerveja, comidas e danças típicas. A capital paulista promove eventos gastronômicos o ano todo, como a "Virada Gastronômica", uma das mais famosas, que reúne *chefs* de cozinha nas ruas da capital, servindo seus pratos emblemáticos em formato de comida de rua. De festivais de sopas às festas italianas, o roteiro já faz parte do cotidiano de quem mora na cidade e ganha adeptos a cada ano.

Como exemplo, as tradicionais festas italianas paulistas promovidas por igrejas como Nossa Senhora de Achiropita, San Genaro e São Vito Mártir são realizadas na rua e visam angariar fundos para a comunidade católica.

Essas festas tiveram origem há décadas e procuram unir Gastronomia e entretenimento no mesmo local. Idealizados para a família, esses eventos têm como objetivo principal a degustação de comidas típicas produzidas no local.

Nesse caso, a entidade promotora é a igreja, que estabelece que para participar como expositor o interessado deve procurar a igreja com no mínimo três meses de antecedência e cumprir os requisitos necessários para garantir seu espaço na festa. Normalmente, a igreja recebe cerca de 35% dos valores arrecadados com a venda de alimentos e bebidas destinada para seu fundo social, e a infraestrutura de montagem e desmontagem do espaço poderá ou não ser de responsabilidade do expositor ou da prefeitura da cidade. A organizadora do evento, juntamente com a prefeitura, disponibiliza segurança e energia elétrica. Os insumos são arcados pelo expositor, bem como a mão de obra necessária para atuar nos dias do evento.

Em geral, nessas festas, além das comidas típicas, ainda há espaços para lazer e recreação para a família.

Na maioria deles, existe um espaço VIP criado para receber quem quer mais conforto durante a festa, com mesas e cadeiras, com cobrança de um ingresso que dá o direito de degustar três pratos típicos e uma bebida. No espaço VIP há um palco onde se apresentam bandas e cantores de música italiana.

CARDÁPIO PARA EVENTOS GASTRONÔMICOS

As principais queixas dos participantes dos eventos referem-se à qualidade do alimento servido, temperatura e quantidade. Percebe-se que, ao definir o cardápio a ser servido no evento, o bufê contratado deverá assegurar-se da qualidade dos alimentos de acordo com as regras estabelecidas pelas normas de higiene e segurança alimentar, e apresentar as opções de pratos para quem possui alguma restrição alimentar. Nesses casos, a parceria do *chef* de cozinha com um nutricionista fará toda a diferença na definição do serviço e dos pratos a serem servidos no evento.

O cardápio é um instrumento capaz de fornecer, no ato do contrato com o cliente, informações para que ele possa saber, com precisão, o que vai comprar e quanto vai pagar. Sua definição vai depender de alguns aspectos, como: o tema ou motivo do evento; local, data e horário; número de participantes; nível social, idade e sexo; período ou estação do ano; disponibilidade dos produtos que serão utilizados para a elaboração dos pratos; capacitação do estabelecimento para a elaboração dos pratos e execução dos serviços de atendimento; instalações, equipamentos e utensílios à disposição. Após obter todas essas informações do contratante, o profissional deve criar ao menos três opções de cardápio como propostas.

Ao idealizar o cardápio, o profissional deve ter o cuidado de criar opções variadas, e não repetitivas, evitando alimentos de difícil digestão ou com odor forte. Não deve exagerar na variedade, pois isso implica maior custo e necessidade de compras e estocagem, e também evitar utilizar somente produtos de preços elevados, pois além de não ser elegante, será mais difícil criar opções de cardápios que ofereçam variedade em relação ao preço, produtos e serviços.

A variedade vai depender principalmente da temática do evento e do tipo de serviço escolhido; porém, independentemente disso, as sugestões devem ser completas, com entradas, pratos principais, sobremesas e bebidas. Os pratos devem sempre incluir, com equilíbrio, todos os grupos de alimentos (alimentos fonte de proteínas e carboidratos, legumes e verduras), e no caso das sobremesas, sempre oferecer opções de doces e frutas para atender às necessidades alimentares específicas.

Quanto ao aspecto operacional, ao idealizar o cardápio, o profissional deve se ater às opções que possam ser preparadas com uma certa antecedência, deixando para a finalização na hora do evento apenas os pratos que são servidos *à la minute*[1] e os que possuem ingredientes frescos e/ou delicados (como exemplo, uma *mousse*, frutas e pães frescos, entre outros). Além disso, o cardápio deve ser de fácil pré-preparo e serviço em geral, para evitar problemas na hora do evento.

Em sistemas de bufês, recomenda-se dar preferência aos pratos com molhos, para evitar o ressecamento dos alimentos nos *réchauds*, e ter cuidado com a repetição de um determinado ingrediente e sua cor. O bufê deve ser harmônico no que diz respeito aos tipos e à disposição dos alimentos, à temperatura e à cor. O mais recomendado é sempre ofertar ao menos dois tipos de alimentos fontes de proteínas, sendo uma delas uma carne magra, e pratos vegetarianos para as pessoas que não consomem proteína animal. Esses cuidados, com suas devidas adaptações, são importantes também em sistemas de serviço *à la carte*.

Ao executar o cardápio, os profissionais devem estar sempre atentos aos procedimentos gastronômicos corretos. A brigada deve ser profissionalizada, sempre atenta ao tempo de exposição e controle de temperatura dos alimentos, deve servir exatamente o cardápio que foi

---

1 Produções gastronômicas que devem ser preparadas e/ou finalizadas na hora.

escolhido pelo cliente, de acordo com o especificado no contrato, e na eventualidade da falta de algum ingrediente, recomenda-se que o cliente seja avisado previamente sobre essa modificação ou exclusão[2].

A oferta, variedade e qualidade de pratos devem estar de acordo com a capacidade da cozinha e da brigada de serviço, com o padrão e o tamanho do bufê. As quantidades devem ser adequadas: nem falta, nem excesso. Muitas reclamações ocorrem por falha na reposição dos alimentos, portanto, ao fechar o número de participantes o bufê deverá assegurar que a quantidade será suficiente para não haver desperdício, mas também para não ocorrer falta de comida. Uma mesa farta garante a qualidade do evento e a satisfação do público participante. O cardápio é o cartão de visitas e a imagem da empresa no mercado, além de ser uma das atrações especiais de um evento.

O serviço de sala e de cozinha deve ser impecável e profissional, de acordo com todas as especificações do contrato, no que diz respeito ao serviço, à vestimenta e à higiene pessoal.

Ficha técnica de alimentos e bebidas para os eventos

Todas as produções gastronômicas ofertadas pelo bufê devem ser registradas em fichas técnicas, que devem ter as informações do nome e origem do prato, ingredientes e suas quantidades, modo e tempo de preparo, número de porções, utensílios e equipamentos necessários para sua execução, e fotografia.

A elaboração de uma ficha técnica correta oferece ao profissional não só o controle dos custos, como a padronização do serviço.

Um bufê pode ser uma fonte de receita ou de prejuízo. Sobras de alimentos, porções excessivas, cardápios mal estruturados, pratos mal decorados, comida mal temperada, mão de obra não especializada, uso inadequado de equipamentos, furtos, câmaras frigoríficas mal reguladas, entre outros, podem levar uma empresa ao fracasso.

---

2 Recomenda-se a presença de um nutricionista para o controle da qualidade (manipulação, preparo, temperatura, coleta de amostra dos alimentos servidos).

Importante: uma receita padronizada é uma ferramenta essencial de gestão de compras e custos que garante, ao cliente, a confiança e qualidade da empresa contratada e, aos cozinheiros, uma perfeita reprodução do prato. Produções padronizadas ou pré-calculadas são um dos mais importantes instrumentos de trabalho da cozinha e nos eventos.

CONSIDERAÇÕES FINAIS

Os eventos gastronômicos e os serviços de alimentação nos eventos são imprescindíveis nos encontros sociais e corporativos. Não é aconselhável um evento sem, no mínimo, um intervalo que tenha algum serviço de alimentação, por mais simples que ele seja. Além disso, é importante salientar que o serviço de alimentação prestado esteja à altura de sua tipologia.

Além da satisfação do cliente e do investimento envolvido no processo, a gastronomia traz valor, requinte e presteza ao evento. Mostra ao cliente sua importância, o cuidado e o carinho que o promotor tem pelos seus convidados.

Pensar e organizar um evento gastronômico requer responsabilidade, seriedade, conhecimento, habilidade, treinamento e zelo, desde seu planejamento até o serviço final. O resultado é sempre surpreendente quando existe qualidade em todas as suas fases, pois o maior objetivo ao se organizar um evento gastronômico deve ser a busca pela satisfação do cliente: fazê-lo sorrir, satisfazê-lo em relação ao investimento no serviço prestado. Como consequência, o serviço será recomendado e/ou solicitado em outras ocasiões.

REFERÊNCIAS BIBLIOGRÁFICAS

BOCCATO, A.; LELLIS, F. *Os banquetes do Imperador*. São Paulo: Senac, 2013.

CARNEIRO, H.S. *Comida e sociedade*: Uma história da alimentação. Rio de Janeiro: Campus, 2003.

FLANDRIN, J.L.; MONTANARI, M. (Orgs.). *História da alimentação*. Tradução Luciano Vieira Machado e Guilherme J. F. Teixeira. São Paulo: Estação Liberdade, 1998.

GIACAGLIA, M.C. *Organização de eventos*: Teoria e prática. São Paulo: Thomson, 2003.

KOTLER, P; ARMSTRONG, G. *Principles of marketing*. Englewood Cliffs: Prentice Hall, 1999.

MATIAS, M. *Organização de eventos*. Barueri: Manole, 2013.

MONTANARI, M. (Org.). *O mundo na cozinha*: história, identidade, trocas. São Paulo: Senac, 2009.

SAVARIN, J.A.B. *Physiologie du goût*. Paris: BNF, 1848.

SENAC-SP – Serviço Nacional de Aprendizagem Comercial. *Básico em organização de eventos*. São Paulo: SENAC, 2011.

ZANELLA, L.C. *Manual de organização de eventos*: Planejamento e operacionalização. 5. ed. São Paulo: Atlas, 2008.

PARTE III

TENDÊNCIAS EM GASTRONOMIA E NUTRIÇÃO

11

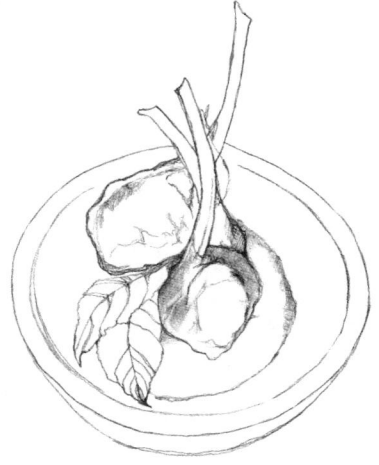

GASTRONOMIA HOSPITALAR

Juliana Guedes Simões Gomes
Rosana Perim Costa

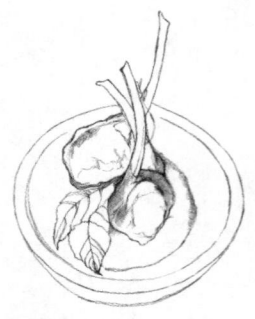

► SUMÁRIO

INTRODUÇÃO

A história da nutrição hospitalar se confunde com a história do cuidado integrado ao paciente. Não se sabe exatamente quando começou a preocupação com a alimentação dos pacientes. Provavelmente teve início na guerra da Crimeia, por volta de 1854, com a enfermeira Florence Nightingale, que se preocupava com a alimentação oferecida aos soldados enfermos.

Com o tempo, o local onde se preparava a alimentação dos pacientes foi se transformando no que hoje são os setores de nutrição hospitalares.

Dentro do contexto hospitalar, o serviço de nutrição desempenha papel fundamental no cuidado oferecido ao paciente, pois tem como função a produção de refeições e a prestação de serviços, fornecendo assistência nutricional adequada à clientela atendida, responsabilizando-se pelo controle qualitativo e quantitativo em todas as etapas do processo de produção e de atendimento, com atuação e competências bem definidas (Balchiunas, 2002).

A dieta hospitalar é importante por garantir ao paciente o aporte de nutrientes e assim preservar seu estado nutricional, pelo seu papel coterapêutico em doenças crônicas e agudas (Garcia, 2006). A função terapêutica da alimentação tem evoluído graças ao avanço considerável dos conhecimentos relacionados à dietética e à nutrição. Pesquisas nessas áreas forneceram e abriram novos pontos de vistas acerca da terapia nutricional, ficando cada vez mais claro que a alimentação pode, de fato, representar um papel relevante no processo de saúde e doença. Pesquisadores da área de Antropologia, História e Sociologia da Alimentação, ao falarem sobre o tema, destacam que a formação do paladar alimentar não se dá, exclusivamente, pelo seu aspecto nutricional.

A comida não é apenas um alimento, mas também um modo, um estilo e um jeito de alimentar-se. Portanto, alimentar-se é um ato nutricional e comer é um ato social ligado a usos e costumes, condutas, protocolos e situações. Comer no hospital pode ser compreendido por outras dimensões, pois a sequência do comer não se restringe ao ato, vai da recepção da matéria-prima ao garfo. Após a ingestão, os alimentos emergem impressões e lembranças, discursos e comportamentos alimentares. No meio hospitalar, compreende-se que essa sequência do comer não é transparente. Alguns estudos observaram que os pacientes não ingerem boa parte da alimentação que lhes é oferecida por conta de doença, falta de apetite, alterações do paladar, mudança de hábitos, insatisfação com as preparações e ambiente hospitalar. A aceitação alimentar tem sido também relacionada com a forma do atendimento prestado (Demário et al., 2010).

A boa qualidade sensorial é o ponto-chave para que um alimento seja consumido, pois o ser humano não se alimenta somente pensando em se nutrir. Ele procura alimentos que são do seu agrado, independentemente de seu valor nutritivo, e rejeita outros, chegando até a se negar a experimentar os que fogem do seu padrão alimentar e de sua herança familiar. Portanto, se pensarmos em um indivíduo que se encontra enfermo, acamado ou com necessidades especiais, confinado a um ambiente fora do lar, percebe-se que é muito importante trabalhar cuidadosamente a sua alimentação. Os alimentos não induzem no homem a vontade de se alimentar apenas por sua composição química, mas devem também ser atraentes (Souza; Nakasato, 2011).

ALIMENTAR-SE NO HOSPITAL: AS DIMENSÕES DO PACIENTE E A INSERÇÃO DA GASTRONOMIA NO ÂMBITO HOSPITALAR

Cada ser humano constrói, ao longo da sua vida, uma identidade própria com relação ao ato de se alimentar (Souza, 2002).

Segundo Souza e Nakasato (2011), atualmente a visão da dieta hospitalar está sendo ampliada e adaptada às tendências da Gastronomia, e a busca de aliar a prescrição dietética e as restrições alimentares a refeições atrativas e saborosas é um desafio que exige aprimoramento técnico e assistência nutricional individualizada. A combinação da Dietoterapia, que é a utilização dos alimentos como recurso terapêutico, e da Gastronomia, definida como a arte de bem preparar os alimentos, no ambiente hospitalar, resultou na chamada Gastronomia hospitalar. Esta deve servir de instrumento para que a Dietoterapia seja realizada de forma agradável, principalmente aos olhos e ao paladar. O conhecimento da arte de cozinhar para proporcionar maior prazer a quem come é um poderoso instrumento de trabalho do qual o profissional deve lançar mão para elaborar dietas saborosas e melhorar a adesão dos pacientes. Sendo assim, a Gastronomia hospitalar é um grande diferencial para a qualidade dos serviços prestados pelos hospitais, visto que está diretamente ligada ao prazer e à recuperação do paciente (Borges, 2009).

Comentários retirados da pesquisa de satisfação de pacientes do Hospital do Coração (HCor), junho/2016:

- "O nutricionista e o cozinheiro estão de parabéns. A comida é saborosa e muito bem executada."
- "As sopas entregues nas refeições são excelentes. Levantam o astral da gente."
- "Cardápio variado que não lembra comida de hospital."
- "Gosto das verduras, sopas, dos temperos das carnes e das sobremesas."
- "Está tudo perfeito: as copeiras são ótimas, educadas e competentes."

Entretanto, há também relato negativo de um acompanhante preocupado com a alimentação do paciente: "Mais tempero na sopa e no arroz; o paciente teve pouca aceitação".

Essas considerações demonstram a importância que a alimentação tem no dia a dia dos pacientes e como eles se sentem em relação ao que é oferecido e também ao atendimento prestado.

Poulin et al. apud Souza (2002) argumentam que a alimentação hospitalar deve apresentar quatro funções essenciais: nutricional, higiênica, hedônica e a convivial, que são descritas a seguir.

- A função nutricional corresponde às características da alimentação com relação ao aporte de nutrientes necessários ao indivíduo enfermo, de acordo com as suas necessidades.
- A função higiênica relaciona-se à necessidade de os alimentos estarem isentos de elementos tóxicos, de origem química ou microbiológica e, dessa forma, seu consumo não deve provocar problemas digestivos, nem possibilitar a propagação de infecções.
- A função hedônica relaciona-se ao prazer. Os alimentos, por suas qua-

lidades sensoriais, dimensões simbólicas e conviviais, fornecem ao ser humano um sentimento de bem-estar, prazer, harmonia com seu corpo, com a sociedade e com o mundo. Essa função assegura ao indivíduo hospitalizado sua presença no mundo.

• A função convivial refere-se ao fato de o alimento fazer parte dos sistemas de comunicação e situar o ser humano no espaço social, possibilitando a percepção do indivíduo de pertencer a um grupo e concorrendo para a construção da identidade social e individual.

Diante dessas considerações, as unidades de alimentação e nutrição hospitalares necessitam ter abordagens diferenciadas para um atendimento humanizado, adaptadas às necessidades e às expectativas de seus clientes.

O conceito de hospital tem apresentado mudanças radicais nos últimos anos, aliado às últimas tendências vindas do exterior. O conceito de hotelaria vem sendo incorporado à área hospitalar, fazendo com que aquela ideia de ambiente com odor de remédio e comida sem gosto seja completamente distorcida. O investimento em atendimento cresceu muito nos últimos anos, tornando-se um diferencial de mercado e fazendo com que o usuário se sinta cada vez mais cliente e menos paciente (Marchiori, 2002). O trabalho desenvolvido pelas redes hospitalares é voltado para que ele sinta o mesmo conforto que teria se estivesse hospedado em um hotel cinco estrelas (Bezerra, 2003).

Há aproximadamente 15 anos os recursos disponíveis e o conhecimento que se tinha diante de um serviço voltado à hotelaria eram escassos. A refeição hospitalar tinha conotação única, era totalmente voltada à terapêutica, conhecia-se muito de técnica dietética, preocupando-se única e exclusivamente em preservar os nutrientes dos alimentos após a cocção. Pratos coloridos e bem apresentados nem sempre eram prioridade. Os alimentos eram conhecidos, mas seu correto modo de preparo para a preservação da textura e da harmonia de cores eram totalmente desvinculados da terapia nutricional. Não se imaginava que o saboroso poderia ter papel fundamental na recuperação do paciente; o saboroso era "crucificado", "proibido", tinha a conotação de fazer mal à saúde, era associado a grande quantidade de calorias, gorduras e carboidratos.

Comida de hospital era condizente com seu ambiente, realmente era "comida de hospital", sem sal, sem gordura, "sem graça".

Aquelas dietas sem cor, sem atrativos e pouco apetitosas foram desaparecendo das cozinhas hospitalares, e preparações mais sofisticadas foram aos poucos dominando e preenchendo os espaços dos cardápios que até então eram compostos por carnes em pedaços, purês e legumes.

Começou-se a ter uma maior preocupação com as necessidades não somente fisiológicas dos pacientes, mas também hedônicas, que dizem respeito às sensações dos pacientes relacionadas ao prazer em se alimentar, a o que o alimento lhe remete.

A PRÁTICA DA GASTRONOMIA HOSPITALAR

Para a implantação da Gastronomia hospitalar nas Unidades de Alimentação e Nutrição Hospitalares é necessário observar os aspectos demonstrados no Quadro 1.

A aliança da Gastronomia com o desenvolvimento de um serviço voltado à Hotelaria está valorizando a imagem das Unidades de Alimentação e Nutrição, pois sua aplicabilidade está permitindo desenvolver inovações como: preparações mais requintadas, escolha correta dos ingredientes, técnicas culinárias eficazes, renovação e inovação de receitas, cocção adequada de alimentos, uso de ervas aromáticas, maior sociabilização das refeições, integração social (datas comemorativas, dia da mulher, Páscoa, dia das mães, dia dos pais, Natal e Ano Novo, entre outras), decoração e harmonia na montagem dos pratos (Lins; Simões; Magnoni, 2002).

O cardápio é um item fundamental na Gastronomia hospitalar, pois sua elaboração e concepção são certamente o ponto-chave para devolver ao paciente o prazer em se alimentar, e fazer combinações de pratos e sabores não é uma missão muito fácil quando se fala em oferecer refeições para indivíduos hospitalizados.

Disponibilizar um cardápio variado com diferentes opções de pratos, no qual o paciente possa escolher e ter conhecimento prévio do que vai receber, é uma excelente ferramenta que proporcionará a ele a participação no processo de alimentação, que no ambiente hospitalar é praticamente inexistente.

QUADRO 1

Perfil do cliente	• Nível sociocultural • Expectativas • Tempo médio de internação • Faixa etária média
Processos produtivos	• *Layout* da cozinha • Equipamentos disponíveis • Fluxo de produção
Dietoterapia	• Tipos de dietas • Preferências e aversões alimentares
Cardápio	• Recurso financeiro • Qualidade da matéria-prima • Harmonia de ingredientes favorecendo a palatabilidade e apresentação do prato • Utilização de ervas aromáticas
Apresentação da refeição	• Utensílios utilizados de acordo com o tipo de dieta (pratos, talheres, guardanapos, entre outros)
Treinamento da equipe	• Treinamento assistencial: etiqueta profissional, atendimento ao cliente, dietoterapia e montagem de bandejas • Treinamento operacional: boas práticas, montagem e harmonia de pratos e dietoterapia
Monitoramento contínuo da satisfação do cliente	• Aplicação de pesquisa de satisfação com acompanhamento dos pontos de insatisfação

Fonte: HCor, 2016.

Cada instituição elege o tipo de cardápio de opções que mais se adapta em seu processo produtivo, *layout* operacional, perfil de pacientes e padrão dietoterápico.

Cardápios com dietas sem restrições alimentares ou de consistência são mais fáceis de compor, pois permitem que o profissional combine uma maior variedade de preparações com ingredientes diversificados. Já os cardápios com dietas mais restritas exigem maior criatividade do profissional em fazer as substituições de ingredientes a fim de atender às restrições dos pacientes e tornar a refeição mais agradável. Portanto, para essas dietas, investir em um cardápio mais elaborado, com menor quantidade de opções facilita o processo produtivo e evita a repetição de alimentos/preparações.

Para que o cardápio de opções tenha credibilidade, é fundamental ser rigorosamente cumprido; e, caso necessite ser alterado, o paciente deverá ser previamente comunicado. Aos pacientes com pouco e médio tempo de internação, é uma excelente ferramenta para reduzir as solicitações extras, entretanto não possui o mesmo efeito para aqueles com longos períodos de permanência, pois a tendência é que esses pacientes sejam poliqueixosos; logo, suas expectativas e necessidades deverão ser tratadas individualmente.

Alguns hospitais atualmente estão optando pela *comfort food*, que nada mais é do que compor o cardápio com pratos mais simples que remetem a boas lembranças da infância ou do lar. Optam por incluir preparações como purê de batata com carne moída, canja, picadinhos de carne; enfim, preparações que não têm nenhum requinte, mas que vão despertar a memória gustativa, seja ela ligada à infância ou a alguma época agradável de sua vida.

De nada adianta elaborar cardápios extremamente planejados e diferenciados se não forem executados de maneira correta. O preparar dos alimentos destinados a pacientes exige habilidade e conhecimentos básicos sobre técnicas culinárias e ingredientes que possam tornar uma dieta mais facilmente aceita pelo paciente. Dietas mais restritas, como líquidas ou pastosas, sem sal, com baixos teores ou exclusão de gorduras, precisam ser aprimoradas para se tornarem mais aceitáveis. Em dietas de consistência líquida ou pastosa deve-se tomar cuidado com a monotonia, pois contêm ingredientes restritos e aparência semelhante (Souza; Nakasato, 2011). Nesses casos podem ser utilizados espessantes industriais, gelatinas e farináceos, que recriem formas ou estruturas para os alimentos (Souza; Nakasato, 2011). Suflês, cremes, caldos aromatizados, purês e mousses salgados são bem-vindos nesses tipos de dieta.

Para as prescrições com restrição de ingredientes como gordura, ovos, leite, glúten ou açúcar, que possuem funções específicas quanto à textura, outros ingredientes com propriedades gastronômicas similares devem ser utilizados. Molhos podem ser espessados com mandioca ou amido de milho em substituição à farinha de trigo para pacientes com restrições ao consumo de glúten.

Dietas com restrição de gorduras são frequentes em hospitais e merecem atenção especial. Preparações com molhos à base de creme de leite e molho *béchamel* podem ser substituídas por produtos desnatados (*lights*), margarinas com teor reduzido de gordura ou até mesmo iogurtes desnatados.

A criatividade na substituição dos ingredientes para melhorar a aceitação alimentar é o ponto-chave da Gastronomia hospitalar. Preparações como frango empanado e frito podem ter desde os ingredientes até o modo de preparo adaptados e/ou alterados. O creme à base de ovos e leite, utilizado para empanar e fixar a farinha, pode ser substituído por iogurte desnatado, já a farinha de rosca, pelo biscoito integral triturado e a fritura por assado em forno. Essas substituições de ingredientes e modo de preparo vão conferir às preparações percepções tão saborosas quanto as originais.

Dietas com restrição ou exclusão de sal normalmente são as de maior insatisfação e citadas frequentemente nas pesquisas de satisfação. Em razão de sua insipidez, deve-se recorrer a alternativas que agregarão mais sabor e aroma. As ervas aromáticas são muito utilizadas nesse tipo de dieta e podem transformar positivamente as preparações, entretanto devem ser usadas com cautela, pois o exagero poderá tornar a preparação desagradável ao paladar.

As frutas também são ingredientes capazes de substituir a ausência do sal, deixando as preparações mais saborosas. *Chutneys* de manga e damasco são excelentes acompanhamentos para peixes e aves, assim como os à base de ameixa, que podem acompanhar preparações com aves e carnes vermelhas (bovina e suína).

A utilização de fundos e ervas aromáticas para o preparo das sopas, item frequente nos cardápios hospitalares, pode fazer de um simples caldo de abóbora uma preparação saborosa que se tornará inesquecível ao seu paladar.

O corte adequado da carne pode significar a diferença na maciez de um bife, logo esse processo deve ser realizado por um profissional capacitado e especializado. Selar a carne (usar altas temperaturas para rapidamente criar uma crosta amarronzada na superfície dela) antes de iniciar a cocção vai preservar seus sucos e conferir mais sabor e suculência.

As sobremesas são muito apreciadas e esperadas pelos pacientes, entretanto para evitar a monotonia das gelatinas e pudins as receitas devem ser minuciosamente analisadas e a substituição de ingredientes e modos de preparo também. *Mousses*, tortas, pavês, compotas de frutas e outros podem ser servidos nos variados tipos de dietas (com alterações de consistência e ingredientes), desde que quando necessário sofram as devidas alterações.

Os exemplos citados são algumas das contribuições que a Gastronomia pode oferecer nas dietas hospitalares. É o momento em que a Dietoterapia e as técnicas de preparo se aliam para favorecer a satisfação e a total recuperação do paciente.

Elaborar cardápios diferenciados e viabilizá-los de maneira efetiva vai dar ao paciente a sensação de atenção e acolhimento, entretanto se não houver preocupação na finalização desse processo todo o esforço realizado não será percebido pelo paciente.

A criatividade e a habilidade na cozinha devem ser refletidas na apresentação das refeições. Os alimentos devem ser dispostos no prato de maneira ordenada e harmônica, e a montagem da bandeja deverá obedecer a sincronia do consumo, com utensílios compatíveis às preparações servidas.

Oferecer uma dieta batida ou pastosa em um recipiente que possibilita a mistura dos alimentos pode interferir na apresentação e consequentemente na aceitação da refeição, comprometendo seu estado nutricional. Para esse tipo de preparação, sugerimos o uso de louças diferenciadas com formato miniatura (*bowls*, *ramekins*, minicaçarolas) que vão favorecer a apresentação, e evitar a mistura dos alimentos, além de permitir o consumo individualmente.

Acrescentar um enfeite, mesmo que seja um simples tomate-cereja, cenoura cortada à *julienne*, meia-lua de manga ou de limão para acompanhar um filé de peixe empanado pode deixar o prato com uma apresentação diferenciada e agradar e atrair o consumo.

A quantidade de molho a ser acrescida às preparações deve ser feita de maneira equilibrada, para não prejudicar a apresentação. O excesso pode fazer com que o molho se misture aos outros itens do prato, já a falta pode deixar a preparação ressecada.

A refeição deve chegar ao quarto do paciente em uma temperatura agradável ao paladar e nesse momento servir 100, 200 ou 300 refeições ao mesmo tempo se torna um grande desafio.

Atualmente existem opções de equipamentos no mercado nacional e internacional que podem auxiliar essa missão quase impossível, por isso a escolha deve ser realizada com muita cautela e após uma série de testes realistas com simulação da rotina diária de cada instituição. Nesse momento todas as possibilidades deverão ser contempladas, pois o investimento na aquisição desse equipamento costuma ser muito alto e a decisão deve ser a mais adequada à realidade do hospital.

Todas essas estratégias utilizadas são para favorecer maior aceitação alimentar e satisfação do paciente, que atualmente participa ativamente do seu cuidado.

A Gastronomia aliada à Nutrição passa a ser um diferencial no atendimento das expectativas crescentes desses pacientes. Entretanto, não adianta estabelecer um padrão de atendimento ou um tipo de serviço diferenciado baseando-se em suposições ou teorias, é preciso ter conhecimento das expectativas dos pacientes diante do serviço que está sendo entregue e saber se estão sendo atendidas (Borges, 2009). Nesse sentido, a necessidade de desenvolver sistemas para avaliar a satisfação do paciente na área da saúde torna-se imperativa, podendo representar importante ferramenta para aperfeiçoar o serviço prestado, e sua implantação permitirá ao paciente emitir opiniões em relação ao atendimento.

Desse modo, as relações entre as expectativas e as percepções dos pacientes estão associadas da seguinte forma: quando as expectativas são menores do que as percepções, a qualidade percebida é boa; já quando são iguais às percepções, a qualidade percebida é aceitável, e quando são maiores, a qualidade é ruim (Cruz; Melleiro, 2010).

O Serviço de Nutrição do Hospital do Coração realiza semanalmente o monitoramento da qualidade do atendimento prestado. São avaliados cinco itens de satisfação: temperatura da refeição, apresentação do prato, variedade do cardápio, sabor das preparações e atendimento da copeira, com os seguintes critérios: acima das expectativas, com expectativas correspondidas e abaixo das expectativas.

Os questionários são encaminhados no segundo dia de internação e para pacientes internados há mais de uma semana em um dia específico da semana. São excluídos pacientes que estão internados nas Unidades de Terapia Intensiva.

Os elogios são compartilhados com a equipe para que todos tenham conhecimento. As queixas ou os itens assinalados como abaixo das expectativas são encaminhados ao grupo de nutricionistas assistenciais, para que adaptações ou modificações sejam realizadas.

Os dados extraídos dessa pesquisa vão compor um dos indicadores da área, que é a satisfação do paciente, que deverá ser monitorado continuamente com o objetivo de minimizar possíveis descontentamentos.

CONSIDERAÇÕES FINAIS

A evolução do Serviço de Nutrição com as adequações diante das tendências de mercado contribuiu para o desenvolvimento de um atendimento diferenciado, visando às expectativas dos pacientes.

A Gastronomia hospitalar não se resume em oferecer preparações elaboradas e sofisticadas baseadas em livros de culinária internacional, mas sim em prestar um serviço completo e diferenciado, que faça com que o paciente se sinta acolhido.

Conseguir unir "alimentação saudável" aos demais significados da Nutrição é um grande desafio que somente será alcançado se os profissionais que atuam nesse segmento mudarem sua filosofia de trabalho, conscientizando-se da importância da implantação de um atendimento diferenciado, voltado à Hotelaria com qualidade e maior satisfação dos pacientes.

REFERÊNCIAS BIBLIOGRÁFICAS

BALCHIUNAS, D. A unidade de nutrição e dietética, o seu papel como atividade – fim na organização hospitalar e sua terceirização. *O Mundo da Saúde*, v.26(2), p.321-331, 2002.

BEZERRA, A.C. *Gastronomia na prescrição de dietas hospitalares e as influências geradas pela indústria hoteleira*. 47f. Monografia (especialização). Brasília, Universidade de Brasília, Centro de excelência em turismo, 2003.

BORGES, C.M.F. A percepção do profissional nutricionista sobre a gastronomia hospitalar: Um estudo de caso sobre um hospital no distrito federal. 2009. 55f. Monografia (especialização). Brasília, Universidade de Brasília, Centro de excelência em turismo, 2009.

CRUZ, W.B.S.; MELLEIRO, M.M. Análise da satisfação dos usuários de um hospital privado. *Rev Esc Enferm USP*, v.44(1), p.147-153, 2010.

DEMÁRIO, R.L. et al. *Comida de hospital*: percepções de pacientes em um hospital público com proposta de atendimento humanizado, 2010. Disponível em: < http://www.scielo.br/scielo.php?script=sci_arttext&pid=S1413-81232010000700036>. Acesso em: jun. 2013.

GARCIA, R.W.D. A dieta hospitalar na perspectiva dos sujeitos envolvidos em sua produção e em seu planejamento. *Rev Nutr*, v.19(2), p. 129-44, mar./abr. 2006.

LINS, L.; SIMÕES, J.G. ; MAGNONI, D. Gastronomia no âmbito hospitalar. In: MAGNONI, D.; CUKIER, C. (Orgs.). *Nutrição na insuficiência cardíaca*. São Paulo: Sarvier, 2002. v. 1, p. 219-226.

MARCHIORI, E. Hospital cinco estrelas: qualidade e requinte na medida certa. *Revista Nutrinews*, São Paulo, n. 185, set. 2002.

SOUZA, A.A. Interação entre a terapia nutricional e a produção de refeições: repensando a função da alimentação hospitalar. *Revista Nutrição em Pauta*, mar./abr. 2002.

SOUZA, M.D.; NAKASATO, M. A Gastronomia hospitalar auxiliando na redução dos índices de desnutrição entre pacientes hospitalizados. *O Mundo da Saúde*, v.35(2), p.208-214, 8 fev. 2011.

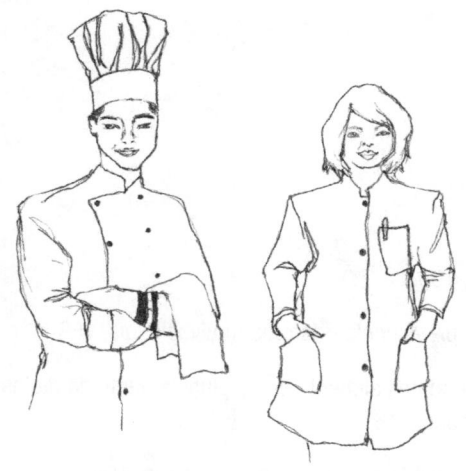

VEGETARIANISMO NA GASTRONOMIA

Renata Furlan Viebig
Ana Paula Bazanelli

12

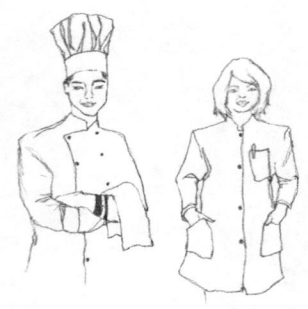

► SUMÁRIO

INTRODUÇÃO

A dieta vegetariana, quando bem planejada e elaborada com base nas evidências científicas mais atuais, pode ser considerada uma opção alimentar saudável, independentemente da motivação que leva o indivíduo a segui-la.

Em geral, dietas vegetarianas contêm alimentos frescos e são mais variadas, ricas em micronutrientes e fibras alimentares e com aporte de gorduras saturadas mais baixo do que as dietas onívoras. Esse perfil diferenciado, segundo recentes diretrizes baseadas em estudos epidemiológicos, confere proteção contra doenças crônicas não transmissíveis, especialmente enfermidades cardiovasculares (SBC, 2013).

Embora nesse tipo de dieta haja a restrição de uma série de alimentos, é possível atender às necessidades nutricionais de seus adeptos, em todos os estágios do ciclo da vida, desde que ajustes sejam realizados (ADA, 2009). Assim, a orientação nutricional é fundamental para vegetarianos, a fim de adequar seu consumo energético, de macronutrientes e de vitaminas e minerais (CRN, 2015). Dessa forma, cabe aos nutricionistas apoiarem aqueles indivíduos que optem por iniciar ou dar continuidade às dietas vegetarianas (ADA, 2009).

Por outro lado, com o aumento do interesse pelo vegetarianismo que se observa em todo o mundo, incluindo o Brasil, novos produtos têm sido criados e oferecidos aos vegetarianos e, da mesma maneira, houve um aumento do número de restaurantes que apresentam refeições especiais ou direcionam todo o seu cardápio a esse público.

Aliar preparações e alimentos que se adéquem às necessidades nutricionais dos adeptos da dieta vegetariana e preceitos do vegetarianismo, aos conceitos de Gastronomia é um desafio, mas é também uma tendência a ser mais bem explorada por nutricionistas e *chefs* de cozinha.

DEFINIÇÕES, PREVALÊNCIA E FATORES MOTIVACIONAIS

De acordo com a Sociedade Brasileira Vegetariana (2016a), vegetarianismo é o "regime alimentar que exclui todos os tipos de carnes", podendo os adeptos desse regime serem classificados de acordo com o consumo de subprodutos animais (laticínios e ovos):

- Ovolactovegetariano: indivíduo que utiliza ovos, leite e laticínios na alimentação.
- Lactovegetariano: indivíduo que faz uso de leite e laticínios na alimentação, mas não consome ovos.
- Ovovegetariano: indivíduo que faz uso de ovos, mas não utiliza leite e laticínos na alimentação.
- Vegetarianismo estrito: não utiliza nenhum produto de origem animal na alimentação.
- Vegano: indivíduo vegetariano estrito que recusa o uso de componentes animais não alimentícios, como vestimentas de couro, lã e seda, assim como produtos testados em animais.

Outras variações da dieta vegetariana, ainda mais restritivas, podem ser encontradas, como as dietas frugívoras ou frutarianas, que excluem alimentos de origem animal e também os vegetais folhosos, e a dieta crudívora, na qual são excluídos os alimentos cozidos. Tais dietas podem se tornar monótonas e inadequadas do ponto de vista nutricional, tornando necessária a orientação profissional especializada (Martins et al., 2015).

Assim, vale ressaltar a importância de se realizar a distinção correta entre os diferentes padrões alimentares vegetarianos para uma avaliação do estado de saúde dos praticantes de cada um desses tipos de alimentação e posterior elaboração de um planejamento alimentar adequado.

De acordo com a Sociedade Vegetariana Brasileira (2016a), ainda não existem estudos oficiais no país indicando a prevalência de vegetarianos e veganos. Entretanto, uma pesquisa realizada pelo Instituto Brasileiro de Opinião Pública e Estatística mostrou que, em 2012, a porcentagem de brasileiros vegetarianos adultos (acima de 18 anos) era de 8%, ou seja, 15,2 milhões de pessoas, sendo 10% homens e 9% mulheres. Estima-se que desse percentual de vegetarianos no Brasil, cerca de 5 milhões seriam veganos (Ibope, 2012).

Com relação à motivação, autores apontam diferentes razões para a adoção de uma dieta vegetariana, e as mais comuns são:

- Saúde, em razão da crença de que a carne pode trazer malefícios à saúde.
- Econômicas, considerando os custos mais elevados para a criação de animais para abate.
- Ecológicas, para a preservação do meio ambiente, uma vez que as pastagens necessárias à criação de gado provocam o desmatamento de áreas verdes, poluição de mananciais e mudança na composição gasosa da atmosfera.
- Éticas, para reduzir o sofrimento e garantir os direitos dos animais.
- Religiosas ou espirituais, sendo o vegetarianismo praticado por religiões antigas (Martins et al., 2015; Winckler, 2004).

NUTRIENTES E FONTES ALIMENTARES NO PLANEJAMENTO DE DIETAS PARA VEGETARIANOS

As dietas vegetarianas estão baseadas amplamente no consumo de vegetais como cereais, leguminosas, castanhas, sementes, verduras, legumes e frutas, excluindo as carnes. Para o planejamento de um cardápio vegetariano saudável e adequado, do ponto de vista nutricional, faz-se necessário compreender quais nutrientes podem ter o risco de ingestão insuficiente, suas fontes alimentares, assim como suas características de inibir ou favorecer a absorção e a utilização de outros nutrientes. Considerando essas características das dietas vegetarianas, alguns nutrientes são considerados de maior importância, quer seja pelo risco de consumo inadequado ou pela sua biodisponibilidade durante o processo de digestão e absorção. São eles: proteína, ferro, zinco, cálcio, vitamina B12, vitamina D e ácidos graxos.

Proteínas

Nas dietas vegetarianas em geral, as proteínas estão presentes a partir de fontes de origem vegetal, que diferentemente das proteínas animais são deficientes em aminoácidos essenciais, ou seja, apresentam em quantidade inferior um ou mais aminoácidos essenciais, sendo esse em menor quantidade chamado de "aminoácido limitante".

Apesar dessa limitação nutricional apresentada pelas proteínas vegetais, deve-se ressaltar que, nas dietas habituais e inclusive nas vegetarianas, vários tipos de alimento são consumidos concomitantemente, podendo ocorrer um efeito complementar em termos de aminoácidos essenciais (Crim; Munro, 1994). O tradicional arroz com feijão, combinação típica na dieta dos brasileiros, representa um equilíbrio da distribuição de aminoácidos. Vale destacar que, se houver variedade de alimentos e adequação calórica, a complementariedade tende a ocorrer naturalmente (ADA, 2003; Martins et al., 2015).

A soja é uma fonte proteica vegetal que merece destaque, pois está muito presente nas dietas vegetarianas, não só pelo seu valor nutricional, já que é a única fonte de proteína vegetal que possui todos os aminoácidos essenciais, mas por ser muito versátil e utilizada de diversas formas em preparações culinárias.

Outra consideração importante é que, em função da menor digestibilidade das proteínas vegetais, autores sugerem que os vegetarianos estritos e veganos (excluindo os lactovegetarianos e ovolactovegetarianos) tenham uma ingestão proteica de aproximadamente 10% acima daqueles não vegetarianos (Venti; Johnston, 2002; Martins et al., 2015).

Ácidos graxos ômega 3 e ômega 6

O aporte de ácidos graxos essenciais, como o ácido alfalinolênico (ômega 3) e o ácido linoleico (ômega 6), deve ser assegurado por meio da alimentação. Os alimentos considerados ricos em ômega 3 são: óleo de linhaça, óleo de canola, semente de chia, soja e derivados, germe de trigo e nozes. Já as fontes de ômega 6 mais concentradas são: óleo de girassol, óleo de milho, óleo de soja, óleo de algodão e óleo de gergelim.

Autores apontam que as dietas vegetarianas tendem a ser ricas em ácido linoleico (ômega 6) e esse fato pode diminuir a conversão de ácido alfalinolênico (ômega 3) em ácido eicosapentaenoico (EPA) e ácido docosaexaenoico (DHA) (Davis; Kris-Etherton, 2003). Além disso, considerando que a conversão de ácido alfalinolênico (ômega 3) em EPA e DHA feita pelo organismo humano fisiologicamente já não é eficiente para alcançar um *status* adequado de ácidos graxos essenciais, é preciso levar em conta, no caso dos vegetarianos, tanto a qualidade como a quantidade de gorduras obtidas por meio da alimentação (Martins et al., 2015).

Ferro

Os indivíduos seguidores de uma alimentação vegetariana muito restritiva apresentam um maior risco de desenvolver deficiência em ferro, a qual, segundo dados da Organização Mundial de Saúde, é a deficiência nutricional mais comum no mundo (Saunders et al., 2013; WHO, 2016). Isso se deve ao fato de que as dietas vegetarianas tendem a ter uma alta concentração de ferro de origem vegetal (não heme), o qual apresenta menor absorção quando comparado ao ferro de origem animal (heme). Além disso, essas dietas, em sua maioria, são ricas em fibras e fitatos, elementos considerados inibidores da absorção do ferro não heme. Vale destacar que cálcio, proteínas de ovos e laticínios, polifenóis, oxalatos e antiácidos, por vezes presentes nessas dietas vegetarianas, também são considerados inibidores da absorção de ferro de origem vegetal (SANTOS et al., 2016).

Por outro lado, há elementos considerados promotores da absorção do ferro de origem vegetal e que devem ter sua presença incentivada na dieta dos indivíduos vegetarianos. São eles: ácido ascórbico, vitamina A, betacaroteno e ácidos orgânicos (MARTINS et al., 2015).

Entre os alimentos considerados fontes vegetarianas de ferro destacam-se o feijão, lentilha, espinafre, melado, tofu, pão integral, uva-passa, ameixa seca, damasco seco, abóbora e castanha de caju.

Zinco

A deficiência em zinco pode ocorrer entre os indivíduos vegetarianos, uma vez que a ausência da carne, importante fonte do mineral, associada à elevada ingestão de fitatos provenientes dos vegetais, contribui para a baixa biodisponibilidade do zinco nessas dietas. Considerando-se esse cenário, a recomendação de prescrição dietética de zinco para os indivíduos vegetarianos deve ser 50% maior que o prescrito para os onívoros (Trumbo et al., 2001; Hunt, 2003).

Assim, para garantir a ingestão adequada de zinco, os seguidores da alimentação vegetariana devem ser incentivados quanto ao consumo de alimentos considerados fontes vegetarianas do mineral. Entre eles estão as leguminosas como o feijão e o grão-de-bico, cereais integrais como pão integral e aveia, sementes, castanhas, laticínios como iogurte e queijo cottage, quinoa, espinafre, couve e produtos à base de soja (Martins et al., 2015). Vale ressaltar que as proteínas vegetarianas de origem animal, queijos e ovos, presentes na alimentação de indivíduos ovolactovegetarianos, facilitam a absorção de zinco.

Cálcio

A ingestão adequada de cálcio está fortemente associada ao consumo de subprodutos animais como leite e derivados. Dessa forma, os ovovegetarianos, vegetarianos estritos e veganos estão entre os grupos mais suscetíveis à inadequação no consumo de cálcio, não atingindo as recomendações diárias do mineral. Todavia, há evidências de que quando as dietas sem leite e derivados são programadas adequadamente, podem não influenciar na saúde óssea em longo prazo (Wilt et al., 2010).

Assim, para oferecer um aporte adequado em cálcio, as dietas vegetarianas devem ser constituídas de alimentos de origem vegetal com maior teor de cálcio. São eles: os alimentos verdes como agrião, rúcula, couve, espinafre, brócolis, as bebidas à base de soja enriquecidas com cálcio, tofu, sementes em geral como gergelim e chia, feijão e outros grãos e amêndoas (Trumbo, 2001). Além disso, para favorecer a absorção do mineral, os vegetarianos devem apresentar uma ingestão adequada de vitamina D e de proteína.

É importante considerar que a maior parte do cálcio proveniente dos alimentos de origem vegetal está combinada com compostos inibidores da absorção, os quais incluem o oxalato, o fitato e a fibra alimentar. Alimentos como ruibarbo, espinafre, acelga e azedinha são exemplos de vegetais ricos em oxalato. No entanto, se a esses alimentos for aplicada a técnica culinária de fervura com posterior descarte da água de cocção, pode haver a eliminação, em parte, do ácido oxálico e assim melhorar a biodisponibilidade do cálcio desses vegetais.

Outros fatores como excesso de sódio e de cafeína também devem ser considerados nas dietas vegetarianas, pois favorecem a excreção urinária de cálcio, contribuindo para um desequilíbrio no *status* corporal do mineral (Martins et al., 2015).

Vitamina D

A deficiência em vitamina D pode ser observada em indivíduos que tenham pouca exposição ao sol, já que a vitamina é sintetizada na pele por ação dos raios ultravioletas B (UVB). São poucas as fontes alimentares da vitamina D, e entre elas destacam-se o óleo de fígado de peixe, alimentos derivados do leite, como manteiga e queijos gordurosos, e ovos. Além disso, no Brasil, só há enriquecimento com a vitamina em poucos produtos, estando vegetarianos e onívoros propensos a desenvolver a hipovitaminose D.

Assim, para alcançar concentrações séricas adequadas de vitamina D entre os vegetarianos, faz-se necessário o uso de alimentos fortificados e a exposição periódica à luz solar.

Vitamina B12

Alimentos de origem animal são as únicas fontes naturais de vitamina B12, os quais adquirem a vitamina indiretamente das bactérias presentes no trato digestório dos animais (Volkov, 2008). Dessa forma, para os seguidores de uma alimentação vegetariana, as únicas fontes confiáveis dessa vitamina são laticínios, ovos, alimentos fortificados (bebidas à base de soja, cereais matinais etc.) e suplementos. Vale ressaltar que caso a dieta vegetariana estrita ou vegana não inclua alimentos enriquecidos com essa vitamina em teor adequado, deve haver suplementação (ADA, 2009). Estima-se que 50 a 60% dos vegetarianos apresentem níveis séricos baixos dessa vitamina (Herrmann; Geisel, 2002).

As algas (*wakame, nori, kombu, hijiki,* espirulina) não devem ser utilizadas como fonte de B12, pois podem conter análogos da vitamina que não realizam a mesma função no organismo. Igualmente, os vegetarianos não devem utilizar como fontes de B12 alimentos fermentados como missô, *tempeh*, *shoyu*, pães e levedura de cerveja (Martins et al., 2015).

EVIDÊNCIAS CIENTÍFICAS SOBRE VEGETARIANISMO

Os conhecimentos e o interesse científico a respeito das dietas vegetarianas se expandiram a partir de meados do século XX e resultados de pesquisas que utilizaram metodologias científicas mais sensíveis para a avaliação do consumo alimentar e sua associação com padrões de saúde e enfermidades têm trazido uma nova perspectiva em relação aos riscos e benefícios desse modelo de dieta (Leitzmann, 2014; Martins et al., 2015).

Porém, ainda há controvérsias sobre os benefícios das dietas vegetarianas ou veganas. Efeitos de hábitos e comportamentos seguidos pelos vegetarianos devem ser levados em consideração nesta análise, além da avaliação da composição nutricional da dieta. Pesquisas mostram que vegetarianos possuem outras características que podem prevenir as doenças, como melhores hábitos de vida, maior prática de atividade física, maiores taxas de abstinência ao álcool e ao tabaco e menores níveis de peso, quando comparados à população em geral (Chien-Jung et al., 2006; Teixeira et al., 2007; Yang et al., 2012; Turner--McGrievy et al., 2015).

Evidências científicas têm mostrado que a prática da dieta vegetariana por indivíduos adultos está associada a valores mais baixos de índice de massa corporal (IMC) e a menores riscos de doenças crônicas não transmissíveis, como as enfermidades cardiovasculares, hipertensão arterial sistêmica, *diabetes mellitus* tipo 2 e alguns tipos de câncer (Cruchet et al., 2016; Chiu et al., 2015).

Uma metanálise recente, envolvendo 86 estudos transversais e 10 estudos de coorte prospectivos, mostrou que vegetarianos e veganos apresentavam níveis séricos significativamente inferiores de colesterol total, HDL-colesterol e glicemia, além de menores valores de IMC, em relação a onívoros. Os estudos de coorte analisados mostraram que a dieta vegetariana, em comparação à dieta "regular", age como fator de proteção, especialmente contra mortalidade por cardiopatia isquêmica (risco 25% menor) e incidência total de câncer (risco 8% menor). No caso da dieta vegana, foi encontrada uma proteção ainda maior contra a incidência de todos os tipos de câncer (risco 15% menor) (Dinu et al., 2016).

Outro estudo, que avaliou a prevalência de doenças cardiometabólicas em vegetarianos norte-americanos e asiáticos, encontrou resultados mais consistentes na população norte-americana, sendo observada uma redução de 20% na prevalência de excesso de peso e de 16% da ocorrência de obesidade abdominal entre vegetarianos, em comparação a não vegetarianos (Jaacks et al., 2016).

O efeito protetor exercido pela dieta vegetariana provavelmente seja explicado pelo elevado consumo de produtos vegetais *in natura* ou minimamente processados, como frutas e hortaliças, oleaginosas e produtos integrais. Alguns autores acreditam que esse mesmo efeito possa ser obtido por meio de uma dieta onívora "prudente", com limitada ingestão de carnes e inclusão de uma gama maior de produtos não processados e integrais (Van Winckel et al., 2011).

Com relação aos riscos da prática de dietas vegetarianas, considera-se que a principal carência nutricional relacionada ao vegetarianismo seja a deficiência de vitamina B12. Uma metanálise publicada em 2013 mostrou que independentemente do tipo de dieta vegetariana adotada, a deficiência de vitamina B12 apresenta maior prevalência em todos os tipos de vegetarianos, em relação a onívoros (Pawlak et al., 2013).

Em longo prazo, a carência de vitamina B12 pode produzir anemia megaloblástica e consequentemente aumento dos níveis sanguíneos de homocisteína, que está associada, por sua vez, a maior ocorrência de doenças cardio e cerebrovasculares (Picolli et al., 2015; Gadgil et al., 2014).

Outra preocupação em relação às dietas vegetarianas é o consumo adequado de proteínas. Dois fatores devem ser considerados importantes nesse aspecto:

- Valor biológico das proteínas: as proteínas consideradas de alto valor biológico estão presentes em alimentos de origem animal; assim, ovo-lactovegetarianos não teriam grandes dificuldades em receber pela dieta aminoácidos importantes para o funcionamento do organismo. Por outro lado, vegetarianos estritos e veganos consomem somente proteínas de alimentos de origem vegetal, consideradas de baixo valor biológico, e devem ter seu consumo alimentar avaliado, para que sejam detectadas possíveis deficiências.

*   Biodisponibilidade de proteínas: vegetarianos de todos os tipos tendem a consumir dietas mais ricas em fibras, as quais podem reduzir a biodisponibilidade das proteínas da dieta em 25%, representando que vegetarianos necessitariam de uma ingestão de proteínas cerca de 30% maior do que onívoros para suprir as necessidades diárias (Gilsing et al., 2013).

Vegetarianos estritos e veganos, em geral, apresentam deficiências de vitamina D e cálcio, porém nem todas as pesquisas mostram que tais carências têm impacto na densidade mineral óssea desses indivíduos e maior incidência de fraturas (Cruchet et al., 2016). De qualquer maneira, a possível suplementação com vitamina D nesses indivíduos deve ser avaliada, já que suas fontes alimentares são basicamente de origem animal, pois essa vitamina exerce funções importantes nos sistemas imunológico e cardiovascular e na contração muscular (Silva et al., 2015).

Embora as fontes de ferro de melhor biodisponibilidade (ferro heme) sejam aquelas de origem animal, alimentos da dieta vegetariana podem ofertar quantidades importantes de ferro não heme, e assim, a carência de ferro e a anemia não são comumente observadas em vegetarianos. Entretanto, deve-se atentar para o efeito de fitatos, também presentes nos alimentos de origem vegetal, que podem reduzir a biodisponibilidade do ferro obtido pela alimentação (Saunders et al., 2013).

Os mesmos fitatos também podem exercer efeitos negativos na biodisponibilidade de zinco, porém a deficiência desse mineral pode ou não ocorrer em vegetarianos, merecendo ser monitorada. Ainda há escassos estudos a respeito da possibilidade de que haja uma adaptação fisiológica da absorção intestinal desse mineral em vegetarianos (Foster; Samman, 2015).

Crianças e adolescentes vegetarianos

São escassos os estudos sobre os efeitos da dieta vegetariana em crianças e adolescentes. Pesquisas mostram que dietas ovolactovegetarianas bem orientadas podem satisfazer as necessidades nutricionais para o crescimento e o desenvolvimento de crianças, mas dietas veganas, que excluem completamente fontes alimentares de origem animal, tornam necessária a suplementação com vitamina B12 e a avaliação do alcance de uma ingestão adequada de proteínas, cálcio e zinco (Van Winckel et al., 2011). Autores apontam que cerca de 25 até 86% das crianças vegetarianas apresentam carência de vitamina B12, com prevalência maior em veganas (Pawlak et al., 2013).

Uma revisão realizada em 2011 mostrou que os padrões de crescimento de crianças vegetarianas e onívoras são idênticos. Entretanto, os autores apontaram que crianças veganas são mais magras e com estatura mais baixa em relação às onívoras, postulando que, quando mais restrita a dieta a crianças ainda pequenas, maior o risco de deficiências nutricionais (Van Winckel et al., 2011).

Vale ressaltar que recém-nascidos de mães veganas, quando alimentados exclusivamente com leite materno, podem apresentar grave deficiência de vitamina B12, levando a acidose metabólica e comprometimento do desenvolvimento do sistema nervoso central (Goraya et al., 2015).

Tem sido apontada uma associação entre a prática do vegetarianismo na adolescência e a ocorrência de transtornos alimentares, especialmente a anorexia nervosa e a ortorexia (Robinson-O'brien et al., 2009). Entretanto, ainda não se estabeleceu que o vegetarianismo seja um fator causal dos transtornos, pois alguns adolescentes podem apresentar predisposição aos transtornos alimentares antes de se tornarem vegetarianos ou veganos (Van Winckel et al., 2011).

ESTRATÉGIAS PARA MELHORAR O APROVEITAMENTO DOS NUTRIENTES NAS DIETAS VEGETARIANAS

Atualmente já está bem consolidado na comunidade científica que é possível atingir o equilíbrio e a adequação nutricional com dietas vegetarianas, desde que planejadas de forma adequada, incluindo uma variedade de alimentos coloridos, frescos ou congelados, preferencialmente não refinados e minimamente processados.

Um dos pontos importantes a serem considerados são medidas para reduzir o teor de fitatos presente em alimentos como cereais integrais, leguminosas, oleaginosas e sementes, já que estes reduzem a absorção de minerais importantes na dieta vegetariana como o ferro e o zinco. Entre as medidas destacam-se:

- Deixar as leguminosas de molho na água em temperatura ambiente de 8 a 12 horas antes do cozimento e trocar a água para o cozimento.
- Usar alimentos que necessitam de fermentação no seu preparo, como os pães.
- Acrescentar brotos de sementes e feijões à dieta.
- Usar produtos à base de soja fermentados, como *tempeh*, missô e *shoyu*.
- Torrar as castanhas e nozes.
- Evitar o uso de farelo de trigo (Martins et al., 2015).

Para atingir uma melhor composição de aminoácidos na dieta vegetariana, combinações como arroz e feijão devem ser realizadas, ou seja, uma mistura adequada de cereais como arroz, trigo, milho, que são boas fontes de triptofano e metionina, com leguminosas como feijão, soja, ervilhas, que fornecem quantidade adequada de leucina e arginina. Essas combinações, quando consumidas ao longo do dia, em proporções balanceadas, poderiam apresentar valor nutricional, do ponto de vista proteico, equivalente àquele apresentado pelas proteínas de origem animal (Santos et al., 2016).

Com o intuito de melhorar a biodisponibilidade do ferro, os vegetarianos devem ser incentivados a consumir alimentos ricos em vitamina C junto às refeições, favorecendo a absorção desse mineral. Porém, vegetarianos devem evitar consumir alimentos ricos em cálcio nessa mesma refeição, dado que esse mineral é considerado um inibidor da absorção de ferro.

GASTRONOMIA VEGETARIANA: NOVAS PERSPECTIVAS

As restrições alimentares próprias da dieta vegetariana implicam a busca por sabores diferenciados que possam ser agregados na preparação de refeições, sejam estas realizadas em domicílio ou fora de casa.

Porém, embora não seja admitido, na culinária vegetariana, o uso de temperos tradicionais da Gastronomia, como caldos de carne, galinha ou peixes, os adeptos desse tipo de dieta também almejam ter prazer na realização de suas refeições.

Assim, é importante que um restaurante vegetariano mantenha essa identidade e atenda às expectativas dos frequentadores, não servindo nenhum tipo de carne ou produto originado de carnes, como gelatina de origem animal. Caso o objetivo seja atender clientes veganos, não somente as carnes devem ser excluídas do cardápio, mas qualquer produto de origem animal, como leite e derivados e ovos.

Por outro lado, existe uma vasta gama de opções a serem exploradas pela Gastronomia entre os alimentos de origem vegetal, como diferentes frutas, verduras, legumes, grãos, ervas, raízes, sementes e cogumelos. É fato que os sabores, aromas, cores e texturas desses alimentos apresentam maior delicadeza e sutileza e, portanto, há que se trabalhar de forma especial com tais ingredientes. Em outras palavras, a Gastronomia vegetariana pressupõe critério e cuidado na utilização dos ingredientes (Franco; Rego, 2005).

No caso das vertentes vegetarianas mais restritas, como os crudívoros e os frugívoros, há um menor número de opções de preparações e menus, mas esse tipo de cliente constitui também um desafio para a Gastronomia, estimulando a pesquisa por novas receitas, preparações e, até mesmo, o desenvolvimento de um cardápio específico para esse público.

Segundo a Sociedade Vegetariana Brasileira (2016b), existem no Brasil cerca de 230 restaurantes vegetarianos e veganos, além do aumento da oferta e lançamentos de pratos e lanches veganos em restaurantes e lanchonetes não vegetarianos. Ainda segundo a Sociedade Vegetariana Brasileira (2016b), o crescimento do mercado brasileiro reflete tendências mundiais: no Reino Unido, houve crescimento de 360% no número de veganos no país na ultima década (2005-2015) e nos Estados Unidos o número de veganos dobrou em 6 anos (2009-2015).

Em um estudo realizado em 2005, na cidade de São Paulo, 75 consumidores vegetarianos apontaram com que periodicidade frequentavam restaurantes vegetarianos: 35,1% frequentavam mais de uma vez por semana, 17,6% frequentavam pelo menos uma vez por semana e

47,1% frequentavam mensalmente (Franco; Rego, 2005). Esses números mostravam, já em 2005, que esse nicho de mercado se encontrava em pleno crescimento.

O consumidor vegetariano espera que produtos a serem adquiridos para uso domiciliar, bem como refeições a serem realizadas fora do domicílio, em restaurantes, apresentem alguns atributos que influenciam sua decisão de consumi-los. Na pesquisa de Franco e Rego (2005), os entrevistados consideraram como atributos muito importantes das refeições que realizavam fora de casa: fornecimento de informações precisas sobre a composição dos pratos (70,3%), oferecimento de opções vegetarianas/veganas (93,2%), variedade dos pratos vegetarianos (77,0%), adaptação de pratos tradicionais (73,0%), adequada apresentação visual dos alimentos (66,2%) e sabor agradável das refeições (91,9%).

Dessa forma, além da oferta de um cardápio especializado, em restaurantes vegetarianos, a percepção de valor parece ser incrementada pelo fornecimento de produtos orgânicos, informações nutricionais sobre os pratos, oferta de alimentos integrais e saudáveis, sem frituras, refinados ou industrializados e a promoção de integração entre os clientes vegetarianos.

CONSIDERAÇÕES FINAIS

As dietas vegetarianas que atendem às necessidades nutricionais podem oferecer benefícios à saúde, assim como promover crescimento, desenvolvimento e manutenção de um estado nutricional adequado em todas as etapas do ciclo da vida, bem como diminuir o risco de doenças crônicas não transmissíveis. No entanto, torna-se imprescindível um planejamento adequado dessas dietas para garantir um melhor aproveitamento dos nutrientes e redução dos riscos de carências nutricionais.

Além da necessidade de se atentar para a adequação nutricional das dietas vegetarianas, é preciso considerar que esses indivíduos são potenciais clientes de restaurantes e lanchonetes, e que eles seguem a tendência do Brasil e do mundo para se alimentarem fora do domicílio, por diversas razões como praticidade e distância do trabalho para o domicílio. Dessa forma, os restaurantes vegetarianos e veganos tornam-se um interessante nicho de mercado e campo de pesquisa desafiador para a Gastronomia.

Para atender melhor esse público, é importante que se conheça mais profundamente suas motivações, possíveis implicações nutricionais e as diferentes vertentes do vegetarianismo, buscando que o atendimento desses indivíduos, seja no âmbito da orientação nutricional ou no oferecimento de produtos e serviços de alimentação, possa ser bem-sucedido.

REFERÊNCIAS BIBLIOGRÁFICAS

ADA – AMERICAN DIETETIC ASSOCIATION. Position of the American Dietetic Association and Dietitians of Canada: vegetarian diets. *Can J Prac Res*, v.64(2), p.62-81, 2003.

_____. Position of the American Dietetic Association: vegetarian diets. *J Am Diet Assoc*, v.109(7), p.1266-82, 2009.

CHIEN-JUNG, H. et al. Taiwanese vegetarians have higher insulin sensitivity than omnivores. *British Journal of Nutrition*, v.95(1), p.129-35, 2006.

CHIU, Y.F. et al. Cross-sectional and longitudinal comparisons of metabolic profiles between vegetarian and non-vegetarian subjects: a matched cohort study. *Br J Nut.*, v. 14(8), p.1313-20, 2015.

CRIM, M.C.; MUNRO, H.N. Protein and amino-acids. In: SHILS, M.E. et al. *Modern nutrition in healthy and disease*. 8. ed. v.1. Philadelphia: Lea & Febiger, 1994, p. 3-35.

CRN – CONSELHO REGIONAL DE NUTRICIONISTA. Parecer técnico CRN-3 N. 11/2015 sobre cegetarianismo. 2015. Colegiado 2014/2017. Disponível em: <http://crn3.org.br/Areas/Admin/Content/upload/file-0711201575658.pdf>. Acesso em: 29 ago. 2016.

CRUCHET, S. et al. Truths, myths and needs of special diets: attention-deficit/hyperactivity disorder, autism, non-celiac gluten sensitivity, and vegetarianism. *Ann Nutr Metab*, v.68, supl. 1, p.43-50, 2016.

DAVIS, B.C.; KRIS-ETHERTON, P.M. Achieving optimal essential fatty acid status in vegetarians: current knowledge and practical implications. *Am J Clin Nutr*, v.78, n.3, p.640S-46S, 2003.

DINU, M. et al. Vegetarian, vegan diets and multiple health outcomes: a systematic review with meta-analysis of observational studies. *Crit Rev Food Sci Nutr*, v.6, 2016.

FOSTER, M.; SAMMAN, S. Vegetarian diets across the lifecycle: impact on zinc intake and status. *Adv Food Nutr Res*, v.74, p.93-131, 2015.

FRANCO, E.S.; REGO, R.A. Marketing estratégico para subculturas: um estudo sobre hospitalidade e gastronomia vegetariana em restaurantes da cidade de São Paulo. *Turismo, Visão e Ação*, v.7(3), p.469-82, 2005.

GADGIL, M.S. et al. Association of homocysteine with global DNA methylation in vegetarian Indian pregnant women and neonatal birth anthropometrics. *J Matern Fetal Neonatal Med*, v.27, p.1749-53, 2014.

GILSING, A. et al. The Netherlands Cohort Study – Meat Investigation Cohort; a population-based cohort over-represented with vegetarians, pescetarians and low meat consumers. *Nutr J*, v.12, p.156, 2013.

GORAYA, J.S. et al. Neurology of nutritional vitamin B12 deficiency in infants: case series from India and literature review. *J Child Neurol*, v.30, p.1831-37, 2015.

HERRMANN, W.; GEISEL, J. Vegetarian lifestyle and monitoring of vitamin B-12 status. *Clin Chim Acta*, v.326, n.1-2, p.47-59, 2002.

HUNT, J.R. Bioavailability of iron, zinc, and other trace minerals from vegetarian diets. *Am J Clin Nutr*, v.78, supl. 3, p.633S-30S, 2003.

IBOPE – INSTITUTO BRASILEIRO DE OPINIÃO PÚBLICA E ESTATÍSTICA. Dia Mundial do Vegetarianismo: 8% da população brasileira afirma ser adepta do estilo. Reportagem. 01 out. 2012. Disponível em: <http://www.ibope.com.br/pt-br/noticias/Paginas/Dia-Mundial-do-Vegetarianismo-8-da-populacao-brasileira-afirma-ser-adepta-ao-estilo.aspx>. Acesso em: 05 set. 2016.

JAACKS, L.M. et al. Vegetarianism and cardiometabolic disease risk factors: Differences between South Asian and US adults. *Nutrition*, v.32, n.9, p.975-84, 2016.

LEITZMANN, C. Vegetarian nutrition: past, present, future. *Am J Clin Nutr*, v.100, supl. 1, p. 496S-502S, 2014.

MARTINS, M.C.T. et al. Planejamento dietético para o vegetariano. In: PHILIPPI, S.T.; AQUINO, R.C. *Dietética: Princípios para o planejamento de uma alimentação saudável*. 1. ed. Barueri: Manole, 2015.

PAWLAK, R. et al. How prevalent is vitamin B(12) deficiency among vegetarians? *Nutr Rev*, v.71, p.110-7, 2013.

PICCOLI, G.B. et al. Vegan-vegetarian diets in pregnancy: danger or panacea? A systematic narrative review. *BJOG*, v.122, p.623-33, 2015.

ROBINSON-O'BRIEN, R. et al. Adolescent and young adult vegetarianism: better dietary intake and weight outcomes but increased risk of disordered eating behaviors. *J Am Diet Assoc*, v.109, p.648-55, 2009.

SANTOS, N.M. et al. Nutrientes e dietas vegetarianas. In: COZZOLINO, S.M.F. *Biodisponibilidade de nutrientes*. 6. ed. Barueri: Manole, 2016.

SAUNDERS, A.V. et al. Iron and vegetarian diets. *Med J Aust*, v.19, n.199, supl. 4, p.S11-6, 2013.

SBC — SOCIEDADE BRASILEIRA DE CARDIOLOGIA. V Diretriz Brasileira de Dislipidemias e Prevenção da Aterosclerose. *Arq Bras Cardiol*, São Paulo, v.101, n.4, supl. 1, p.1-20, 2013.

SILVA, S.C.G. et al. Programa Nacional para a Promoção da Alimentação Saudável. *Linhas de orientação para uma alimentação vegetariana saudável.* Jul. 2015. Disponível em: <http://nutrimento.pt/activeapp/wp-content/uploads/2015/07/Linhas-de-Orientação-para-uma-Alimentação-Vegetariana-Saudável.pdf>. Acesso em: 02 set. 2016.

SOCIEDADE BRASILEIRA VEGETARIANA. *Vegetarianismo.* 2016a. Disponível em: <http://www.svb.org.br/vegetarianismo1/o-que-e>. Acesso em: 02 set. 2016.

_____. *Mercado vegetariano.* 2016b. Disponível em: <http://www.svb.org.br/vegetarianismo1/mercado-vegetariano>. Acesso em: 02 set. 2016.

TEIXEIRA, R.C.M.A. et al. Risco cardiovascular em vegetarianos e onívoros: um estudo comparativo. *Arq Bras Card*, v.89, n.4, p.237-44, 2007.

TRUMBO, P. et al. Dietary reference intakes: vitamin A, vitamin K, arsenic, boron, chromium, cooper, iodine, iron, manganeses, molybdenum, nickel, silicon, vanadium, and zinc. *J Am Diet Assoc*, v.101, n.3, p.294-301, 2001.

TURNER-MCGRIEVY, G.M. et al. Randomization to plant-based dietary approaches leads to larger short-term improvements in Dietary Inflammatory Index scores and macronutrient intake compared with diets that contain meat. *Nutrition Research*, v.35, n.2, p.97-106, 2015.

VAN WINCKEL, M. et al. Clinical practice: Vegetarian infant and child nutrition. *Eur J Pediatr*, v.170, p.1489-94, 2011.

VENTI, C.A.; JOHNSTON, C.S. Modified food guide pyramid for lactovegetarians and vegans. *J Nutr*, Filadélfia, v.132, n.5, p.1050-4, 2002.

VOLKOV, I. The master key effect of vitamin B_{12} in treatment of malignancy – A potential therapy? *Med Hypotheses*, v.70, n.2, p.324-8, 2008.

WHO – World Health Organization. Global Database on Anaemia. Disponível em: <http://www.who.int/vmnis/anaemia/en/>. Acesso em: 05 set. 2016.

WILT, T.J. et al. Lactose Intolerance and Health. Rockville (MD). *Agency for Healthcare Research and Quality*, fev. 2010. Disponível em: <http://www.ahrq.gov/sites/default/files/wysiwyg/research/findings/evidence-based-reports/lactint-evidence-report.pdf>. Acesso em: 05 set. 2016.

WINCKLER, M. *Fundamentos do vegetarianismo*. Rio de Janeiro: Expressão e Cultura, 2004.

YANG, S.Y. et al. Chine lacto-vegetarian diet exerts favorable effects on metabolic parameters, intima-media thickness, and cardiovascular risks in healthy men. *Nutrition in Clinical Practice*, v.27, n.3, p.392-8, 2012.

13

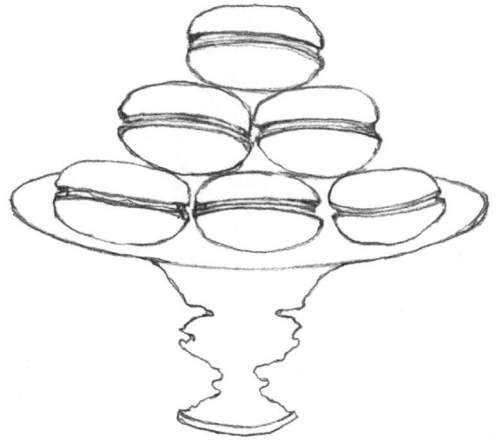

GASTRONOMIA FUNCIONAL

Marcelo Malta Werdini
Renata Giudice de Oliveira Lewis

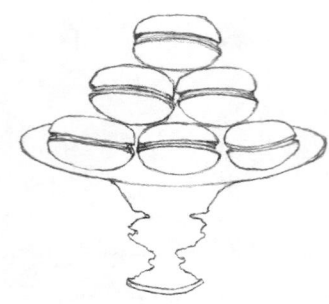

► SUMÁRIO

INTRODUÇÃO

O Japão foi o primeiro país a propor o conceito de "alimentos funcionais", durante a década de 1980. O aumento da expectativa de vida de sua população despertou o interesse das autoridades de saúde em desenvolver alimentos que pudessem apresentar relação com uma melhor qualidade de vida e a redução dos gastos com saúde pública (Arai, 1996). O termo Foshu (do inglês *food for specialized health uses*) se referia a alimentos processados, similares em aparência aos alimentos convencionais, usados como parte de uma dieta convencional. De acordo com a Associação Dietética Americana, todos os alimentos são considerados funcionais em algum nível (ADA, 2009) e a definição aceita na maioria dos países descreve alimentos funcionais como "alimentos ou componentes alimentares que oferecem benefícios além das funções nutricionais básicas e que podem desempenhar um papel em reduzir ou minimizar o risco de certas doenças e outras condições de saúde".

A maioria das agências regulatórias internacionais preconiza como características dos alimentos funcionais:

1. Apresentação do produto como "alimento", e não como cápsulas, pílulas ou outras formas farmacêuticas.
2. Fornecimento de benefícios que extrapolem as funções nutricionais básicas.
3. Possibilidade de consumo como parte de uma dieta convencional.

No Brasil, esses requisitos também são considerados pela legislação sobre alimentos funcionais. O *Guia alimentar para a população brasileira* do Ministério da Saúde (Brasil, 2014) ressalta a importância do contexto de uma dieta saudável e da prática de atividades físicas, a fim de que os componentes alimentares isolados não sejam mitificados. De acordo com a Organização Mundial da Saúde, a combinação de fatores dietéticos e estilo de vida apresenta relação com a redução do risco atribuível para obesidade, diabetes, doenças cardiovasculares e câncer, como demonstrado no Quadro 1.

QUADRO 1 – Sumário da força de evidência para obesidade, diabetes tipo 2, doença cardiovascular (CVD) e câncer[a]

	Obesidade	Diabetes tipo 2	CVD	Câncer
Ingestão elevada de alimentos altamente energéticos	C↑			
Ácidos graxos trans			C↑	
Peixe e óleo de peixe (EPA e DHA)			C↓	
Alta ingestão de fibra dietética (NSP)	C↓	P↓	P↓	
Alta ingestão de sódio			C↑	
Frutas (incluindo frutas vermelhas) e vegetais	C↓[k]	P↓[k]	C↓	P↓[l]
Sobrepeso e obesidade		C↑	C↑	C↑[s]
Atividade física regular	C↓	C↓	C↓	C↓

C↑: convincente aumento de risco; C↓: convincente diminuição de risco; P↑: provável aumento de risco; P↓: provável diminuição de risco; EPA: ácido eicosapentanoico; DHA: ácido docosapentanoico; NSP: polissacarídeos não amiláceos.
[a] Somente evidências convincentes (C) e prováveis (P) estão incluídas nesta tabela sumária.
[k] Baseado nas contribuições de frutas e vegetais com polissacarídeos não amiláceos (fibras dietéticas).
[l] Para câncer da cavidade oral, esôfago e colorretal.
[s] Para câncer de esôfago, colorretal, mama (em mulheres pós-menopausa), endométrio e rim.
Fonte: adaptada de WHO (2003).

O documento Brasil Food Trends 2020, que apresenta as tendências do ramo de alimentação para o período entre 2010 e 2020, aponta o crescente interesse por essa modalidade de alimentos no segmento chamado "saudabilidade e bem-estar" e destaca como causas o envelhecimento da população, o acesso às descobertas científicas sobre a relação entre alimentação e saúde, a busca de um estilo de vida mais saudável, especialmente nas grandes cidades, e o avanço da obesidade.

A legislação brasileira não define "alimento funcional", e sim alegação de propriedade funcional ou alegação de saúde, e estabelece as diretrizes para sua utilização e registro.

A alegação de propriedade funcional se refere ao papel metabólico ou fisiológico que o nutriente ou não nutriente desempenha no crescimento, desenvolvimento, manutenção e outras funções normais do organismo. Entende-se alegação de saúde como aquela que afirma, sugere ou implica a existência de relação entre o alimento ou ingrediente com uma doença ou condição relacionada à saúde (Anvisa, 1999). A legislação brasileira define ainda o termo "substância bioativa", que se refere a nutrientes ou não nutrientes que têm ação metabólica ou fisiológica específica e que devem estar presentes em fontes alimentares, apresentar comprovação da segurança para o consumo humano e não apresentar finalidade medicamentosa ou terapêutica. Não são permitidas alegações que façam referência à prevenção ou à cura de doenças (Strigheta et al., 2007).

HISTÓRICO DE ALIMENTOS FUNCIONAIS NO BRASIL

A partir da década de 1990, vários produtos até então não reconhecidos como alimentos aguardavam um posicionamento da Agência Nacional de Vigilância Sanitária (Anvisa), que não estava preparada para receber esse tipo de demanda (Nitzke, 2012). Somente em 1999, a Anvisa aprovou a regulamentação que trata das diretrizes básicas para avaliação da segurança e do risco dos alimentos; dos procedimentos para registro de alimentos e/ou novos ingredientes e das diretrizes básicas para análise e comprovação de alegação de propriedade funcional e/ou de saúde apresentadas em rotulagem de alimentos (Anvisa, 1999). Essas categorias de alimentos vêm sendo introduzidas para consumo livre pela população. A chamada Comissão de Assessoramento Tecnocientífico em Alimentos com Alegação de Propriedade Funcional e/ou de Saúde em Novos Alimentos foi formada por profissionais de universidades e instituições de pesquisa com reconhecidos saberes com o objetivo de subsidiar a Diretoria de Alimentos e Toxicologia nas decisões relacionadas a esse tema.

Após cinco anos, foram reavaliados os produtos com alegações de propriedades funcionais e/ou de saúde aprovados desde o ano de 1999, utilizando-se como base os conhecimentos científicos atualizados, com a finalidade de aprimorar o entendimento do público consumidor quanto às propriedades desses alimentos. Vale ressaltar que as alegações aprovadas pela Anvisa têm um texto padrão, que deve ser apresentado na rotulagem exatamente da forma prevista na legislação. Os seguintes produtos tiveram as suas alegações modificadas nessa ocasião:

- Ácidos graxos da família ômega 3.
- Carotenoides – licopeno e luteína.
- Fibras alimentares – betaglucana, fruto-oligossacarídeos, inulina, lactulose, *Psillium*, quitosana.
- Fitoesteróis.
- Probióticos – *Lactobacillus acidophilus, L. casei shirota, L. casei var. defensis, L. casei var. rhammosus, L. delbrueckii* subespécie *bulgaricus, Bifidobacterium bifidum, B. lactis, B. longum, Streptococcus salivarius* subespécie *thermophillus.*
- Proteína de soja.
- As alegações anteriormente aprovadas para cafeína, sorbitol, xilitol, manitol, estearato de sódio, bicarbonato de sódio, ômega 6, ácidos graxos monoinsaturados e poli-insaturados (em óleos vegetais) não foram mais permitidas.

O Quadro 2 apresenta a listagem contendo os nutrientes e não nutrientes aprovados pela Anvisa com as alegações padronizadas.

Além das alegações citadas, o texto apresenta também os requisitos específicos para cada produto, como a quantidade que deve ser disponibilizada ao consumidor, a necessidade de consumir o produto utilizando-se de líquidos, a advertência a respeito de substâncias potencialmente alergênicas, informações que obrigatoriamente devem constar dos rótulos, entre outras declarações.

O PAPEL DA GASTRONOMIA COMO FERRAMENTA DE PROMOÇÃO DE QUALIDADE DE VIDA

O *Guia alimentar para a população brasileira* (Brasil, 2014) apresenta, em seu Capítulo 5, estratégias para administrar os obstáculos relacionados à prática de uma alimentação mais equilibrada no contexto contemporâneo. A falta de tempo para adquirir e preparar alimentos *in natura*, a oferta excessiva de produtos ultraprocessados e os custos de

QUADRO 2 – Nutrientes e não nutrientes aprovados pela Anvisa e alegações

Ácidos graxos	Alegação
EPA e DHA	"O consumo de ácidos graxos ômega 3 auxilia na manutenção de níveis de triglicerídeos, desde que associado a uma alimentação equilibrada e hábitos de vida saudáveis."
Carotenoides	**Alegação**
Licopeno	"O licopeno tem ação antioxidante que protege as células contra os radicais livres. Seu consumo deve estar associado a uma alimentação equilibrada e hábitos de vida saudáveis."
Luteína	"A luteína tem ação antioxidante que protege as células contra os radicais livres. Seu consumo deve estar associado a uma alimentação equilibrada e hábitos de vida saudáveis."
Zeaxantina	"A zeaxantina tem ação antioxidante, que protege as células contra os radicais livres. Seu consumo deve estar associado a uma alimentação equilibrada e hábitos de vida saudáveis."
Fibras alimentares	**Alegação**
Fibras alimentares	"As fibras alimentares auxiliam o funcionamento do intestino. Seu consumo deve estar associado a uma alimentação equilibrada e hábitos de vida saudáveis."
Betaglucana em farelo de aveia, aveia em flocos e farinha de aveia	"Este alimento contém betaglucana (fibra alimentar), que pode auxiliar na redução do colesterol. Seu consumo deve estar associado a uma alimentação equilibrada e baixa em gorduras saturadas e a hábitos de vida saudáveis."
Dextrina resistente	"As fibras alimentares auxiliam o funcionamento do intestino. Seu consumo deve estar associado a uma alimentação equilibrada e hábitos de vida saudáveis."
Fruto-oligossacarídeo (FOS)	"Os fruto-oligossacarídeos (FOS) (prebiótico) contribuem para o equilíbrio da flora intestinal. Seu consumo deve estar associado a uma alimentação equilibrada e hábitos de vida saudáveis."
Goma guar parcialmente hidrolisada	"As fibras alimentares auxiliam o funcionamento do intestino. Seu consumo deve estar associado a uma alimentação equilibrada e hábitos de vida saudáveis."

(continua)

QUADRO 2 – Nutrientes e não nutrientes aprovados pela Anvisa e alegações *(continuação)*

Inulina	"A inulina (prebiótico) contribui para o equilíbrio da flora intestinal. Seu consumo deve estar associado a uma alimentação equilibrada e hábitos de vida saudáveis."
Lactulose	"A lactulose auxilia o funcionamento do intestino. Seu consumo deve estar associado a uma alimentação equilibrada e hábitos de vida saudáveis."
Polidextrose	"As fibras alimentares auxiliam o funcionamento do intestino. Seu consumo deve estar associado a uma alimentação equilibrada e hábitos de vida saudáveis."
Psillium ou *Psyllium*	"O *Psillium* (fibra alimentar) auxilia na redução da absorção de gordura. Seu consumo deve estar associado a uma alimentação equilibrada e hábitos de vida saudáveis."
Quitosana	"A quitosana auxilia na redução da absorção de gordura e colesterol. Seu consumo deve estar associado a uma alimentação equilibrada e hábitos de vida saudáveis."
Fitoesteróis	**Alegação**
	"Os fitoesteróis auxiliam na redução da absorção de colesterol. Seu consumo deve estar associado a uma alimentação equilibrada e hábitos de vida saudáveis."
Polióis	**Alegação**
Manitol/xilitol/sorbitol	"Manitol/xilitol/sorbitol não produz ácidos que danificam os dentes. O consumo do produto não substitui hábitos adequados de higiene bucal e de alimentação."
Probióticos	**Alegação**
	A alegação de propriedade funcional ou de saúde deve ser proposta pela empresa e será avaliada, caso a caso, com base nas definições e princípios estabelecidos na Resolução n. 18/1999.
Proteína de soja	**Alegação**
	"O consumo diário de no mínimo 25 g de proteína de soja pode ajudar a reduzir o colesterol. Seu consumo deve estar associado a uma alimentação equilibrada e hábitos de vida saudáveis."

uma alimentação equilibrada são alguns dos elementos descritos. O desenvolvimento de habilidades culinárias é um dos recursos citados no documento para estimular a utilização de ingredientes que apresentem uma relação maior com a saúde e a qualidade de vida de grupos específicos e da população geral.

A procura crescente pelos cursos de Gastronomia na última década (Rocha, 2016) e, nos últimos anos, por segmentos relacionados ao emprego de alimentos com propriedades funcionais por *chefs* de cozinha é uma demonstração da tendência relativamente recente de associar técnicas culinárias aprimoradas que garantam resultados sensoriais satisfatórios com um produto final considerado saudável.

A literatura a respeito do tema, especialmente pela sua contemporaneidade, é, no momento, bastante escassa e diversas temáticas são incluídas, às vezes de forma confusa, ao conceito de uma "Gastronomia funcional". Pesquisas realizadas nos meios eletrônicos demonstram que diversos profissionais das áreas de Nutrição e Gastronomia consideram funcionais preparações que excluem glúten, lactose e produtos lácteos em geral, além de abordagens voltadas para públicos específicos como portadores de diabetes, praticantes de atividades físicas, portadores de obesidade e com risco cardiovascular elevado. Também são consideradas "funcionais" por alguns *chefs* de cozinha preparações voltadas ao público vegetariano e vegano. Algumas linhas de profissionais que adotam práticas gastronômicas consideradas funcionais também priorizam o emprego dos seguintes elementos:

- Uso de ingredientes locais.
- Sustentabilidade na cadeia de produção e manipulação de alimentos, buscando evitar desperdícios e danos ao meio ambiente (Degáspari, 2004).
- Utilização de alimentos livres de agrotóxicos.
- Preferência por produtos que não sejam geneticamente modificados.

Não existe uma definição padronizada na literatura para o termo Gastronomia funcional, porém existe consenso de que essa modalidade associa a utilização de ingredientes que apresentem funções além da nutrição básica em refeições e cardápios elaborados, que envolvam técnicas culinárias que preservem as propriedades destes ingredientes, no contexto de uma alimentação equilibrada.

INGREDIENTES HABITUALMENTE UTILIZADOS NA GASTRONOMIA FUNCIONAL

Além dos produtos aprovados pela Anvisa, outros ingredientes apresentam funcionalidades bem estabelecidas pela literatura. Esses alimentos desempenham ações em diversos sistemas orgânicos, colaborando com a maximização de funções fisiológicas e a promoção de bem-estar, além de contribuírem para a redução do risco de doenças crônicas.

São atributos comumente relacionados ao consumo de alimentos funcionais no contexto de uma dieta equilibrada e associada à prática de exercícios físicos:

- Redução do risco de doença cardiovascular.
- Controle da pressão arterial.
- Melhora das funções digestivas.
- Aumento da competência imunológica.
- Redução do risco de diabetes e melhor controle glicêmico para portadores da doença já estabelecida.
- Redução do risco de câncer.
- Redução do risco de osteoporose.
- Função antioxidante.
- Melhora dos sintomas da menopausa.

Os ingredientes com propriedades funcionais empregados na Gastronomia podem ser divididos quanto à origem em:

- Origem animal: por exemplo, peixes ricos em ácidos graxos ômega 3, ovos e produtos lácteos enriquecidos com probióticos.
- Origem vegetal: frutas, vegetais, oleaginosas, leguminosas, cereais integrais e especiarias.

Quanto ao grau de processamento, pode-se classificar os ingredientes em:

- Alimentos *in natura* ou minimamente processados.
- Alimentos processados.
- Alimentos *in natura* com melhora da biodisponibilidade dos componentes bioativos.

No último grupo, os alimentos apresentam componentes bioativos naturalmente, porém o processamento pode melhorar seu conteúdo e ação.

Entre os alimentos que podem ter melhora de sua biodisponibilidade por meio de processos tecnológicos, pode-se citar o tomate. O licopeno, carotenoide com ação antioxidante e que apresenta associação com a diminuição com certos tipos de câncer com evidências fortes para pulmão, estômago e próstata e sugestivas para câncer cervical, de mama, boca, pâncreas, colo e esôfago, tem absorção potencializada quando cozido com óleo de milho e oliva ou disponibilizado na forma de extrato de tomate (Kobori et al., 2010).

Além do uso de ingredientes com propriedades funcionais, é essencial manter uma concordância com os demais elementos empregados nas preparações ou refeições, não sendo característico dessa modalidade o uso de produtos embutidos, cortes de carnes com excesso de gorduras saturadas, açúcar refinado, gorduras trans (p. ex., a gordura vegetal hidrogenada tanto para o preparo de massas quanto para a elaboração de frituras), excesso de sódio e aditivos industrializados.

Como diversos desses elementos oferecem palatabilidade ao produto final, é grande o desafio da modalidade funcional em oferecer resultados sensoriais satisfatórios utilizando-se ingredientes alternativos.

Vale ressaltar a importância do processamento correto dos ingredientes, especialmente aqueles mais vulneráveis, como as hortaliças e as fontes de gorduras. O armazenamento adequado, bem como o pré-preparo e o preparo (cocção) corretos, garantem o melhor aproveitamento possível das substâncias bioativas presentes.

O Quadro 3 apresenta um resumo dos componentes com propriedades funcionais e suas respectivas fontes e benefícios potenciais.

QUADRO 3

Componentes funcionais	Exemplos de fontes	Benefícios potenciais
Fitoestrógenos		
Lignanas	Linhaça, centeio e alguns vegetais	Redução de risco cardiovascular e função imune
Isoflavonas	Grãos de soja e produtos à base de soja	Relações com a saúde óssea, redução de sintomas da menopausa
Carotenoides		
Betacaroteno	Abóbora, frutas cítricas, mandioquinha, cenoura, alimentos de cor amarela e laranja	Ação antioxidante
Luteína e zeaxantina	Espinafre, ovos, milho, couve	Redução do risco de degeneração macular e catarata. Saúde ocular
Licopeno	Tomate, melancia, pimentão vermelho, goiaba, mamão, caqui, pitanga	Redução do risco de alguns tipos de câncer como o de próstata
Ácidos graxos		
Ácidos graxos monoinsaturados	Nozes, castanhas, azeite de oliva e óleo de canola	Redução do risco de doença cardiovascular
Ácidos graxos poli-insaturados ômega 3	Peixes e óleo de peixes, linhaça e chia	Redução do risco cardiovascular, função neurológica
Fibras dietéticas		
Fibras insolúveis	Cereais integrais, vegetais em geral	Redução do risco de câncer intestinal, melhora do trânsito intestinal
Fibras solúveis	Aveia, feijões, algumas frutas, como a maçã, e alguns vegetais	Redução do risco cardiovascular, melhora do controle glicêmico, melhora de funções digestivas

(continua)

QUADRO 3 *(continuação)*

Componentes funcionais	Exemplos de fontes	Benefícios potenciais
Probióticos	Iogurtes enriquecidos, *kefir* e outros produtos não lácteos enriquecidos	Melhora das funções digestivas, imunidade, modificação do ambiente intestinal, melhoria da absorção de cálcio
Compostos sulfurados	Brócolis, couve-flor, cebola, alho	Melhora da função imune, ação antioxidante, redução do risco cardiovascular
Flavonoides	Frutas vermelhas, vinho e uvas, chá-verde, maçã, cebola, chocolate amargo	Ação antioxidante, redução de risco cardiovascular, redução do risco de infecção urinária e *H. pylori*

Adaptada de International Food Information Council Foundation.

CONSIDERAÇÕES SOBRE ALGUNS GRUPOS DE INTERESSE EM GASTRONOMIA FUNCIONAL

Alimentos fontes de fibras, prebióticos e probióticos

A ampla utilização de fontes de fibras em receitas funcionais se justifica pelos benefícios associados ao seu consumo. O artigo de revisão publicado por Bernaud e Rodrigues (2013) relaciona o consumo adequado de fibras na dieta usual à redução do risco de desenvolvimento de algumas doenças crônicas, como doença arterial coronariana (DAC), acidente vascular cerebral (AVC), hipertensão arterial, *diabetes mellitus* (DM) e algumas desordens gastrointestinais. Além disso, o aumento na ingestão de fibras melhora os níveis de lipídios, reduz a pressão arterial, melhora o controle glicêmico em pacientes portadores de diabetes, auxilia na promoção de saciedade, contribuindo com a redução de peso corporal e atua na melhora do sistema imunológico.

As fibras são classificadas de forma simplificada em solúveis e insolúveis.

As fibras insolúveis, como o farelo de trigo, apresentam ação no aumento do bolo fecal, mas têm limitada fermentação no cólon. As fibras solúveis (também chamadas de viscosas ou facilmente fermentáveis no cólon), como a pectina, não são digeridas no intestino delgado e são parcial ou totalmente fermentadas e utilizadas como fonte energética pela microflora do intestino grosso. O aumento da produção de ácidos graxos de cadeia curta (AGCCs), como resultado da fermentação, resulta na diminuição do pH intracelular e colônico. O meio mais ácido inibe a proliferação de organismos patogênicos e a formação de produtos de degradação tóxicos, além de facilitar a absorção de cálcio.

Prebióticos

"Prebióticos são componentes alimentares não digeríveis pelas enzimas humanas que estimulam seletivamente o crescimento e/ou atividade de uma ou de um número limitado de bactérias no cólon. Por favorecerem a multiplicação de bactérias benéficas, beneficiam a saúde do hospedeiro" (Gibson; Robertfroid, 1995).

Entre as fontes de prebióticos mais utilizadas na gastronomia pode-se citar banana, chicória, cebola, alho, alho-poró e mais recentemente a batata yacon. Esses alimentos contêm inulina e fruto-oligossacarídeos, prebióticos típicos.

Os alimentos fontes de fibras, especialmente do tipo solúvel, são empregados em preparações funcionais com diversas finalidades, especialmente substituir gorduras ou reduzir a quantidade nas receitas, reduzir a quantidade de carboidratos refinados para oferecer um impacto menor na velocidade de absorção dos carboidratos, promover saciedade e ainda substituir ingredientes como o ovo em receitas veganas.

BIOMASSA DE BANANA VERDE

A biomassa de banana verde é um insumo insípido e inodoro, obtido do cozimento e do processamento da fruta em seu estado mais verde, sem nenhum tipo de climatização (Borges, 2007). É um ingrediente rico em amido resistente, apresentando comportamento similar ao da fibra alimentar, visto que não fornece energia e é fermentado no intestino produzindo ácidos graxos de cadeia curta. É utilizado amplamente na

Gastronomia funcional em preparações como massas alimentícias, pães, sorvetes, maionese e outros produtos nos quais se pretenda reduzir o valor energético em relação ao similar convencional, promover saciedade e melhorar a composição nutricional, visto que o produto agrega micronutrientes e fibras.

Trabalhos apontam boa aceitação por parte dos consumidores quando avaliados aspectos como cor, aroma, sabor, textura e aparência em relação aos produtos convencionais, conforme apresentado por Dias e Borges (2001) e Taipina et al. (2004).

Probióticos

"São microrganismos vivos, administrados em quantidades adequadas que conferem benefícios à saúde do hospedeiro" (Sanders, 2003). A utilização de culturas bacterianas probióticas exerce influência benéfica sobre a microbiota intestinal humana, contribuindo com a multiplicação de bactérias benéficas em detrimento da proliferação de bactérias potencialmente prejudiciais, reforçando os mecanismos naturais de defesa do hospedeiro.

Em Gastronomia, os veículos mais comuns para essa classe de microrganismos são os produtos lácteos, especialmente iogurtes, utilizados amplamente em molhos para saladas e sobremesas, porém profissionais também veiculam probióticos em bases alternativas como bebidas vegetais de coco, amêndoas ou arroz.

Ervas e especiarias

O termo "especiaria" é definido como material seco da planta que normalmente é acrescentado ao alimento para melhorar suas características sensoriais. Na Gastronomia podem ser utilizadas frescas ou desidratadas, inteiras ou em pó, especialmente quando se pretende reduzir a quantidade de sal das preparações. As ervas e as especiarias figuram entre as principais fontes de antioxidantes naturais na dieta humana pela presença de compostos fenólicos, principalmente as especiarias da família *Labiatae*. Essa família compreende 150 gêneros com aproximadamente 3.500 espécies, nativas principalmente do Mediterrâneo. As espécies mais consumidas no Brasil dessa família são o alecrim, o manjericão, o orégano, a sálvia e o tomilho (Del Ré; Jorge, 2012).

A cúrcuma, planta originária da Índia e disponibilizada na forma de pó (rizoma desidratado e processado), também tem sido utilizada na Gastronomia funcional tanto para conferir sabor quanto para servir como corante alimentício natural no preparo de massas, bolos, sorvetes, molhos e outros alimentos. Também apresenta atividade antioxidante promovida pelo composto fenólico curcumina (Cecilio Filho et al., 2000).

CONSIDERAÇÕES FINAIS

É fundamental ressaltar que a Gastronomia funcional deve levar em consideração as peculiaridades de indivíduos e grupos, não apenas em relação às suas demandas de saúde e nutrição, mas também quanto aos seus hábitos culturais e preferências, visando contribuir com novas possibilidades de consumo que possam se adequar às expectativas desses consumidores.

EXEMPLO DE CARDÁPIO FUNCIONAL

Café da manhã:
Leite desnatado com cacau em pó
Pão caseiro de aveia com geleia de frutas vermelhas

Lanche da manhã:
Iogurte com probiótico e linhaça triturada

Almoço:
Salada com mix de folhas verdes e tomate-cereja com azeite de ervas
Filé de peixe com crosta de castanhas-do-pará
Nhoque de batata-doce roxa
Sobremesa: sorvete de mirtilo com biomassa de banana verde

Lanche da tarde:
Cupcake de chá-verde
Suco de goiaba com yacon

Jantar:
Sopa de abóbora com gengibre e *chips* de beterraba
Minialmôndegas de grão-de-bico
Sobremesa: sagu de chia com suco de uva

REFERÊNCIAS BIBLIOGRÁFICAS

ARAI, S. Studies on functional foods in Japan – State of the art. *Biosci Biotechnol Biochem*, v.60(1), p.9-15, 1996.

BERNAUD, F.S.R.; RODRIGUES, T.C. Fibra alimentar – Ingestão adequada e efeitos sobre a saúde do metabolismo. *Arq Bras Endocronol Metab*, v.57(6), p.397-405, 2013.

BORGES, A.M. Caracterização e estabilidade de pré-misturas para bolos à base de farinha de banana verde [dissertação]. Lavras: Universidade Federal de Lavras, 2007.

ANVISA. Alimentos com alegações de propriedades funcionais ou de saúde, novos alimentos/ingredientes, substâncias bioativas e probióticos. Disponível em: <http://portal.anvisa.gov.br/alimentos/alegacoes>. Acesso em: ago. 2016.

ANVISA. Alimentos com alegações de propriedades funcionais ou de saúde. Resoluções n. 17/99; 18/99 e 19/99, abr. 1999. Disponível em: <http://portal.anvisa.gov.br/alimentos/alegacoes>. Acesso em: 12 mar. 2018.

BRASIL. Ministério da Saúde. Secretaria de Atenção à Saúde. Departamento de Atenção Básica. *Guia alimentar para a população brasileira*. 2. ed. Brasília: Ministério da Saúde, 2014.

CARVALHO, P.G. et al. Hortaliças como alimentos funcionais. *Horticultura brasileira*, v.24, p.397-404, 2006.

CECILIO FILHO, A.B. et al. Cúrcuma: planta medicinal, condimentar e de outros usos potenciais. *Ciência Rural*, Santa Maria, v.30(1), p.171-5, 2000.

DEGÁSPARI, C.H. Propriedades antioxidantes e antimicrobianas dos frutos da aroeira (Schinus terebinthfolius RADDI). Tese de Doutorado.. Curitiba, Universidade Federal do Paraná, 2004.

DEL RÉ, P.V.; JORGE, N. Especiarias como antioxidantes naturais: aplicações em alimentos e implicação na saúde. *Rev Bras Pl Med*, Botucatu, v.14(2), p.389-99, 2012.

DIAS, E.R.C.; BORGES, M.T.M.R. Análise sensorial de nhoque a base e polpa de banana verde [iniciação científica]. São Carlos: Universidade Federal de São Carlos, 2001.

GIBSON, G.D.; ROBERTFROID, M.D. Dietary modulation of the human colonic microbiota: introducing the concept of probiotics. *J Nutr*, v.125(6), p.1401-12, 1995.

HASLER, C.M.; BROWN, A.C. Position of American Dietetic Associaton: functional food. *J Am Diet Assoc*, v.109(4), p.735-46, 2009.

IZIDORO, D.R. Influência da polpa de banana (Musa cavendishii) verde no comportamento reológico, sensorial e físico químico de emulsão [dissertação]. Curitiba: Universidade Federal do Paraná, 2007.

KOBORI, C.N. et al. Teores de carotenoides em produtos de tomate. *Rev Inst Adolfo Lutz*, v.69(1), p.78-83, 2010.

NITZKE, J.A. Alimentos funcionais: uma análise histórica e conceitual. In: DÖRR, A.C. et al. *Agronegócio*: panorama, perspectivas e influência do mercado de alimentos certificado. Curitiba: Appris, 2012, p.11-23.

ROBERTFROID, M.B. Global view on functional foods: European perspectives. *British Journal of Nutrition*, v.88, supl. 2, p.S133-S138, 2002.

ROCHA, K.A. A evolução do curso de gastronomia no Brasil. Contextos da Alimentação. *Revista de Comportamento, Cultura e Sociedade*, v.4(2), mar. 2016.

SAAD, S.M.I. Probióticos e prebióticos: o estado da arte. *Revista Brasileira de Ciências Farmacêuticas*, v.42(1), 2006.

SANDERS, M.E. Probiotics: considerations for human health. *Nutr Rev*, v.61(3), p.91-9, 2003.

SAVIOLI, G.; CALEFFI, R. Escolhas e impactos: gastronomia funcional. 12. ed. São Paulo: Edições Loyola, 2015.

STRIGHETA, P.C. et al. Políticas de saúde e alegações de propriedades funcionais e de saúde para alimentos no Brasil. *Revista Brasileira de Ciências Farmacêuticas*, v.43(2), 2007.

TAIPINA, M.S. et al. Aceitabilidade sensorial de suco de manga adicionado de polpa de banana (Musa sp) verde. *Rev Inst Adolfo Lutz*, v.63(1), p.49-55, 2004.

WHO — World Health Organization. Diet nutrition and the prevention of chronic diseases. Report of a joint WHO/FAO expert consultation. (WHO Technical Report Series, 916). Genebra, 2003. Disponível em: <http://apps.who.int/iris/bitstream/10665/42665/1/WHO_TRS_916.pdf>. Acesso em: ago. 2016.

14

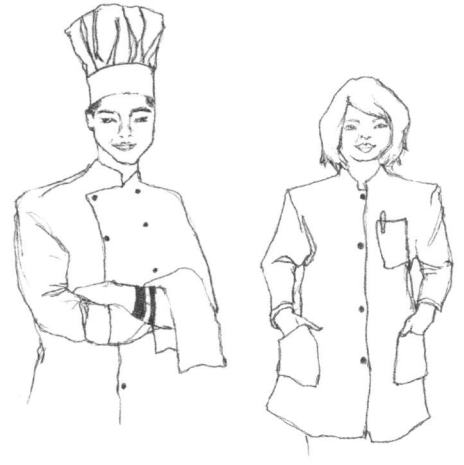

RESTRIÇÕES ALIMENTARES: ALERGIA

Renata Pinotti Alves
Andrea Romero de Almeida

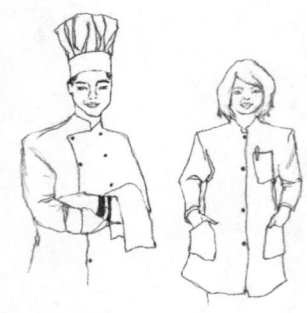

► SUMÁRIO

INTRODUÇÃO

A alergia alimentar (AA) é definida como reações adversas que ocorrem após a exposição a determinados alimentos, causadas por uma resposta imunológica específica e reprodutível. As manifestações clínicas que podem ocorrer são extremamente variadas: na pele o indivíduo pode apresentar inchaço no lábio e na pálpebra, urticárias ou eczema; no sistema gastrintestinal podem surgir dores abdominais, diarreias com sangue ou não, regurgitação ou vômitos; no sistema respiratório chiado, dificuldade para respirar. As reações mais graves são aquelas que podem acarretar risco de morte, como a anafilaxia e a FPIES (síndrome da enterocolite induzida por proteína alimentar). A pessoa com alergia alimentar pode apresentar apenas uma ou mais reações de forma concomitante (Boyce et al., 2010; Fiochi et al., 2010).

A prevalência das AA é de cerca de 6% em crianças menores de três anos de idade e de 3,5% em adultos. Embora mais de 170 alimentos tenham sido associados com reações alérgicas, a maioria das alergias alimentares é desencadeada por oito alimentos: leite de vaca, ovo, amendoim, castanhas, soja, trigo, frutos do mar ou peixe (ASBAI; SBP, 2007).

A alergia à proteína do leite de vaca (APLV), ovo, trigo e soja é mais comum na infância, pois as crianças tendem a desenvolver tolerância a esses alimentos com o tempo. Já a alergia a amendoim e frutos do mar geralmente persiste por toda a vida (ASBAI; SBP, 2007). As reações graves e fatais podem ocorrer em qualquer idade, porém, como normalmente estão associadas às alergias mais persistentes, podem acometer adolescentes e adultos, não apenas crianças (Fiochi et al., 2010).

O mais comum é a pessoa apresentar alergia a apenas um alimento. Porém, as reações a múltiplos alimentos estão aumentando (Sampson et al., 2014). Crianças com reações gastrintestinais como esofagite eosinofílica, diarreia com sangue, FPIES e reações de pele como a dermatite atópica moderada a grave são as que possuem maiores chances de apresentar alergia a múltiplos alimentos (Sampson et al., 2014).

Ao se estabelecer o diagnóstico de AA, o tratamento consiste na dieta isenta do(s) alimento(s) responsável(eis) pela reação. A restrição alimentar não é de fácil manejo, pois é necessário evitar todas as fontes alimentares, inclusive preparações e ingredientes que possuem as proteínas alergênicas (Koletzko et al., 2012).

É preciso se certificar da composição dos alimentos processados e ultraprocessados a fim de selecionar ingredientes seguros para o indivíduo com alergia alimentar. Os rótulos dos produtos industrializados são de difícil compreensão e leitura por conta do tamanho e da cor da fonte, local em que estão descritos na embalagem e, principalmente, porque normalmente o alérgeno está oculto entre os ingredientes. Por exemplo, um produto pode não conter leite e derivados, mas na relação de ingredientes contém estabilizante caseinato de cálcio. O caseinato é derivado da caseína, uma proteína do leite que não pode ser consumida por indivíduos com APLV (Pinotti, 2013; Fare, 2016).

Por essa razão, um grupo de mães criou o movimento #poenorotulo, o qual mobilizou a sociedade civil e sensibilizou os órgãos públicos sobre a necessidade de regulamentar a rotulagem de alérgenos nos alimentos industrializados. Em 2 de julho de 2015 foi publicada a RDC n. 26, que obriga a indústria alimentícia a destacar a presença dos principais alergênicos nos rótulos de alimentos industrializados (Quadro 1), inclusive o risco da presença de traços, em local visível, em caixa alta, em negrito, com fonte de 2 mm no mínimo e em cor contrastante com o fundo do rótulo (Brasil, 2015).

Todos esses cuidados são necessários a fim de evitar a ingestão acidental do alérgeno e prevenir a vigência de sintomas indesejáveis, algumas vezes fatais. Mas a restrição alimentar por tempo prolongado pode ocasionar prejuízos nutricionais, psicológicos e sociais à criança com alergia alimentar e sua família (Instituto Girassol, 2008).

A alimentação, como uma das funções humanas básicas, é também uma das atividades corporais mais expostas e simbólicas. Apesar de comermos para sobreviver, também usamos o alimento para nos comunicar, para manter grupos na sociedade e como parte de vários rituais que governam o nosso dia a dia (Cockett, 1999). Por essa razão, além dos alimentos que precisam ser evitados na dieta, é preciso que os profissionais ofereçam opções que a pessoa com alergia alimentar possa comer a fim de favorecer a adesão ao tratamento e prevenir transgressões.

QUADRO 1 – Lista de alimentos que devem ser destacados nos rótulos de produtos comercializados com a informação: "Alérgicos: contém (nome do alimento)"

1. Trigo, centeio, cevada, aveia e suas estirpes hibridizadas
2. Crustáceos
3. Ovos
4. Peixes
5. Amendoim
6. Soja
7. Leites de todas as espécies de animais mamíferos
8. Amêndoa (*Prunus dulcis*, sin.: *Prunusamygdalus, Amygdaluscommunis L.*)
9. Avelãs (*Corylus* spp.)
10. Castanha-de-caju (*Anacardium occidentale*)
11. Castanha-do-Brasil ou castanha-do-pará (*Bertholletia excelsa*)
12. Macadâmias (*Macadamia* spp.)
13. Nozes (*Juglans* spp.)
14. Pecãs (*Carya* spp.)
15. Pistaches (*Pistacia* spp.)
16. Pinoli (*Pinus* spp.)
17. Castanhas (*Castanea* spp.)
18. Látex natural

Fonte: Brasil (2015).

O desenvolvimento de preparações substitutivas saudáveis, saborosas, atrativas e acessíveis economicamente é um dos pilares do tratamento da alergia alimentar, uma vez que garante a oferta de nutrientes necessários diariamente e favorece o convívio social da criança.

No Quadro 2 encontram-se descritos todos os alimentos e ingredientes que devem ser retirados da dieta e não podem ser utilizados em preparações na vigência de alergia ao leite, soja, ovo, trigo, peixes, frutos do mar, amendoim e castanhas – os oito alimentos considerados mais alergênicos. Considerando que a substituição culinária de soja, peixes, frutos do mar, amendoim e castanhas é mais fácil, serão descritas neste capítulo as propriedades organolépticas do leite de vaca, ovo e trigo e suas respectivas substituições em preparações.

QUADRO 2 – Relação de alimentos e ingredientes que possuem proteínas do leite de vaca, soja, ovo, trigo, peixes, frutos do mar, amendoim e castanhas

Alimentos e ingredientes que possuem proteínas do leite de vaca	
Alimentos	**Ingredientes**
Leite de vaca (todos os tipos: integral, desnatado, semidesnatado, evaporado, condensado, em pó, fluido, desidratado, maltado, sem lactose)	Soro do leite, sólidos do leite
	Soro: isento de lactose, de concentrado de proteínas, desmineralizado
	Proteína do soro, *whey protein*
Leite e queijo de cabra, ovelha e búfala	Caseína
Queijos (todos os tipos), inclusive os queijos sem lactose	Caseinato (todos os tipos: de amônio, cálcio, magnésio, potássio ou sódio)
Requeijão, *cream cheese*, cottage	Estabilizante caseinato de sódio
Nata, coalho, soro de leite	Fermento lácteo
Creme de leite, *chantilly*, molho branco	Lactoalbumina, lactoglobulina
Coalhada	Fosfato de lactoalbumina
Iogurte, leite fermentado, *petit suisse*	Lactoferrina
Bebida láctea, composto lácteo	Composto lácteo, mistura láctea
Manteiga	Proteína láctea do soro do leite microparticulada
Ghee (manteiga clarificada)	(substituto de gordura)
Margarina com leite	Lactose, lactulose, lactulona
Doce de leite	Gordura de manteiga, óleo de manteiga, éster
Cremes doces	de manteiga
Sorvete	Cultura inicial de ácido lático fermentado em
Leitelho	leite ou soro do leite
Chocolate, achocolatados	Gordura anidra de leite
Doces que utilizam qualquer dos alimentos acima em suas composições: pudim, *mousse*, flan, creme de confeiteiro	**Aditivos que podem conter traços de leite:** corante, aroma ou sabor natural de: manteiga, margarina, leite, queijo, caramelo, creme de coco, creme de baunilha, iogurte, doce de leite e outros derivados de leite
Shakes de emagrecimento	
Whey protein	
Produtos à base de leite para praticantes de atividade física	Obs.: não necessariamente esses ingredientes possuem as proteínas do leite, pois isso depende do fabricante. Quando o alimento ou medicamento tiver um desses ingredientes, entre em contato com o fabricante para se certificar.
Preparações que podem conter leite: biscoitos, bolachas, bolos, tortas, embutidos, purês, pães	

(continua)

QUADRO 2 – Relação de alimentos e ingredientes que possuem proteínas do leite de vaca, soja, ovo, trigo, peixes, frutos do mar, amendoim e castanhas *(continuação)*

Alimentos e preparações que possuem as proteínas da soja	
Alimentos	**Ingredientes**
Grão de soja	Glicina
Brotos de soja	Conglicinina
Coalhos de soja	Globulinas
Concentrados de proteína de soja	Hemaglutinina
Farinha de soja	Inibidor de tripsina
Feijões de soja	Isoflavonas
Granulado de soja	Lecitina
Proteína isolada de soja	Liposigenase
Extrato de soja	Urease
Bebida à base de soja	Beta-amilase
Bebida de soro de soja	**Outros alimentos que podem conter soja:**
Suco de soja	Preparações da culinária asiática (comida
Iogurte de soja	japonesa, chinesa ou coreana); caldo de
Shakes de proteína de soja	legumes, amido vegetal, frios e embutidos,
Edamame	biscoitos, bolachas, sorvete, achocolatado, pães
Molho de soja (*shoyu*)	
Tao-cho	
Tao-si	
Taotjo	
Tempeh	
Tamari	
Missô	
Queijo de soja (tofu)	
Pasta de soja fermentada (*natto*)	
Proteína texturizada de soja (PTS)	
Proteína vegetal texturizada	
Semente de soja	
Alimentos e ingredientes que possuem proteínas do ovo	
Alimentos	**Ingredientes**
Ovo de galinha, de pata, gansa, perua, codorna, macarrão com ovos, maionese, *marshmallow*, marzipã, merengue, molho holandês, torrone, pães, massas, kani-kama, gemada, ovo em pó, ovo pasteurizado Preparações que podem conter ovo na sua composição: biscoitos, bolacha, achocolatado, bolos, tortas, pães, pudins, chocolate	Albumina, clara de ovo liofilizada, ovo em pó, globulina, lisozima, lecitina, ovalbumina, ovoglicoproteína, ovomucina, flavoproteína, conalbumina, fosvitina, ovotransferrina, lipoproteína de baixa densidade, livetina, lipovitelina, ovomucoide, vitelina, ovovitelina, plasma

(continua)

QUADRO 2 – Relação de alimentos e ingredientes que possuem proteínas do leite de vaca, soja, ovo, trigo, peixes, frutos do mar, amendoim e castanhas *(continuação)*

Alimentos e ingredientes que possuem proteínas do trigo e glúten (por semelhança proteica – reatividade cruzada)	
Alimentos	Ingredientes
Aveia	Proteína hidrolisada de trigo
Centeio	Proteína isolada de trigo
Cevada	Proteína hidrolisada de cereais não permitidos
Farelo de aveia	Proteína isolada de cereais não permitidos
Farelo de trigo	
Semolina	
Gérmen de trigo	
Flocos de trigo	
Farinha de trigo enriquecida com ferro e ácido fólico	
Farinha de trigo integral	
Flocos de aveia	
Flocos de trigo	
Cereais matinais à base destes ingredientes	
Granola	
Ovomaltine®	
Temperos prontos	
Sopas prontas	
Mistura para bolo e pão	
Pães, bolos e tortas feitos com esses ingredientes	
Alimentos e ingredientes que possuem proteínas de peixe	
Alimentos	Ingredientes
Todas as espécies de peixes, molhos para salada que podem conter anchova, kani, surimi, algumas caponatas	
Alimentos e ingredientes que possuem proteínas de frutos do mar	
Alimentos	Ingredientes
Camarão, marisco, lula, siri, caranguejo, ostra, lagosta, polvo, molhos de salada, temperos de comida oriental, molho de ostra	Tropomiosinas Parvalbuminas Glucosamina

(continua)

QUADRO 2 – Relação de alimentos e ingredientes que possuem proteínas do leite de vaca, soja, ovo, trigo, peixes, frutos do mar, amendoim e castanhas *(continuação)*

Alimentos e ingredientes que possuem proteínas do amendoim	
Alimentos	**Ingredientes**
Amendoim, castanhas artificiais ou naturais (traços), torrone, manteiga de amendoim, farinha de amendoim, chili, óleo de amendoim, marzipã	Proteína hidrolisada de amendoim Gordura vegetal
Alimentos e ingredientes que possuem proteínas das castanhas	
Alimentos	**Ingredientes**
Amêndoa, avelã, castanha-de-caju, castanha-do--Brasil (Pará), pinoli, pecã, pistache, macadâmia, nozes, gianduia, óleos vegetais destas oleaginosas, marzipã, molho pesto, praliné	Alimentos que podem conter oleaginosas: biscoitos, bolachas, doces, balas, chocolates, mortadela, café saborizado, bolos, tortas, sorvete, algumas bebidas alcoólicas

Fonte: adaptado de *Food Allergy Research & Education* (Fare, 2016; Pinotti, 2013).

LEITE

A APLV é uma reação às proteínas do leite, sendo as mais comuns a caseína (proteína do coalho), a betalactoglobulina e a alfalactoalbumina (proteínas do soro do leite) (ASBAI; SBP, 2007).

A lactose é o açúcar do leite e não é a responsável pela reação alérgica. A intolerância à lactose (IL) é decorrente da falta ou da diminuição da lactase, a enzima que faz a digestão desse açúcar no intestino. Os sintomas da IL são apenas intestinais, caracterizados por flatulência, distensão abdominal e diarreia. O tratamento da IL é dose-dependente, ou seja, o indivíduo pode consumir a quantidade de lactose que tolera sem apresentar sintomas, diferente do tratamento da APLV. Alergia a lactose não existe e é preciso dissociar a expressão "lactose" do tratamento da APLV, pois muitos alimentos sem lactose possuem as proteínas do leite. Um exemplo são os leites, queijos e iogurtes sem lactose, pois eles são apenas acrescidos da enzima lactase e, por essa razão, a lactose encontra-se digerida no alimento e não desencadeia os sintomas na pessoa com IL, porém, por possuir as proteínas do leite, não deve ser consumido por pessoas com APLV (Pinotti, 2013).

Os leites e derivados de outros mamíferos como cabra, ovelha e búfala não podem ser utilizados como substituto do leite de vaca na APLV, pois as proteínas são muito semelhantes e desencadeiam os mesmos sintomas por reatividade cruzada (Sampson et al., 2014).

A chance de crianças com APLV também apresentarem alergia à soja é de 10 a 64%, dependendo do tipo de reação e idade da criança. Por essa razão, o uso de soja como substituto do leite de vaca não é indicado para crianças menores de seis meses, com reações intestinais ou que tenham alergia confirmada a soja (ASBAI; SBP, 2007; Fiochi, 2010).

As bebidas vegetais à base de aveia, arroz, castanhas e quinoa, entre outros, e seus derivados (cremes, pastas etc.) não substituem nutricionalmente o leite de vaca, uma vez que não são fontes dos mesmos nutrientes (Pinotti, 2013; ASBAI, SBP, 2007), mas são excelentes substitutos em preparações culinárias e podem agregar características semelhantes com sabor agradável.

O leite tem como função conferir aroma e sabor a doces e salgados como bolos, tortas, cremes e bebidas. Os queijos cremosos e iogurtes conferem sabor e textura a molhos e recheios (Richter; Philippi, 2015). Quando se substitui o leite nas preparações, deve-se observar qual a função que ele estava exercendo e, dessa forma, eleger o melhor alimento para a sua substituição (Quadro 3).

O leite, quando aquecido a 60-65°C, forma a nata em razão da concentração de proteínas. Para evitar essa formação, deve-se mexer o leite com frequência. Quando exposto à presença de ácidos ocorre a coagulação da caseína do leite, portanto alimentos ácidos como vinagre, frutas cítricas e algumas hortaliças, como o tomate, provocam essa coagulação (Philippi, 2014).

OVO

O tratamento da alergia ao ovo também requer a retirada total de ovos de todas as espécies de aves. Apesar de as proteínas estarem presentes principalmente na clara, é necessário retirar o ovo inteiro, pois há risco de contato entre a clara e a gema.

Como outros alimentos de origem animal também são fontes dos mesmos nutrientes que o ovo, a dieta isenta desse alimento, quando bem

QUADRO 3 – Funções do leite segundo o tipo de preparação e sugestão de substituição

Preparações	Função	Substituto
Arroz doce, mingaus	Meio de cocção de cereais	Água, suco de frutas, chá de ervas, bebidas vegetais, leite de coco
Sopas e cremes	Meio de cocção de hortaliças e agente homogeneizante	Água, caldo de legumes, caldo de carnes
Purês, suflês, molho branco, massas	Confere umidade e cremosidade	Água, caldo de legumes, caldo de carnes
Bolos e tortas	Confere maciez e umidade	Água, suco de frutas, chá de ervas, bebidas vegetais, leite de coco
Bolos e doces	Cobertura	Biomassa de banana verde, bebidas vegetais, leite de coco
Queijo ralado	Sabor	Pão sem leite torrado e ralado
Iogurte	Sabor	Purê de frutas
Leite puro, leite com açúcar, com achocolatado, com café, com chá, com frutas	Consumo direto	Suco de frutas, chá de ervas, bebidas vegetais
Manteiga, margarina	Sabor e maciez	Creme vegetal sem leite (verificar se não há caseinato de sódio na composição), óleo vegetal, azeite, gordura vegetal hidrogenada, manteiga de cacau, manteiga de coco

Fonte: adaptado de Philippi (2014).

orientada por um nutricionista, pode não prejudicar nutricionalmente o indivíduo. No entanto, ele é um alimento muito usado em preparações culinárias e sua ausência pode tornar a dieta monótona e de difícil execução caso não haja a substituição de suas propriedades com outros alimentos em receitas.

O ovo possui diversas utilizações culinárias, por conta da presença de lecitina, gordura na gema e de proteínas com elevada solubilidade e capacidade de formação de espuma na clara (Domene, 2011).

As gemas possuem propriedade emulsificante e são ingredientes de bolos amanteigados e maionese (Griswold, 1962); conferem coloração à massa e favorecem coesão, espessamento, aromatização e sabor às preparações (Philippi, 2014).

A espuma das claras torna as preparações aeradas e contribui para o seu crescimento e sua textura, reação esta conhecida como "claras em neve" (Griswold, 1962). Outras propriedades das claras envolvem coagulação, viscosidade, coesão e auxiliam na formação do glúten (Araújo et al., 2013).

Os ovos são muito utilizados em confeitaria e um ótimo resultado depende de vários fatores, como ingredientes, proporções, processamento e a forma de cocção (Kövesi et al., 2007).

Ao escolher a receita a ser adaptada, é importante considerar a quantidade de ovos utilizada e suas diferentes funções na receita, bem como dos demais ingredientes. Na confeitaria, estes podem ser classificados em estruturais, amaciadores, edulcorantes, fermentos, espessantes e aromatizantes (Kövesi et al. 2007). Nos testes realizados com os substitutos sugeridos no Quadro 4, porções individuais proporcionaram melhores resultados.

Algumas preparações podem apresentar resultados satisfatórios com a ausência do ovo, sem a necessidade de utilização de substitutos (Mascarenhas, 2008).

Para cada unidade de ovo na receita, dependendo de sua função, pode-se utilizar um dos substitutos relacionados no Quadro 5.

TRIGO

A alergia ao trigo não é o mesmo que a doença celíaca, enfermidade desencadeada pela ingestão de proteínas formadoras de glúten (trigo, centeio, cevada e malte). Porém, como as proteínas formadoras de glúten presentes nos demais cereais possuem uma estrutura proteica semelhante à das proteínas do trigo e podem, por reatividade cruzada, desencadear as mesmas reações, a dieta deverá ser a mesma e isenta de todos os alimentos que contêm glúten (Quadro 6) (Fiochi, 2010).

QUADRO 4 – Funções do ovo segundo o tipo de preparação e sugestão de substituição

Preparações	Função	Substituto
Creme de confeiteiro, mingaus, sopas, molho branco	Espessar	Amido de milho, batata, mandioca, farinha de trigo, fécula de batata
Pão-de-ló, *mousses*, suflê	Crescer, aerar	Linhaça, vinagre e gelatina incolor sem sabor, fermento biológico, fermento químico, água de cocção de grão-de-bico
Preparações à milanesa	Empanar, conferir crocância	Gelatina incolor sem sabor diluída em água, leite
Bolo, pudim, flan	Unir	Linhaça, gelatina incolor sem sabor
Superfície de pães e tortas	Vitrificar: conferir cor, brilho e sabor	Colorífico diluído em água, molho de tomate, leite, queijo ralado, creme de leite, gelatina incolor sem sabor, café preparado, outros temperos coloridos
Maionese, molhos, sorvetes	Emulsificar	Óleos, gordura vegetal hidrogenada, emulsificante (verificar composição com fabricante)
Recheios	Conferir liga	Linhaça, gelatina incolor sem sabor, amidos, purê de frutas, purê de legumes, polvilho, goma xantana
Pastéis, tortas	Vedar	Água, linhaça, gelatina incolor sem sabor, uso de utensílio para vedar
Ovo inteiro, picado, ralado	Decorar	Não há necessidade de utilização
Hambúrguer, almôndegas, croquetes	Conferir liga	Fécula de batata, aveia, farinha de mandioca, polvilho, miolo de pão sem ovos
Pão de queijo	Conferir liga, maciez	Leite, batata, inhame, cará, mandioquinha, óleo vegetal

Fonte: adaptado de Philippi (2014), Mascarenhas (2008), Yamada e Freitas (2009), Pereira et al. (2004) e Silva et al. (2007).

QUADRO 5 – Formulações de substitutos de ovos em preparações

Função de conferir liga
Misturar, somente no momento que for utilizar, 1 pacote de gelatina incolor sem sabor + 2 colheres de sopa de água quente
Misturar 1 colher de sopa de farinha de linhaça (pó) + 3 colheres de sopa de água e deixar descansar por 2 minutos antes de adicionar na receita
½ banana nanica média amassada
Dissolver 1 xícara de polvilho azedo em água. Levar ao fogo e mexer até dar o ponto de clara de ovo
Utilizar goma xantana, cerca de 1 colher de chá por unidade
Função de agente de crescimento
Dissolver 1 colher de chá de fermento biológico em ¼ de xícara de água morna
Misturar 1 ½ colher de sopa de água + 1 ½ colher de chá de óleo + 1 colher de chá de fermento químico em pó
Misturar 1 colher de chá de fermento químico em pó + 1 colher de sopa de água + 1 colher de sopa de vinagre
Utilizar 1 colher de sopa de vinagre branco
Utilizar ¾ de xícara de água de cocção de grão-de-bico, bater o líquido na batedeira (pode-se acrescentar ½ xícara de açúcar para fazer um *marshmallow*)
Função de vitrificar
Substituir 1 gema de ovo por 1 colher de sopa de azeite + ½ colher de chá de colorífico, cúrcuma ou *curry*

Adaptado de: Piatti et al. (2011); Fare (2016); KFA (2014).

O trigo é um dos cereais mais utilizados no mundo e pode ser consumido de várias maneiras (Philippi, 2014). Uma de suas principais funções é a formação do glúten, que confere elasticidade e plasticidade a massas e pães. Por essa razão, sua substituição nestas preparações é mais difícil do que em preparações como bolos e biscoitos, em que o desenvolvimento do glúten não se faz necessário (Quadro 7).

QUADRO 6 – Funções do trigo segundo o tipo de preparação e sugestão de substituição

Preparações	Função	Substituto
Creme de confeiteiro, mingaus, sopas, molho branco	Espessar	Amido de milho, batata, mandioca, fécula de batata
Biscoitos, pães, massas, bolos, tortas, bolinhos	Ingrediente principal	**Arroz** = farinha de arroz, creme de arroz, arroz integral em pó e seus derivados **Milho** = fubá, farinha, amido de milho, flocos, canjica e pipoca **Batata** = fécula ou farinha **Mandioca ou aipim** = fécula, farinha, tapioca, polvilho doce ou azedo, sagu
Cerveja, uísque, vodca, gim e bebidas contendo malte, cafés misturados com cevada. Outras bebidas cuja composição não esteja clara no rótulo	Bebidas	Sucos de frutas e vegetais naturais, refrigerantes e chás. Vinhos, *champagnes*, aguardentes e saquê Cafés com selo ABIC
Farelo de trigo, germe de trigo	Consumo direto	Linhaça
Óleo de germe de trigo	Sabor	Óleo de vegetais, azeite

Fonte: adaptado de Philippi (2014).

QUADRO 7 – Formulações de farinha substitutas de trigo em preparações

Farinha sem glúten para massas, pães, bolos e tortas
Misturar 1 kg de farinha de arroz + 330 g de fécula de batata + 165 g de araruta, guardar em recipiente hermeticamente fechado
Misturar 3 xícaras de farinha de arroz + 1 xícara de fécula de batata + ½ xícara de polvilho doce, guardar em recipiente hermeticamente fechado

Fonte: Instituto Girassol (2008).

CONTROLE DE TRAÇOS – CUIDADO DURANTE O PREPARO DOS ALIMENTOS

Além da seleção minuciosa de ingredientes, é preciso um rigoroso cuidado durante o preparo e a manipulação dos alimentos para preparar, servir e vender produtos para alérgicos.

Habitualmente, a maioria dos textos e artigos relacionados refere-se a esse tema como prevenção de contaminação cruzada. Mas, como as proteínas alimentares não são microrganismos, e sim nutrientes, o termo mais adequado é a prevenção de contato cruzado.

Apesar de não serem a maioria, algumas pessoas com alergia alimentar podem reagir a mínimas quantidades de alérgenos presentes no alimento, ou seja, a traços. Define-se como "traço" uma mínima quantidade de alérgeno que pode estar presente em uma preparação final em decorrência de contato com outros alimentos que foram preparados no mesmo local ou com os mesmos utensílios.

De acordo com a RDC n. 26 (2015), se o alimento for preparado no mesmo local, na mesma cozinha ou compartilhou maquinário e utensílios que outros alimentos que possuem alérgenos alimentares, é preciso descrever no rótulo a expressão "pode conter".

As propostas de mudanças no padrão alimentar devem, de antemão, dispor de alternativas para substituir qualquer restrição. Tais alternativas de substituição devem considerar aspectos econômicos e socioculturais para, ao menos, manter um mesmo leque de possibilidades alimentares e preservar aspectos simbólicos em torno da alimentação. As restrições alimentares impõem ao sujeito alternativas alcançáveis e desejadas a partir dos constituintes de suas representações que permitam manter as características de sua vida habitual, evitando, portanto, prejuízos nas instâncias sociais e simbólicas que conjugam com seu universo alimentar (Garcia, 2005).

O tratamento da alergia alimentar representa um grande desafio para todos os profissionais que orientam pacientes portadores dessa doença. Contribuem para esse fato não apenas as dificuldades de adesão à dieta restritiva, como também os custos atribuídos à aquisição de formulações especiais, associados ao desconhecimento dos profissionais em relação à adequação das medidas dietéticas a cada paciente. Para os profissionais da área de Gastronomia, o conhecimento sobre as características da AA e as adaptações alimentares necessárias favorece o desenvolvimento de preparações adequadas que possam ser consumidas pelo público que apresenta essa doença.

REFERÊNCIAS BIBLIOGRÁFICAS

ARAÚJO H.M.C. et al. Transformação dos alimentos: ovos. In: ARAÚJO W.M.C. et al. *Alquimia dos alimentos*. Brasília: Editora SENAC-DF, 2013.

ASBAI; SBP. Associação Brasileira de Alergia e Imunopatologia; Sociedade Brasileira de Pediatria. Consenso brasileiro sobre alergia alimentar: 2007. *Rev Bras Alergia Imunopatol*, v.31, p.65-89, 2008.

BOYCE, J.A. et al. Guidelines for the diagnosis and management of food alergy in the United States: report of the NIAID-sponsored expert panel *J Allergy Clin Immunol*, v.125 (suppl), p.S1-58, 2010

BRASIL. Resolução RDC n. 26, de 2 de julho de 2015. Dispõe sobre os requisitos para rotulagem obrigatória dos principais alimentos que causam alergias alimentares. Órgão emissor: ANVISA – Agência Nacional de Vigilância Sanitária. Disponível em: <http://www.anvisa.gov.br/areas/coges/legislacao/2015/RDC_26_2015.pdf>. Acesso em: 03 set. 2016.

COCKETT, A. Do que é o corpo? Ajudando crianças a lidar com distúrbios alimentares. In: ALSOP, P.; MCCAFFREY, T. (Org). *Transtornos emocionais*. 3. ed. São Paulo: Summus, 1999, p.81-105.

DOMENE S.M.A. *Técnica dietética: teoria e aplicações*. Rio de Janeiro: Guanabara Koogan, 2011.

FARE. Common allergens. Disponível em: <http://www.foodallergy.org/allergens>. Acesso em: 03 set. 2016.

FIOCHI A. et al. Diagnosis and Rationale for Action Against Cow's Milk Allergy (DRACMA): a summary report. *J Allergy Clin Immunol*, v.126, n.6, p.1119-28, 2010.

GARCIA, R.W.D. Alimentação e saúde nas representações e práticas alimentares do comensal urbano. In: CONESQUI, N.A. (Org.) *Antropologia e Nutrição: um diálogo possível*. Rio de Janeiro: FIOCRUZ, 2005, p.211-27.

GRISWOLD, R.M. *Estudo experimental dos alimentos*. 1. ed. São Paulo: Edgard Blucher, 1962. p.47-8; 259.

INSTITUTO GIRASSOL – Grupo de Apoio a Portadores de Necessidades Nutricionais Especiais. Receitas Culinárias para Crianças com Alergia Alimentar. São Paulo, 2008. Disponível em: <http://www.girassolinstituto.org.br/restrito/receitas-culinarias.pdf>. Acesso em: 03 set. 2016.

KFA. Cooking and baking without egg ingredientes. Kids with Food Allergies. Disponível em: <http://www.kidswithfoodallergies.org/resourcespre.php?id=104#egg-substitutes-in-baking>. Acesso: 03 jan. 2014.

KÖVESI B. et al. *400 g: técnicas de cozinha*. São Paulo: Companhia Editora Nacional, 2007.

KOLETZKO S. et al. Diagnostic approach and management of cow milk protein allergy in infants and children. A practical guideline of the GI commitee of ESPGHAN. *JPGN*, v.55, n.2, p.221-9, 2012.

PEREIRA J. et al. Função dos ingredientes na consistência da massa e nas características do pão de queijo. *Ciênc Tecnol Aliment*, Campinas, v.24(4), p.494-500, 2004.

MASCARENHAS, L.A. *Relatório de atividades da disciplina HNT-201 experimentos com alimentos e marketing*. [Relatório de estágio curricular]. São Paulo: Faculdade de Saúde Pública da USP, 2008.

PHILLIPI, S.T. *Nutrição e técnica dietética*. 3. ed. Barueri: Manole, 2014.

PIATTI, C.C. et al. *Desenvolvimento de preparações para indivíduos com alergia alimentar*. 2011. 105 folhas. Trabalho de Conclusão do Curso de Nutrição. São Bernardo do Campo: Faculdade da Saúde da Universidade Metodista de São Paulo, 2011.

PINOTTI, R. *Guia do bebê e da criança com alergia ao leite de vaca*. Rio de Janeiro: AC Farmacêutica, 2013. 164 p.

RICHTER, M.; PHILIPPI, S.T. Gastronomia e influências culturais no planejamento de dietas saudáveis. In: Philippi, S.T.; AQUINO, R.C. *Dietética – Princípios para o planejamento de uma alimentação saudável*. Barueri: Manole, 2015. 540 p.

SAMPSON, H.A. et al. Food Allergy: a practice parameter update – 2014. *J Allerrgy Clin Immunol*, v.135, n.5, p.1016-25, 2014.

SILVA, F.M. et al. Alergia ao ovo: desenvolvimento e análise sensorial de receitas para dietas de exclusão. In: XXXIV Congresso Brasileiro de Alergia e Imunopatologia, 2007, Costa do Sauípe. *Revista Brasileira de Alergia e Imunopatologia*, v.30, p.110, 2007.

YAMADA, M.; FREITAS, V.R. *Desenvolvimento de receitas dietéticas para crianças com alergia alimentar*. [Relatório de estágio curricular]. São Paulo: Faculdade de Saúde Pública da USP, 2009.

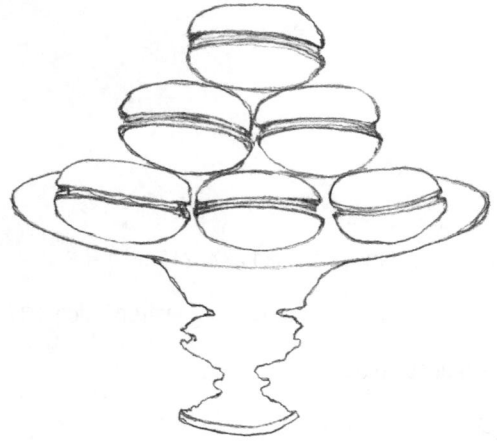

15

SLOW FOOD

Paulo Coelho Machado
Ulisses Guedes Stelmastchuk

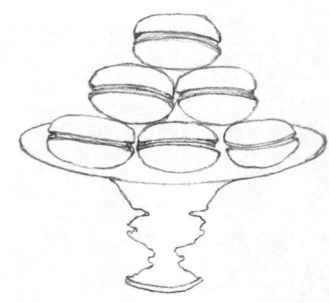

▶ SUMÁRIO

Com mais de 100.000 membros ao redor do mundo, o Slow Food é um importante movimento surgido na intimidade da alimentação europeia no final do século XX, ganhando relevância e transformando--se em um grande modelo para a Gastronomia atual.

Apesar de operar institucionalmente como uma organização internacional com sede central na cidade de Bra, Itália, sem fins lucrativos, e que promove atividades de âmbito mundial e eventos definidos em seu estatuto, é preciso entender que, por conta de sua história e modos de organização, o Slow Food também funciona como um fundamento a ser seguido pelos mais variados atores sociais do campo alimentar, desde produtores até *chefs* de cozinha, a fim de gerar uma nova relação entre o homem e a comida.

As profundas reflexões e questionamentos levantados pelo movimento ao longo de seus 30 anos de atuação deixaram um precioso legado aos teóricos e profissionais de cozinha no que diz respeito à prática de uma alimentação mais consciente e mais atenta aos modos de produção. Para compreender as possibilidades oferecidas pelo Slow Food, é necessário, antes, retomar um pouco de sua história e recompor, ainda que sem toda a profundidade exigida, alguns momentos importantes dos hábitos alimentares no mundo.

TRANSFORMAÇÕES CULINÁRIAS NO SÉCULO XX

Na história da Gastronomia, as diversas correntes de pensamento e movimentos alimentares sempre estiveram alinhadas aos valores e sentidos de suas épocas e de suas sociedades, de modo que, para compreendê-los, um profundo exercício de reflexão sobre esses valores e sentidos se faz sempre necessário.

O final da Segunda Guerra Mundial é um importante momento para se pensar nas transformações gastronômicas de todo o mundo diante dos processos de industrialização da vida. As novas tecnologias desenvolvidas em decorrência da guerra, responsáveis pela abolição das limitações geográficas e minimalização dos limites colocados pelas estações do ano, proporcionaram o florescimento de novos sentidos para todo o sistema alimentar do Ocidente, ainda tão baseado nas fortes tradições europeias-francesas.

A transição do modo de produção fordista para a acumulação flexível de capital, a partir da segunda metade do século XX, provoca uma significativa alteração dos usos e significados sociais do tempo e do espaço. Para David Harvey (2013), no final da guerra, o indivíduo moderno começou a sentir uma compressão do tempo-espaço enquanto passou a ter de lidar com os novos valores de uma sociedade que se criava sob a égide do trabalho e do consumo: "o efeito primário foi a ênfase nos valores e virtudes da instantaneidade (alimentos e refeições instantâneos e rápidos e outras comodidades) e da descartabilidade (xícaras, pratos, talheres, embalagens, guardanapos, roupas etc.)" (Harvey, 2013, p. 258).

Em um momento em que o capital se desloca para a dimensão da cultura e a aceleração do tempo de giro das mercadorias se alia ao ritmo crescente do trabalho, um novo campo de consumo é desenvolvido, baseado no fornecimento de bens de serviço mais efêmeros, rápidos e práticos.

O grande sucesso do *fast-food* no mundo não chegou ao acaso. Esse contexto histórico foi ideal para o surgimento de uma forma de alimentação e distribuição de produtos cozinhados industrialmente, organizados de maneira taylorista, condicionados de forma bastante prática ao consumo.

Nascido nas planícies de Illinois, nos Estados Unidos, e tendo o hambúrguer como produto básico, o *fast-food* representou muito bem a nova ideologia do cenário político-econômico americano do pós-guerra, que combinava um conjunto de práticas de consumo, tecnologias e controle do trabalho.

Para Fischler (1998), o sucesso do *fast-food* também se deve ao fato de esse sistema de alimentação incorporar a lógica fordista da produção em cadeia, o que permite sua reprodução em todos os cantos do mundo:

> Com uma equipe reduzida, sem grande qualificação, portanto com baixo salário, equipamentos adaptados e procedimentos cada vez mais padronizados, eles conseguem em breve servir as encomendas em alguns segundos. O sucesso leva a imitações e demandas de *franchising*. (Fischler, 1998, p. 854)

Uma vez que o espaço e o tempo do indivíduo contemporâneo ficavam cada vez mais comprimidos pelo acelerado ritmo de produção na Guerra Fria, foi preciso que não só uma nova cultura fosse incorporada ao indivíduo empregado e consumidor assíduo, mas que até a comida diária acompanhasse o ritmo veloz do trabalhador moderno. O resultado não poderia ser outro: como colocam Dishchekenian et al., "[...] alimentos modernos, ricos em carboidratos simples, gorduras saturadas e trans, cada vez mais presentes na dieta (do homem)" (Dishchekenian et. al, 2011, p.10), cuja absorção pelo organismo humano dá-se de forma rápida.

É preciso apontar que a forma de distribuição desses alimentos é de importância singular para o sistema de franquias, responsável por levar os produtos aos locais de maior circulação diária de pessoas no mundo. Desenvolver e condicionar as refeições em recipientes práticos, sem talheres ou pratos, servidos em sacos de papel junto de copos de papelão foi um jeito muito engenhoso não só para tornar a refeição mais fácil de ser consumida, e seus restos descartados, mas também para que o tempo dedicado a ela se encurte, permitindo maior liberdade ao consumidor, já saciado, de retornar mais cedo ao seu trabalho ou, ainda, gozar de um passeio pelas lojas que acompanham o *fast-food* na sociedade de consumo dos *shopping centers*.

Essa dinâmica foi responsável por colocar o McDonald's em mais de 120 países ao redor do globo, gerando uma discussão no âmbito acadêmico a respeito de uma possível padronização planetária que atingiria todos os produtos, imaginários e modos de vida das sociedades, reduzindo suas particularidades regionais a um processo de "mundialização do gosto". Esse processo englobaria também outras dimensões culturais, como a música, o cinema e a literatura, que estariam resumidos pelos *top-lists*, *blockbusters* e *best-sellers*.

Ainda no campo da alimentação, essa "mcdonaldização dos costumes" (Fischler, 1998) destaca um novo tipo de cozinha e consumidor, mais cosmopolita e transnacional, que anseia pelas mesmas marcas e padrões, adotando um estilo de vida global.

O PEQUENO CARACOL: O SLOW FOOD NA CENA GASTRONÔMICA

Mesmo com todas as consequências do processo de adaptação das necessidades básicas do homem à rotina do trabalho, não se pode dizer que todo o sistema alimentar dos países ocidentais foi reduzido às meras proposições do sistema de *fast-foods*. É preciso deixar claro que os processos de industrialização desenvolvidos após a Segunda Guerra proporcionaram uma verdadeira revolução culinária nas cozinhas de todo o mundo, que abandonaram muito de suas tradições e se tornaram mais fluidas em razão das novas tecnologias e dos novos valores.

A própria Gastronomia, assumida pela alta cozinha, se propôs a repensar suas bases de atuação e modos de lidar com os alimentos, diversificando seus entendimentos ainda mais. A *nouvelle cuisine* foi uma importante vanguarda gastronômica, surgida bem no âmbito dessas transformações, que buscou colocar os novos sentidos sociais que emergiam desse período em suas reflexões sobre a nova cozinha. A reviravolta promovida por esse movimento esteve no fato de questionar as estruturas rígidas que guiavam as cozinhas ocidentais, na tentativa de tornar o prato um agente de destaque entre tantas outras mercadorias, legitimando a Gastronomia como um campo social de cultura entre os tantos outros explorados pelo capital.

Vale destacar, ainda, que esse é o mesmo contexto da efervescência cultural dos movimentos de juventude da década de 1960, em que os princípios da ecologia já começavam a marcar, ainda que de modo reduzido, as cozinhas do Ocidente. Como ficará mais claro adiante, o enfoque nessa questão será a base dos primeiros questionamentos aos hábitos alimentares do final do século, período de grande ênfase às "virtudes" de uma comida mais rápida e uma cozinha mais veloz.

Esse tipo de cozinha mais limpa e prática vai além das esferas mais altas da Gastronomia e pode ser encontrada já nas cozinhas cotidianas dos lares domésticos. Em uma escala popular, é possível destacar, a partir desse período, uma mudança nas publicações gastronômicas dedicadas às refeições familiares. As indicações para jantares formais e/ou informais repletos de pratos dão lugar às receitas mais simples, sem tanta elaboração, enfatizando em seu vocabulário termos como "praticidade" e "comodidade". As donas de casa, que historicamente assumiam as refeições domésticas e que agora começam a entrar no mercado de trabalho, precisam equilibrar tarefas domésticas e obrigações profissionais, reestruturando diversos componentes do lar, entre eles os cardápios e seus modos de preparo.

É inegável que as contribuições tecnológicas trazidas pela industrialização para a vida ordinária tenham alterado os diversos estratos do campo da alimentação, sobretudo no mundo ocidental. Fischler revela uma pesquisa do Centre de Recherch et d'Étude sur les Condition de Vie, que demonstra a adesão da sociedade francesa às novidades industriais da alimentação, como os alimentos congelados e os fornos de micro-ondas. Em 1989, por exemplo, estimava-se que 19,9% da França possuía um desses aparelhos, enquanto no ano seguinte o número havia subido para 24,9% (Fischler, 1998). Até o ano de 1995, mais da metade do país berço da Gastronomia havia aderido ao micro--ondas – aparelho tradicionalmente conhecido como aliado das comidas rápidas congeladas, ou *fast-foods* caseiros.

Esses exemplos de Fischler servem para demonstrar os aspectos mais subjetivos da relação entre os homens e os alimentos em determinada época, bem como suas transformações.

Além das numerosas unidades de redes de *fast-foods* presentes na Europa, são dados como esses que revelam a significativa alteração dos hábitos alimentares dos indivíduos modernos, ainda mais em países como a França e a Itália, onde o peso das instituições culturais alimentares remete a séculos de história.

Observando os riscos envolvidos nos processos de produção do *fast--food* para o meio ambiente, que incluem a destruição de comunidades e populações tradicionais e a extinção de culturas alimentares (Camacho, 2010), coube a um novo movimento gastronômico questionar o impacto desse sistema nos valores históricos e singularidades regionais simbólicas.

Foi assim que no ano de 1986 o movimento Slow Food surgiu, com uma grande manifestação contra a abertura de uma unidade da rede McDonald's em um prédio histórico, nas escadarias da Praça da Espanha, em Roma. Encabeçado por Carlo Petrini, o pequeno movimento foi ganhando cada vez mais relevância no cenário gastronômico e político, definindo proposições e delimitando estratégias de atuação em diversos aspectos alimentares.

Atuando inicialmente no contexto regional-nacional das bases de produção da Itália, o movimento foi ganhando força enquanto promovia uma conexão cada vez maior entre a população e os produtos típicos da terra, sempre atento ao desenvolvimento ecológico, operando em um processo de redescoberta e valorização de alimentos, saberes e práticas.

Ressaltar tanto a biodiversidade das sementes e espécies nativas quanto a sociodiversidade das produções agrícolas e seus respectivos agentes possibilitou que o movimento fosse reconhecido por seu engajamento social, político e ambientalista.

O Slow Food, nesse sentido, pode ser interpretado como uma das primeiras grandes tentativas da Gastronomia de questionar os rumos da alimentação mundial, justamente em um período em que as transformações históricas colocavam cada vez mais a comida em relevância social. Esse questionamento atinge sua maior expressão em um manifesto escrito no ano de 1989 por Folco Portinari, um dos fundadores do movimento Slow Food ao lado de Petrini, do qual alguns trechos valem ser destacados:

> O nosso século, que se iniciou e tem se desenvolvido sob a insígnia da civilização industrial, primeiro inventou a máquina e depois fez dela o seu modelo de vida.
>
> Somos escravizados pela rapidez e sucumbimos todos ao mesmo vírus insidioso: a *Fast Life*, que destrói os nossos hábitos, penetra na privacidade dos nossos lares e nos obriga a comer *fast-food*. [...]
>
> Em nome da produtividade, a *Fast Life* mudou nossa forma de ser e ameaça nosso meio ambiente. Portanto, o Slow Food é, neste momento, a única alternativa verdadeiramente progressiva.
>
> A verdadeira cultura está em desenvolver o gosto em vez de atrofiá-lo. Que forma melhor para fazê-lo do que através de um intercâmbio internacional de experiências, conhecimentos e projetos?
>
> Slow Food é uma ideia que precisa de inúmeros parceiros qualificados que possam contribuir para tornar esse (lento) movimento em um movimento internacional, tendo o pequeno caracol como seu símbolo (Portinari, 2007).

É interessante reparar como o movimento propõe uma verdadeira crítica social, uma vez que direciona seus questionamentos não só à alimentação biônica dos *fast-foods*, mas a todo um conjunto de valores que guia a alimentação em diversos países do globo. Essa tendência da "vida veloz" própria do mundo contemporâneo altera todas as esferas da vida enquanto impõe novas exigências no plano intelectual e prático. Visto como refém de um processo cruel de mutação antropológica, o ser humano moderno precisa lidar com uma realidade fragmentária e acelerada, seja pelas novas formas de trabalho ou de mercadorias. Esse processo transforma drasticamente não apenas a culinária de um povo, mas também a maneira como são pensados e produzidos os alimentos.

A discussão proposta pelo Slow Food acaba reforçando a ideia de que a alimentação é também um campo político e crítico de discussões, por onde os valores e sentidos de uma sociedade e uma época podem prosperar. Petrini, que foi um ativista da esquerda italiana, foi responsável por um conjunto de iniciativas sociais e cívicas de cunho popular enquanto *consigliere comunale* (vereador) na prefeitura de sua cidade natal, Bra, onde foi eleito em 1975.

Sua política estava ligada à criação de movimentos de expressão cultural e identidade regional, como festivais, shows musicais folclóricos e associações gastronômicas, que não se restringiam apenas à Itália (Petrini, 2009). Essas experiências, além de serem decisivas para a criação e a definição das formas de organização do Slow Food, cada vez mais foram permitindo a compreensão de que o alimento estava profundamente vinculado à cultura de um povo, sendo, portanto, uma questão de política e democracia.

Dessa maneira, é preciso deixar claro que o movimento é também uma resposta à guinada neoliberal da Europa e dos Estados Unidos a partir da década de 1980, em que o enfraquecimento das políticas culturais e de proteção identitárias estava ligado à disseminação de valores e ideais mais individualistas, próprios da sociedade *fast-food*.

Os precedentes fortemente políticos revelam a origem da *práxis* do movimento, fortemente atuante por meio de um certo ativismo tão político quanto os anteriores projetos de Petrini na prefeitura de Bra, o que permite olhar para o Slow Food como um movimento não descolado da realidade, mas profundamente arraigado aos aspectos históricos de uma época. Essa politização alimentar colocada pelo movimento reflete sua forma primeira de atuação na sociedade, baseada no questionamento e na conscientização das produções de alimentos e comidas. É nesse sentido que encaminham sua "filosofia".

Bom, limpo e justo: o manifesto Slow Food para qualidade (Slow Food, 2016) é a referência básica para todos os adeptos do movimento compreenderem as diretrizes exigidas para a alimentação sob a égide do Slow Food.

Englobando todas as etapas da produção, desde o cultivo até o consumo, as práticas que desenvolvem uma comida de qualidade podem ser sintetizadas nesses três conceitos: "bom" – que define a exigência de alimentos orgânicos e naturais para a qualidade do sabor e do aroma da comida; "limpo" – que estabelece a qualidade dos ambientes de produção e proteção de ecossistemas e biodiversidades para a saúde do produtor e do consumidor; e "justo" – que destaca a necessidade de boas condições de trabalho e direitos trabalhistas capazes de gerar pagamentos adequados, envolvendo um sistema de economias globais equilibradas, com práticas de simpatia e solidariedade, além de respeito às diversidades culturais e tradições. "Bom, limpo e justo é um ato de civilidade e uma ferramenta para melhorar o sistema alimentar de hoje" (Slow Food, 2016).

Por meio dessa proposição de cunho filosófico, o Slow Food fornece à sociedade as chaves para o estabelecimento de suas experiências em um plano prático, envolvendo produtores, cozinheiros e *chefs* em um programa de transformação dos hábitos alimentares.

SLOW FOOD – MODOS DE USAR

Em que medida é possível nutrir um planeta garantindo a toda a população alimentos "bons, limpos e justos" e qual é o papel de um *chef* de cozinha nesse processo? Para o Slow Food, a resposta está na biodiversidade.

Mais que um operador no pensamento do movimento, essa categoria vem sendo trabalhada diariamente e apresentada como um possível caminho a ser trilhado pela alimentação mundial. No ano de 2015, por exemplo, o movimento foi responsável pela criação da "Praça da Biodiversidade" na EXPO Milano 2015, uma feira de exposições tecnológicas e criações semelhante às grandes exposições universais surgidas no final do século XIX na Europa.

Nessa exposição ocorrida na cidade de Milão, Itália, o projeto do Slow Food constituiu-se na criação de três grandes pavilhões de madeira que serviam de espaço para os eventos e palestras do movimento, além de abrigar uma horta orgânica e lojas com produtos com o selo *Slow*.

A visita à Praça da Biodiversidade era iniciada por uma instalação fotográfica cujo tema abordava os contrastes do mundo moderno, sobretudo a questão do desperdício alimentar diante da ganância humana, provocando momentos de choque e reflexão. O fenômeno da obesidade mundial, outro tema abordado, foi ilustrado por um gigantesco boneco de milho que fazia alusão ao excessivo consumo do xarope de milho, alimento base para os produtos processados desenvolvidos em grande peso pela indústria norte-americana e que são responsáveis pelo aumento das doenças ligadas à má alimentação. A respeito dessa questão, como já bem destacado por Michael Pollan, "Se você é o que você come, e consome comida industrializada, você é milho!" (Pollan, 2007).

Além das mais variadas questões trazidas pelas palestras durante o evento, o que permitia o principal contato teórico dos visitantes com as proposições do Slow Food, toda a mostra era interativa e trazia atividades didáticas e lúdicas, como caixas ocultas com aromas de plantas e sementes a serem descobertas pelo tato e olfato dos participantes, degustação dos queijos com o selo *Slow* e vinhos biodinâmicos. A visita era encerrada em uma grande estrutura montada em formato de árvore, onde se podiam fixar mensagens para a alimentação mundial. Os participantes também ganhavam sementes de pimentas orgânicas como lembranças vivas do evento.

O grande ganho desse tipo de evento realizado pelo Slow Food talvez nem figurasse tanto na divulgação *in loco* das proposições e ideias do movimento, mas na possibilidade de divulgar uma maneira singular de estabelecer relações orgânicas entre indivíduo e alimentação. Mais que demarcar presença nos grandes eventos da sociedade, a participação em exposições como essas permite que o movimento deixe como legado uma forma de atuação real na vida cotidiana, que consiste em reunir as questões de uma época e de uma sociedade em um mesmo local, para reflexti-las sob as luzes das contribuições que a alimentação e seus estudos têm a oferecer. Essa forma de reunião tem a finalidade, portanto, de servir de modelo para futuras reuniões do Slow Food, de menor proporção e em diversos locais.

É dessa maneira que podemos encarar a realização dos grandes eventos promovidos pelo Slow Food, como o Salone del Gusto, Terra Madre e Slowfish, entre outros. Não descartando os intuitos da propaganda e da divulgação do movimento, é preciso reconhecer que os ideais de solidariedade, encontrados já nas políticas públicas de Petrini nos anos 1970, resultam no florescimento de nichos Slow Food, em escala menor, em diversos locais do mundo.

Organizando-se de maneira menos institucional, vários indivíduos desenvolvem comunidades simpáticas às proposições do movimento, promovendo discussões e encontros físicos ou nas redes sociais virtuais, como é o caso dos *Convivia* – associações ligadas às bases nacionais do movimento, que, por sua vez, são ligadas ao órgão central do Slow Food International.

Um exemplo desses grupos incentivados pelo Slow Food pode ser encontrado no estado do Mato Grosso do Sul, Brasil, no grupo Convivium Slow Food Campo Grande, nascido em 2013. Reunindo mais de 40 membros, entre cozinheiros, *chefs*, produtores e simpatizantes, o grupo realiza eventos durante todo o ano, buscando sempre aproximar a sociedade dos processos de produção de alimentos locais. Um desses eventos, o Mercado de Garagem, já movimentou um grande público na capital do estado, participando de feiras e outras atividades de escala maior.

A dinâmica do Convivium Slow Food Campo Grande é frequente em todas as reuniões de Slow Food espalhadas pelo Brasil e pelo mundo. O resultado dessas atividades é de fundamental importância para os cozinheiros e membros do Slow Food em geral. Os preceitos da ecogastronomia, termo empregado em muitas discussões propostas nas reuniões, atentam para atitudes que possam combinar os modos de preparo dos alimentos com o interesse na biodiversidade e na produção alimentar.

É importante notar a forte presença de um discurso a respeito da sustentabilidade e da defesa do meio ambiente por meio de ideias que vão além da proteção de espécies vegetais e animais, com certas "dicas" ou possíveis caminhos sugeridos pelo movimento, como preparar-se previamente para fazer compras; planejar cardápios semanais para organização de listas de compras que evitem o desperdício; procurar pelos alimentos da safra, sempre mais baratos e no auge do sabor; utilização obrigatória de alimentos orgânicos, aproveitados de forma integral (cascas, talos e folhas); alimentos que utilizem embalagens mais orgânicas e/ou reutilizáveis etc.

Tantas determinações, além de delimitarem as fronteiras do movimento, garantindo sua legitimação, têm como destino as cozinhas tanto profissionais quanto caseiras, envolvendo, ainda, produtores e comerciantes, donas de casa e *chefs* de cozinha.

CONSIDERAÇÕES FINAIS

Quando Carlo Petrini, em 1986, fundou a associação Slow Food, um dos principais objetivos foi o de promover a união de cozinheiros, celebrando uma cultura da comida e do vinho que fosse capaz de defender a biodiversidade alimentar no mundo inteiro. As proposições do Slow Food, em contraposição às do *fast-food*, se opõem à padronização do gosto, na medida em que defendem identidades culturais ligadas a tradições alimentares e gastronômicas, salvaguardando produtos alimentares, comidas, processos e técnicas de cultivo e processamento herdados por tradição, além de propor a defesa de espécies vegetais e animais, domésticas e selvagens. Todos esses preceitos também incluem o aprofundamento da relação homem-comida por atuarem no sentido de conscientizar o consumidor dos processos de produção dos alimentos.

Reunindo mais de 100.000 membros em cerca de 150 países ao redor do mundo, essa rede é organizada em grupos locais, que, sob a coordenação dos líderes, organizam periodicamente uma série de atividades como degustações, cursos, jantares e turismo enológico e gastronômico, assim como apoiam campanhas lançadas pela associação internacional.

O Slow Food tem por objetivos estruturais a defesa da biodiversidade, reunindo esforços para proteger os diversos grãos, vegetais, frutas e produtos animais tradicionais que estão desaparecendo em prevalência dos alimentos produzidos pelo agronegócio de larga escala, que se utiliza de sobrecarga de agrotóxicos e sementes geneticamente modificadas, cujos efeitos para a saúde humana ainda são desconhecidos e fortemente duvidáveis. As principais ações práticas, nesse sentido, encontram-se na afirmação e na divulgação da forma orgânica de produção de alimentos. Além disso, destacam-se também o estímulo de ligação entre produtores e coprodutores, bem como o estabelecimento de feiras, mercados e eventos locais e internacionais onde consumidores podem encontrar produtores, além de provar alimentos da qualidade desejável pelo movimento.

A articulação entre cultura, tradição e comida proposta pelo movimento Slow Food permite a criação de novos sentidos para o campo da alimentação, a serem desfrutados por produtores e consumidores, cozinheiros e *chefs*.

REFERÊNCIAS BIBLIOGRÁFICAS

CAMACHO, R.S. A barbárie moderna do agronegócio-latifundiário-exportador e suas implicações socioambientais. *Revista Agrária*, São Paulo, n.13, p.169-95, 2010.

DISHCHEKENIAN, V.R. et. al. Padrões alimentares de adolescentes obesos e diferentes repercussões metabólicas. *Revista de Nutrição*, Campinas, n.10, jan./fev., 2011.

FISCHLER, C. A 'Mcdonaldização' dos costumes. In FLANDRIN, J-L.; MONTANARI, M. *História da alimentação*. São Paulo: Estação Liberdade, 1998.

HARVEY, D. *Condição pós-moderna*: uma pesquisa sobre as origens da mudança cultural. São Paulo: Loyola, 2013.

PETRINI, C. Slow Food: princípios da nova gastronomia. São Paulo: Editora Senac, 2009.

POLLAN, M. *O dilema do onívoro*. São Paulo: Intrínseca, 2007.

PORTINARI, F. Manifesto Slow Food de 1989. *Slow Food Brasil*, 05 jul. 2007. Disponível em: <http://www.slowfoodbrasil.com/slowfood/manifesto>. Acesso: jun. 2016.

SLOW FOOD. Bom, limpo e justo: manifesto Slow Food para qualidade. *Slow Food Brasil*, 05 jul. 2007. Disponível em: <http://www.slowfoodbrasil.com/campanhas-e--manifestos/38-manifesto-bom-limpo-e-justo>. Acesso em: jun. 2016.

16

PLANO ALIMENTAR

KCAL	GRAMAS	PORÇÕES
		E
S	S	D
E	O	A
Ç Õ E S	T N E	D I T
R E F E I	A L I M E N T O S	Q U A N T I D A D E

ORGÂNICOS

Juliana Masami Morimoto
Marcia Nacif Pinheiro

PLANO ALIMENTAR

KCAL	GRAMAS	PORÇÕES
REFEIÇÕES	ALIMENTOS	QUANTIDADE

► S U M Á R I O

INTRODUÇÃO

Sociedades de todas as partes do mundo têm se preocupado com a contaminação dos alimentos e do meio ambiente pelo uso indiscriminado de agrotóxicos e outras substâncias sintéticas na produção agropecuária, o que pode causar prejuízos à saúde. Por isso, a busca por alimentos orgânicos tem aumentado de forma progressiva, como uma opção para se ter uma alimentação livre desses contaminantes.

Essa busca por alimentos orgânicos tem se inserido nas compras das famílias e nos cardápios dos restaurantes, sempre com o objetivo de se obter uma alimentação mais saudável.

DEFINIÇÃO

O alimento orgânico não deve conter elementos artificiais, como fertilizantes sintéticos, agrotóxicos, medicamentos veterinários, hormônios e transgênicos, pois estas são consideradas substâncias que põem em risco a saúde humana e o meio ambiente (Brasil, 2016a; Azevedo, 2012).

A agricultura e a pecuária orgânicas são definidas como aquelas que utilizam recursos naturais e socioeconômicos disponíveis localmente, respeitando as relações socioculturais das comunidades rurais, de forma a contribuir para o desenvolvimento local, social e econômico sustentável, cumprindo com a legislação ambiental e trabalhista, utilizando preferencialmente recursos renováveis, além do uso responsável de solo, água, ar e demais recursos naturais, incentivando a relação direta entre produtor e consumidor final, produzindo alimentos saudáveis e isentos de contaminantes (Brasil, 2007).

No Brasil, desde 2011, o produtor orgânico deve estar registrado no Cadastro Nacional de Produtores Orgânicos do Ministério da Agricultura, Pecuária e Abastecimento (MAPA), sendo considerado certificado após cumprimento das exigências legais definidas na legislação brasileira vigente. Essa certificação pode ser realizada por um dos três mecanismos:

* Certificação por auditoria: uma certificadora pública ou privada credenciada do Ministério da Agricultura concede o selo SisOrg após avaliação

da conformidade segundo procedimentos e critérios internacionais, além dos requisitos técnicos da legislação brasileira.

- Sistema Participativo de Garantia: um sistema formado por produtores, consumidores, técnicos e demais interessados cria uma responsabilidade coletiva que deve possuir um Organismo Participativo de Avaliação da Conformidade (Opac) que responderá pela emissão do SisOrg.
- Controle Social na Venda Direta: é o caso da agricultura familiar que deve se credenciar a uma organização de controle social cadastrado em órgão fiscalizador oficial, para que os agricultores familiares façam parte do Cadastro Nacional de Produtores Orgânicos (Brasil, 2016b).

ESTATÍSTICAS

O Censo Agropecuário de 2006 apontou 90.497 estabelecimentos de produção orgânica, porém apenas 5.500 produtores estavam registrados no Cadastro Nacional de Produtores Orgânicos até 2011. As empresas e produtores não cadastrados correm o risco de sofrer multas e apreensões de mercadorias (IPD, 2011).

Dados do mesmo Censo demonstraram que, do total de estabelecimentos agropecuários mapeados no Brasil, 1,8% eram de produtores orgânicos. Destes, pecuária e produção de outros animais representavam 42,74%, seguida de produção de lavouras temporárias (32,77%) e produção de lavouras permanentes (10,54%). Ao analisar a representatividade da produção orgânica por grupo de atividade econômica, esta foi maior para os produtores de horticultura/floricultura, incluindo a produção de frutas, legumes e verduras, representando 4,49% do total (IBGE, 2012).

Em 2006, foram mapeados 5.106 estabelecimentos certificados com produção orgânica e 85.392 produtores orgânicos sem certificação, de um total de pouco mais de 5,1 milhões de estabelecimentos agrícolas (IBGE, 2012).

Segundo levantamento do IPD (Inteligência Comercial do Instituto de Promoção do Desenvolvimento), a maior parte da comercialização de produtos orgânicos ainda está concentrada em alimentos frescos (frutas e hortaliças), porém a procura por produtos alimentícios como arroz, molhos, condimentos e conservas orgânicos tem aumentado (IPD, 2011).

Dados divulgados em relatório do Research Institute of Organic Agriculture – FIBL e da International Foundation for Organic Agriculture – IFOAM (FIBL & IFOAM, 2016) descrevem que até o ano de 2016 o Cadastro Nacional de Produtores Orgânicos incluía 11.650 produtores, com uma área total de produção orgânica de 750.000 hectares. Já o IBGE estimava, em 2015, que 72 milhões de hectares eram de cultivares orgânicos, o que representa pouco mais de 1% de áreas cultivadas no Brasil com produtos orgânicos.

No Brasil, podem ser observadas iniciativas de sucesso na produção orgânica, como as redes de comercialização solidária: Rede Ecovida de Agroecologia na região Sudeste, Rede Xique Xique na região Nordeste e a Rede Cerrado na região Centro-oeste. Essas redes são formadas por centenas de agricultores familiares de comunidades rurais tradicionais que necessitam dessas redes de comercialização para inserir seus produtos orgânicos no mercado (Meirelles, 2016).

BENEFÍCIOS DO CONSUMO DE ALIMENTOS ORGÂNICOS

O sistema de produção denominado atualmente de convencional baseia-se na utilização intensiva de insumos químicos (agrotóxicos), mecanização pesada e melhoramento genético voltado para a produtividade física. No entanto, esse padrão de produção visando exclusivamente à produtividade vem sendo muito questionado, em função da divulgação de aspectos negativos, como esgotamento dos recursos naturais, degradação ambiental, exclusão social, elevação dos custos de produção, contaminação dos alimentos por agrotóxicos e redução de sua qualidade (Arbos et al., 2010a).

Os agrotóxicos estão entre os contaminantes indiretos mais pesquisados em todo o mundo. Estudos demonstram amplamente os efeitos de sua ingestão sobre a saúde humana, incluindo diversos tipos de câncer, distúrbios respiratórios, desordens no sistema nervoso, mal de Parkinson, defeitos congênitos, esterilidade masculina e infertilidade em mulheres (Azevedo; Rigon, 2010; Azevedo, 2012).

O uso dos insumos químicos é permitido desde que se respeite o limite de segurança estabelecido com base em experiências com animais de laboratório. Entretanto, o rastreamento e o controle do uso dessas substâncias são precários e questiona-se a eficácia desses estudos no que concerne ao poder cumulativo, ao efeito combinado e à mutabilidade e às possibilidades de interação desses contaminantes nos seres humanos (Azevedo, 2012).

Como consequência da divulgação e da percepção desses aspectos indesejáveis tem aumentado a busca dos consumidores por dietas mais saudáveis e sem riscos para a saúde, materializada no crescimento da produção de alimentos orgânicos (Arbos et al., 2010a).

O termo "alimento orgânico" tem origem na Agricultura Orgânica, citada na Legislação Brasileira de 2007, que tem como objetivos a autos-sustentação da propriedade agrícola no tempo e no espaço, a maximiza-ção dos benefícios sociais para o agricultor, a minimização da depen-dência de energias não renováveis na produção, a oferta de produtos saudáveis e de elevado valor nutricional, isentos de qualquer tipo de contaminantes que ponham em risco a saúde do consumidor, do agri-cultor e do meio ambiente, o respeito à integridade cultural dos agricul-tores e a preservação da saúde ambiental e humana (Brasil, 2007).

Em relação aos atributos de qualidade e segurança dos alimentos orgânicos, os resultados ainda são controversos (Borguini; Torres, 2006). Muitos fatores e variáveis devem ser considerados nas pesquisas, como o tempo de produção orgânica, o restabelecimento da vida do solo, o tipo de sistema orgânico utilizado, a variabilidade dos fatores externos (luz solar, temperatura, chuva), o armazenamento e o transporte, que influenciam diretamente o conteúdo de nutrientes nas plantas. O de-sempenho de sistemas produtivos orgânicos e convencionais deveria ser estudado na propriedade de origem, em que o grau de controle dos fa-tores externos supramencionados é menor do que nos laboratórios. As-sim, é possível verificar a dificuldade de planejar estudos efetivos, cujos resultados possam ser sistematizados e comparados aos de diferentes pesquisas (Sousa et al., 2012).

O estudo de Schuphan (1974), na Alemanha, é frequentemente ci-tado com o objetivo de confirmar a superioridade do valor nutricional dos produtos orgânicos. Durante um período de doze anos, visou à comparação entre dois padrões de aplicação de fertilizantes na produção de espinafre, batata, cenoura e repolho. Em um processo, foi utilizado um fertilizante convencional de alta solubilidade, contendo NPK (nitrogênio, fósforo e potássio), e no outro houve a adoção de adubo orgânico. Os resultados revelaram um decréscimo de 24% na produtividade, quando se utilizou adubo orgânico. No entanto, ao examinar os demais resultados, obtidos para os alimentos cultivados com a aplicação da adubação orgânica, observaram-se acréscimos de matéria seca (23%), proteína (18%), vitamina C (28%), açúcares totais (19%), metionina (23%), ferro (77%), potássio (18%), cálcio (10%) e fósforo (13%). De forma contrária, verificou-se o decréscimo do sódio (12%) e do nitrato (93%). Embora a produção absoluta tenha sido menor com o uso dos adubos orgânicos, o substancial aumento da matéria seca, vitaminas e minerais resultou em um alimento com maior valor nutricional.

Toor et al. (2006) verificaram a influência de diferentes tipos de fertilizantes sobre os principais componentes antioxidantes de tomates e concluíram que as fontes de adubos podem ter um expressivo efeito na concentração desses compostos. A utilização de adubos orgânicos aumentou os níveis de fenólicos totais e ácido ascórbico. Porém, os autores afirmam que são necessários estudos em escala comercial para que seja possível a confirmação de tais resultados.

Em 2009, duas grandes revisões abordaram a comparação entre o valor nutricional dos alimentos orgânicos e os convencionais. Uma delas se posicionou claramente contra a superioridade dos orgânicos em termos nutricionais (Dangour et al., 2009) e a outra apresentou resultados favoráveis (Lairon, 2009).

Pesquisadores da Agência para Critérios de Alimentos (*Food Standards Agency*), do Reino Unido, afirmaram não haver evidências de benefícios para a saúde no consumo dos alimentos orgânicos comparados aos convencionais em relação ao valor nutricional. Com base nesses dados, os autores atestam que tais alimentos não são de relevância para a saúde pública (Dangour et al., 2009).

No entanto, a Agência Francesa de Segurança Sanitária de Alimentos (Agence Française de Sécurité Sanitaire des Aliments) realizou uma avaliação de estudos sobre qualidade nutricional dos alimentos orgânicos comparados aos convencionais e verificou maior teor de matéria seca em tubérculos, raízes e folhas; maior teor de ferro e magnésio em vegetais como batata, couve, cenoura, beterraba, alho-poró, alface, cebola, aipo e tomate; mais vitamina C na batata, no alho-poró, na couve e no aipo; maiores quantidades de betacaroteno no tomate, cenoura e leite orgânicos; maiores quantidades de fitoquímicos na maçã, no pêssego, na pera, na laranja, na cebola, no tomate, na batata, no pimentão, no óleo de oliva (compostos fenólicos), no vinho (resveratrol) e no tomate (ácido salicílico). O estudo realizado na França destaca ainda o maior teor de ácidos graxos poli-insaturados no leite, nos ovos e nas carnes orgânicas, uma vez que a dieta à base de pasto e a criação livre preconizada no manejo animal orgânico têm como resultado carne e leite com menores teores de gordura saturada (Lairon, 2009).

No Brasil, estudo realizado por Arbos et al. (2010a) comparou a atividade antioxidante e o teor de fenólicos totais entre alface, rúcula e almeirão de cultivos orgânicos e convencionais, plantados em uma mesma horta. Os resultados desse estudo sugeriram superioridade no teor de fenólicos e antioxidantes das hortaliças provenientes do cultivo orgânico, quando comparadas às obtidas no sistema convencional.

Ao avaliar os teores de vitamina C de amostras de alface, tomate e cenoura orgânicos, Arbos et al. (2010b) verificaram que os valores dessa vitamina estavam acima dos valores registrados na Tabela Brasileira de Composição de Alimentos TACO – Unicamp (NEPA, 2011). Silva et al. (2011) demonstraram que amostras de alface do grupo crespa, cv. Vera, em sistemas de cultivo orgânico, também apresentaram maiores teores de ácido ascórbico.

Borguini (2006), em sua pesquisa, registrou que tomates provenientes de sistema orgânico de produção apresentaram maior teor de fenólicos totais e de ácido ascórbico do que o tomate produzido por cultivo convencional. Rocha e Silva (2011) avaliaram a atividade antioxidante, os teores de vitamina C e polifenóis totais em tomates oriundos de cultivos orgânicos e convencionais. Os resultados demonstraram diferenças altamente significativas na atividade antioxidante total, vitamina C e polifenóis, destacando-se a ação superior dos tomates provenientes do cultivo orgânico.

Rangel et al. (2011), ao compararem a composição nutricional de limas provenientes de cultivos orgânicos e convencionais, observaram que os teores de frutose, glicose, sólidos solúveis totais, potássio, manganês, ferro e cobre foram mais elevados nos frutos orgânicos do que nos convencionais. Esses resultados indicam que os sucos provenientes de cultivo biodinâmico podem ser uma boa alternativa para escolha, tendo em vista serem livres de pesticidas e outros agentes tóxicos, que podem causar danos à saúde humana, mantendo níveis próximos de importantes compostos nutricionais.

No caso da produção animal, o que parece se confirmar é o fato de que uma alimentação orgânica traz benefícios para a saúde animal, refletindo-se, sobretudo, na área reprodutiva. Alguns trabalhos têm demonstrado que os produtos animais de origem orgânica apresentam menor quantidade de resíduos de agrotóxicos, medicamentos e antibióticos (Darolt, 2003).

Quanto aos aspectos sensoriais, estudos com produtos orgânicos estão sendo iniciados e há grande carência de informações voltadas para sua análise sensorial. Vários fatores podem influenciar no sabor e no aroma de um produto agrícola, como a variedade utilizada, o tipo de solo e clima, o ano climático e o modo de produção. Embora faltem evidências conclusivas, há indicações de que os alimentos orgânicos sejam mais saborosos (Bourn; Prescott, 2002; Darolt, 2003; Malta et al., 2008). No entanto, a análise dos aspectos sensoriais é muito complexa, uma vez que as características de um alimento que determinam a aceitabilidade do consumidor são bastante subjetivas.

Dessa forma, existe uma tendência, que pode ser observada por meio dos resultados das pesquisas anteriormente citadas, que indica maior conteúdo de nutrientes e qualidade sensorial para os alimentos produzidos organicamente. Todavia, são aspectos que precisam ser mais pesquisados.

MOTIVAÇÃO PARA O CONSUMO DE ALIMENTOS ORGÂNICOS

Os estudos que avaliaram o perfil do consumidor de produtos orgânicos obtiveram resultados semelhantes: a procura por esse tipo de alimento se justifica pela maior qualidade, apesar do maior custo em relação aos convencionais. A seguir são descritos os resultados de algumas pesquisas realizadas em municípios do Brasil.

Andrade e Bertoldi (2012) realizaram estudo do tipo *survey* com 400 indivíduos em Belo Horizonte (MG) com o objetivo de caracterizar o mercado consumidor de alimentos orgânicos e observaram que todos acreditavam nos benefícios à saúde decorrentes do consumo desse tipo de alimento. As frutas e as hortaliças orgânicas eram as mais consumidas, já que apenas 16,3% consumiam outro tipo de alimento além destas. As maiores motivações para o consumo de frutas e hortaliças orgânicas foram o maior conteúdo de nutrientes e o melhor sabor em comparação aos convencionais. O principal limitante para o consumo desse tipo de produto foi o preço elevado (Andrade; Bertoldi, 2012).

Estudo de Archanjo, Brito e Sauerbeck (2001) que teve como objetivo investigar o estilo de vida e o consumo alimentar de frequentadores de uma feira livre de produtos orgânicos em Curitiba, apontou que a maioria dos frequentadores começou a consumir alimentos orgânicos por prescrição médica e alguns justificaram esse consumo em razão da qualidade e do sabor desse tipo de alimento. Muitos consumidores realizavam as refeições em casa para poder preparar os alimentos de forma saudável. Também foi observada uma tendência ao vegetarianismo, pois muitos evitavam a carne vermelha (Archanjo; Brito; Sauerbeck, 2001).

Uma pesquisa realizada no município de São Paulo para avaliar o padrão de consumo de alimentos orgânicos por Cerveira e Castro (1999) entrevistou 121 frequentadores de uma feira promovida pela Associação de Agricultura Orgânica. Os consumidores foram caracterizados como de grande fidelidade e mencionaram que conheceram o produto por meio da indicação de amigos ou ao passear pelo parque onde a feira estava localizada. A principal motivação relatada para comprar alimentos orgânicos foi a qualidade do produto, apesar do preço alto em relação aos convencionais (Cerveira; Castro, 1999).

GASTRONOMIA E ALIMENTOS ORGÂNICOS

Várias transformações têm sido observadas na Gastronomia, como um novo olhar no preparo dos alimentos e a preocupação com a origem (onde e como é cultivada) da matéria-prima. Por isso, tem-se observado a crescente inclusão de alimentos orgânicos nos empreendimentos gastronômicos (Silva; Etges, 2012).

Castañeda avaliou a relação entre os alimentos orgânicos e as tendências da alimentação contemporânea em diversas vertentes, como no aspecto científico, de saudabilidade, de valorização da origem e na Gastronomia. Ele concluiu que a Gastronomia está se redefinindo como um saber interdisciplinar com conhecimentos da Antropologia, Sociologia e Ecologia, entre outros, e pela inserção dos *chefs* no movimento ecológico, de forma a preservar o meio ambiente na produção de uma alimentação de melhor qualidade. A inserção de alimentos orgânicos na Gastronomia se reflete na valorização da origem dos produtos e na saudabilidade das preparações, características que têm sido referidas como importantes por consumidores cada vez mais preocupados com sua saúde (Castañeda, 2010).

Para a Gastronomia, os produtos orgânicos podem ser um diferencial nesse negócio por serem considerados sinônimos de alimentação saudável nos restaurantes. Assim, para que o uso de alimentos orgânicos seja viável em restaurantes, há necessidade de valorização e produção adequada desses produtos, de modo a atender o segmento gastronômico (Silva; Etges, 2012).

POLÍTICAS PÚBLICAS PARA ALIMENTAÇÃO E NUTRIÇÃO

A inserção de alimentos orgânicos na alimentação escolar dos sistemas públicos estaduais e municipais tem sido uma excelente iniciativa para incentivar a produção sustentável dos alimentos e uma forma de garantir o desenvolvimento saudável das crianças (Azevedo, 2012).

O Programa Nacional de Alimentação Escolar (PNAE) é uma das estratégias de Segurança Alimentar e Nutricional (SAN) que se orienta pelos princípios do Direto Humano à Alimentação Adequada (DHAA). Em sua regulamentação, são destacados como objetivos a melhoria das condições nutricionais, a contribuição para a aprendizagem e o rendimento escolar dos estudantes, bem como a formação de hábitos alimentares saudáveis (Brasil, 2004).

As diretrizes de execução do PNAE são estabelecidas por meio da Lei n. 11.947/2009 e da Resolução n. 26, de junho de 2013. Uma delas estipula que, no mínimo, 30% do total de recursos repassados pelo Fundo Nacional de Desenvolvimento da Educação (FNDE), ligado ao Ministério da Educação (MEC), devem ser destinados à compra de alimentos, preferencialmente orgânicos, diretamente da Agricultura Familiar e do Empreendedor Familiar Rural ou suas organizações, priorizando os assentamentos da reforma agrária, as comunidades tradicionais indígenas e quilombolas (Brasil, 2009; Brasil, 2013).

A proposta de se implantar uma alimentação escolar orgânica na rede pública estadual foi uma experiência muito positiva no Brasil. O estado de Santa Catarina teve a primeira legislação para a inserção desses alimentos nas escolas da rede estadual e obteve experiências muito exitosas.

Silva e Souza (2013) apresentaram os dados de um estudo com o objetivo de analisar a demanda e a oferta de alimentos orgânicos para a alimentação escolar no estado de Santa Catarina de acordo com a regulamentação do PNAE. Realizou-se um censo em 2010, nos 293 municípios do estado, por meio de questionário eletrônico para conhecer o percentual de compras de alimentos da agricultura familiar e de alimentos orgânicos. Posteriormente, foram entrevistados *in loco* alguns atores sociais da alimentação escolar de 52 municípios que compravam alimentos orgânicos da agricultura familiar. Observou-se que 17,7% dos municípios compraram alimentos orgânicos da agricultura familiar no ano de 2010. Foram relatadas algumas dificuldades tanto do nutricionista quanto dos agricultores familiares e das cooperativas, como a falta de certificação de produtos, problemas de produção, dificuldades no transporte e a baixa oferta de alimentos orgânicos. No entanto, apesar das dificuldades relatadas, os municípios catarinenses já adquirem frutas, verduras, legumes e outros alimentos orgânicos.

O estudo de Santos et al. (2014) avaliou a inserção de alimentos orgânicos na alimentação escolar, nos municípios integrantes dos territórios rurais do Rio Grande do Sul. Foram visitados 8 territórios, e, dos seus 153 municípios, 102 compuseram a amostra deste estudo. Entre eles, 20,58% afirmaram que adquirem produtos orgânicos provenientes da agricultura familiar.

CONSIDERAÇÕES FINAIS

As pessoas têm se preocupado cada vez mais com a saúde, o que inclui a busca por uma alimentação saudável. Para alcançar esse objetivo, muitos têm se interessado pelo consumo de alimentos orgânicos, por terem maior valor nutritivo e serem isentos de contaminantes agrícolas. Por isso, a procura por alimentos orgânicos tem aumentado nos últimos anos, o que fez com que se aumentasse a procura por esse tipo de produto nos mercados consumidores. Para atender a essa demanda, observa-se a multiplicação de feiras exclusivas com produtos orgânicos, seções cada vez maiores com oferta de produtos orgânicos em supermercados e o surgimento de empresas com venda exclusiva de alimentos orgânicos. Além disso, restaurantes estão utilizando alimentos orgânicos a fim de melhorar as características sensoriais de suas preparações e atrair consumidores que buscam esse tipo de produto.

O aumento pela procura de alimentos orgânicos, por enquanto, parece trazer benefícios: organiza os sistemas de agricultura familiar, oferece opções de produtos com melhor valor nutritivo e sabor proeminente. Porém, a manutenção do desenvolvimento da agricultura orgânica dependerá da demanda dos consumidores e do marketing dos produtores.

REFERÊNCIAS BIBLIOGRÁFICAS

ANDRADE, L.M.S.; BERTOLDI, M.C. Atitudes e motivações em relação ao consumo de alimentos orgânicos em Belo Horizonte – MG. *Braz J. Food Technol*, v.IV SSA, p.31-40, maio 2012.

ARBOS, K.A. et al. Atividade antioxidante e teor de fenólicos totais em hortaliças orgânicas e convencionais. *Ciênc Tecnol Aliment*, Campinas, v.30, n.2, p.501-6, abr./jun. 2010a.

ARBOS, K.A. et al. Segurança alimentar de hortaliças orgânicas: aspectos sanitários e nutricionais. *Ciênc Tecnol Aliment*, Campinas, v.30, Supl. 1, p.215-220, maio 2010b.

ARCHANJO, L.R.; BRITO, K.F.W. de; SAUERBECK, S. Alimentos orgânicos em Curitiba: consumo e significado. *Cadernos de Debate*, v.VIII, p.1-6, 2001.

AZEVEDO, E. *Alimentos orgânicos*: ampliando os conceitos de saúde humana, ambiental e social. São Paulo: Senac, 2012, p. 386.

AZEVEDO, E; RIGON, S.A. Sistema alimentar com base no conceito de sustentabilidade. In: TADDEI, J.A. et al. (Eds.) *Nutrição em saúde pública*. São Paulo: Rubio, 2010, p.543-60.

BORGUINI, R.G. Avaliação do potencial antioxidante e de algumas características físico-químicas do tomate (Lycopersicon esculentum) orgânico em comparação ao convencional [tese]. São Paulo: Universidade de São Paulo, 2006, 161p.

BORGUINI, R.G.; TORRES, E.A.F.S. Alimentos orgânicos: qualidade nutritiva e segurança do alimento. *Segurança Alimentar e Nutricional*, Campinas, v.13, n.2, p.64-75, 2006.

BOURN, D; PRESCOTT, J. A comparison of the nutritional value, sensory qualities, and food safety of organically and conventionally produced foods. *Crit Rev Food Sci Nutr*, v.42, n.1, p.1-34, 2002.

BRASIL. Ministério da Agricultura, Pecuária e Abastecimento. Decreto n. 6.323, de 27 de dezembro de 2007. Brasília, *Diário Oficial da União*, 2007. Seção 1, p.2-8.

BRASIL. Ministério da Agricultura. *O que são alimentos orgânicos*. 2016a. Disponível em: <http://www.agricultura.gov.br/desenvolvimento-sustentavel/organicos/o-que-e-agricultura-organica>. Acesso em: 24 ago. 2016.

BRASIL. Ministério da Agricultura. *Orientações técnicas*. 2016b. Disponível em: <http://www.agricultura.gov.br/desenvolvimento-sustentavel/organicos/orientacoes-tecnicas>. Acesso em: 24 ago. 2016.

BRASIL. Ministério da Educação. Fundo Nacional de Desenvolvimento da Educação. Lei n. 11.947, de 16 de julho de 2009. Dispõe sobre o atendimento da alimentação escolar aos alunos da educação básica no Programa Nacional de Alimentação Escolar – PNAE. *Diário Oficial da União*, 17 jun. 2009, Seção 1.

BRASIL. Ministério da Educação. Fundo Nacional de Desenvolvimento da Educação. Resolução n. 26, de 17 de junho de 2013. Dispõe sobre o atendimento da alimentação escolar aos alunos da educação básica no âmbito do Programa Nacional de Alimentação Escolar – PNAE. *Diário Oficial da União*, 2013.

BRASIL. Ministério da Educação. *Programa Nacional de Alimentação Escolar*. Brasília: Fundo Nacional de Desenvolvimento da Educação, 2004.

CASTAÑEDA, M. A emergência dos alimentos orgânicos: relações com as tendências da alimentação contemporânea. In: V ENEC – Encontro Nacional de Estudos do Consumo, I Encontro Luso-Brasileiro de Estudos do Consumo, Tendências e Ideologias do Consumo no Mundo Contemporâneo, 2010, Rio de Janeiro, RJ. *Anais...*, Rio de Janeiro: 2010, p. 1-20.

CERVEIRA, R.; CASTRO, M.C. Consumidores de produtos orgânicos da cidade de São Paulo: características de um padrão de consumo. *Informações Econômicas*, SP, v.29, n.12, dez. 1999.

DAROLT, M.R. Comparação da qualidade do alimento orgânico com o convencional. In: STRIGHETA, P.C; MUNIZ, J.N. *Alimentos orgânicos:* produção, tecnologia e certificação. 1. ed. Viçosa: Universidade Federal de Viçosa – UFV, 2003, p.289-312.

DANGOUR, A.D. et al. Nutritional quality of organic foods: a systemic review. *Am J Clin Nutr*, v.90, n.3, p.6805, 2009.

FIBL & IFOAM – ORGANICS INTERNATIONAL. *The World of Organic Agriculture: statistics and emerging trends.* Switzerland: Research Institute of Organic Agriculture (FIBL) and IFOAM – Organics International, 2016. 340p.

IBGE – INSTITUTO BRASILEIRO DE GEOGRAFIA E ESTATÍSTICA. Censo Agropecuário 2006: Brasil, Grandes Regiões e Unidades da Federação. Segunda Apuração. Rio de Janeiro: IBGE, 2012. 774p.

IPD – INSTITUTO DE PROMOÇÃO DO DESENVOLVIMENTO. Pesquisa – O mercado brasileiro de produtos orgânicos. Inteligência – IPD. Curitiba: IPD, 2011. 41p.

LAIRON, D. Nutritional quality and safety of organic food. A review. *Agron Sustain Dev*, v. 30, n. 1, p. 33-41, 2009.

MALTA, M.R. et al. Qualidade sensorial do café de lavouras em conversão para o sistema de produção orgânico. *Bragantia*, Campinas, v.67, n.3, p.775-83, 2008

MEIRELLES, L. Country report: organic agriculture in Brazil. In: FIBL & IFOAM – ORGANICS INTERNATIONAL. *The World of Organic Agriculture*: statistics and emerging trends. Switzerland: Research Institute of Organic Agriculture (FiBL) and IFOAM – Organics International, 2016. p.240-41.

NEPA — NÚCLEO DE ESTUDOS E PESQUISAS EM ALIMENTAÇÃO. *Tabela de composição de alimentos.* 4. ed. Campinas: NEPA/UNICAP, 2011. 161p.

RANGEL, C.N. et al. Nutritional value of organic acid lime juice (Citrus latifolia T.), cv. Tahiti. *Ciênc Tecnol Aliment*, Campinas, v.31, n.4, p.918-22, out./dez. 2011.

ROCHA, C.; SILVA, J. Atividade antioxidante total em tomates produzidos por cultivos orgânico e convencional. *Braz J Food Technol*, Campinas, v.14, n.1, p.27-30, jan./mar., 2011.

SANTOS, F. et al. Avaliação da inserção de alimentos orgânicos provenientes da agricultura familiar na alimentação escolar, em municípios dos territórios rurais do Rio Grande do Sul, Brasil. *Ciênc Saúde Coletiva*, v.19, n.5, p.1429-36, 2014.

SCHUPHAN, W. Nutritive value of crops as influenced by organic and inorganic fertilizer treatment. *Qualitas Plantarum: plant foods for human nutrition*, v.23, n.4, p.333-58, 1974.

SILVA, E. et al. Qualidade de alface crespa cultivada em sistema orgânico, convencional e hidropônico. *Horticultura Brasileira*, v.29, p.242-5, 2011.

SILVA, A.P.F.; SOUZA, A.A. Alimentos orgânicos da agricultura familiar no Programa Nacional de alimentação Escolar do Estado de Santa Catarina, Brasil. *Rev Nutr*, Campinas, v.26, n.6, p.701-14, nov./dez. 2013.

SILVA, R.N.; ETGES, V.E. Do campo à mesa: reflexões sobre agricultura familiar e gastronomia. *REDES – Rev Des Regional*, Santa Cruz do Sul, v.17, n.3, p.142-53, set./dez. 2012.

SOUSA, A.A. et al. Alimentos orgânicos e saúde humana: estudo sobre as controvérsias. *Rev Panam Salud Publica*, v.31, n.6, p.513-7, 2012.

TOOR, R.K. et al. Influence of different types of fertilizers on the major antioxidant components of tomatoes. *J Food Comp Anal*, v.19, n.1, p.20-7, 2006.

17

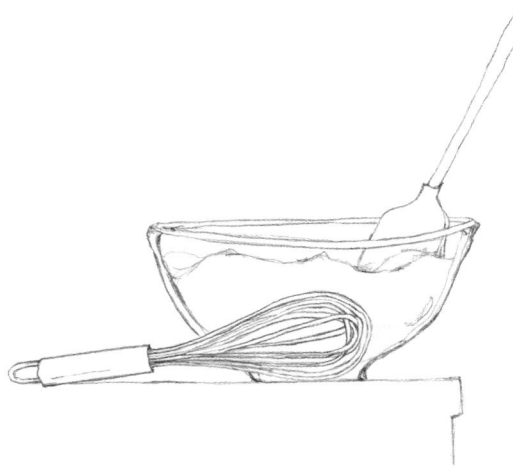

GASTRONOMIA *DIET* E *LIGHT*

Maria Lucia Tafuri Garcia
Rachel G. Mariano Ferraz

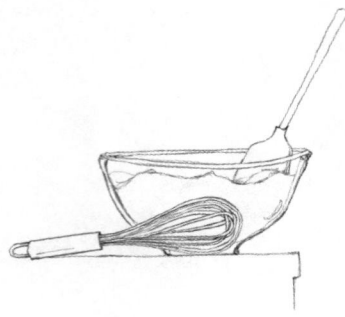

▶ SUMÁRIO

O sabor mais facilmente aceito pelo nosso organismo é o doce. Na natureza, alimentos doces como as frutas indicam serem bons para o consumo e agradam o paladar, já os amargos não são bem aceitos e indicam que aquele fruto não serve como alimento. O hábito e a necessidade de consumir açúcar impulsionaram a procura de moléculas naturais e/ou artificiais para atender à demanda de grande parte da população impedida de usar os açúcares. Entre os açúcares naturais, a sacarose da cana-de-açúcar é tomada como referência para definir o poder adoçante relativo dos demais compostos doces (Bye et al., 1993).

Atualmente, a divulgação da mídia, o culto ao corpo e à boa forma física fizeram do açúcar um vilão, pelos padrões impostos pela sociedade, gerando mudança nos hábitos alimentares e colocando em destaque os adoçantes dietéticos como seu substituto. O uso de produtos com poder adoçante e de baixas calorias representa um público potencial para dietas com restrição ao açúcar por conta da praticidade do uso, da necessidade por parte dos diabéticos e da utilização de uma grande parcela de pessoas acima do peso.

Geralmente, os adoçantes dietéticos são utilizados sem muito critério. Muitos dos seus usuários o fazem mais por vaidade do que por necessidade. Eles são normalmente utilizados por iniciativa própria, apenas por indicações aleatórias ou simplesmente pela praticidade do uso. Uma pequena parcela usa com recomendação médica e/ou de nutricionista.

No Brasil, os produtos *diet* foram criados na década de 1970 e somente 20 anos depois surgiram os *light*. Mais recentemente, o termo "zero" passou a aparecer nas embalagens de alimentos e bebidas. O primeiro refrigerante *diet, o* No-Cal, surgiu em Nova York, lançado em 1952, produzido pela Kirsch Beverage Company. Porém, o produto foi suprimido pela Coca-Cola e pela Pepsi, nos anos 1960, que introduziram suas primeiras bebidas gasosas do gênero. No Brasil, o primeiro refrigerante *diet* foi o Dolly, surgido em 1987.

A regulamentação de alimentos *diet* e *light* pela Agência Nacional de Vigilância Sanitária (Anvisa) ocorreu em 1998 e usou como referência o *Codex Alimentarius* – fórum internacional de normatização de alimentos, por sua vez assessorado em suas decisões pelo JECFA, que é o comitê científico internacional de especialistas administrado pela Food and

Agriculture Organization (FAO) e pela Organização Mundial da Saúde (OMS), que se reúne desde 1956.

Até 1988, os produtos *diet* e *light* estavam enquadrados pelo Ministério da Saúde na categoria de "alimentos especiais". Com a nova legislação, de 1998, os fabricantes passaram a especificar essa diferença nas embalagens. As palavras *diet* e *light*, que vêm do inglês, significam, respectivamente, dietético e leve. Além de esses termos estarem em produtos industrializados, também *chefs* de cozinha e gestores de restaurantes têm introduzido em seus cardápios preparações diferenciadas com tais designações. É necessário, portanto, ter-se cuidado, pois a interpretação incorreta desses termos poderá impactar especialmente aquelas pessoas que precisam manter dietas restritivas e/ou ainda manter hábitos alimentares saudáveis. A falta de esclarecimento quanto à diferença entre esses termos representa certo problema, já que desde a introdução dos alimentos *diet* o consumidor os caracterizou como saudáveis e permitidos para quem quer perder peso. O problema se agravou logo em seguida, quando surgiu o *light*, causando certa confusão.

Para ficar mais claro, a Agência Nacional de Vigilância Sanitária – Anvisa (1998) define esses termos:

- *Diet*: são algumas categorias de alimentos em cuja formulação ou processamento foram feitas modificações no conteúdo de nutrientes e que se destinam a pessoas com dietas específicas (intolerantes ao glúten, com pressão alta, com diabetes, com colesterol ou triglicérides altos, entre outros) quando normalmente não se pode ingerir algum nutriente, como glúten, sódio, açúcares ou gorduras, entre outros, ou ainda aquelas pessoas que fazem controle de peso. Isso não significa que haverá redução de calorias, e em alguns casos pode ocorrer de o produto *diet* ser até mais calórico se comparado com o convencional.
- *Light*: é um termo que pode ser utilizado opcionalmente pelos fabricantes de produtos alimentícios para descrever e ressaltar o conteúdo absoluto (p. ex., baixo/reduzido em sódio) ou relativo do valor energético ou algum nutriente (açúcares, gorduras totais, gorduras saturadas, colesterol, sódio, entre outros). No caso de ser reduzido, deve ser em pelo menos 25% se comparado ao mesmo alimento ou à preparação

convencional. Os alimentos *light* não têm a finalidade de atender às necessidades dietoterápicas ou às pessoas com algum tipo de doença.

Portanto, não se deve concluir que os alimentos *diet* são aqueles sem açúcar ou calorias e os *light* aqueles sem ou com pouca gordura.

DIMINUINDO CALORIAS NA PRÁTICA GASTRONÔMICA

É comum buscar alternativas para se obter pratos doces e salgados menos calóricos e usar como um diferencial no cardápio do restaurante criações do *chef* ou mesmo receitas convencionais que levem a bandeira *light* como opção aos clientes. O que era tendência, hoje, é fato: os clientes estão cada vez mais preocupados com saúde, peso, qualidade de vida e bem-estar. Dessa forma, o aumento do volume de informações na mídia sobre alimentação equilibrada e escolhas mais saudáveis tem forçado os gestores de restaurantes e *chefs* de cozinha principalmente da área hoteleira e comercial a buscar maiores informações para a criação de cardápios diferenciados.

Na prática, cardápios como os de café da manhã em hotéis, por exemplo, passaram a ter, além do leite integral, também o semidesnatado ou desnatado (quando parte ou toda a gordura do leite é retirada). Consequentemente, todos os derivados e preparações feitas com esse leite serão menos calóricos: requeijão, iogurte e coalhada, entre outros. Em alguns hotéis, encontra-se além do *buffet* tradicional do café da manhã outro com preparações *light* agregado de produtos diferenciados como o queijo cottage, o café descafeinado e os cereais, entre outros. Destaque para a opção de omelete só com claras, suprimindo-se as gemas, diminuindo-se assim o colesterol, bem como a quantidade de gorduras saturadas e calorias.

Normalmente, na maioria das preparações culinárias, o leite integral pode ser substituído pelo leite desnatado (sem a gordura que na indústria é transformada em manteiga, creme de leite ou *chantilly*) ou semidesnatado (parcialmente desengordurado) sem consideráveis alterações no resultado final do prato, mas obtendo-se significativa redução de calorias.

As margarinas *light* ou cremes vegetais são gorduras com menos calorias porque parte dessas gorduras foi substituída por uma emulsão com soro de leite ou água. Nesse caso, esse tipo de margarina, embora menos calórico que os tradicionais, não se adapta a todas as preparações culinárias e nem sempre pode ser substituto da manteiga, pois modifica o resultado final especialmente com relação à textura: massas quebradiças ficam duras, não douram legumes, não fazem o *roux* (base ligada para molhos), entre outros.

Alimentos *light* em que a quantidade de gordura foi reduzida são, de modo geral, melhores para a saúde do que os integrais, principalmente quando há redução de gorduras animais, normalmente saturadas (que aumentam os níveis de colesterol). No entanto, é necessário ficar atento ao comportamento culinário das preparações quando há substituição da gordura convencional. Por exemplo, assim como qualquer outra gordura, o azeite fornece 9 kcal por grama e o fato de usá-lo em substituição a outros óleos ou gorduras não deixa as preparações *light*. Os benefícios do azeite estão em ser uma gordura monoinsaturada, que ajuda a reduzir os níveis de LDL e por isso é mais saudável que as demais.

Engana-se o *chef* ao pensar que ao substituir o arroz branco polido pelo integral está oferecendo uma preparação *light*. Todos os grãos integrais são mais saudáveis por conterem fibras e partes ricas em gorduras e proteínas que são retiradas no refino dos grãos. No entanto, apesar de saudáveis, os grãos integrais são mais calóricos que os refinados e usá-los nas receitas não as deixam *light*. Assim como todos os produtos industrializados com grãos integrais, esses serão mais calóricos se comparados com os mesmos preparados com grãos refinados.

Para a criação de receitas *light* é necessário saber a quantidade de calorias de uma preparação tradicional, como *mousse* de chocolate. A equipe do restaurante deve contar com o auxílio de um nutricionista que poderá fazer esse cálculo. Por exemplo, se uma porção correspondente a 100 g (ou um pote) tem 360 kcal e, ao substituir os ovos somente por claras e o creme leite integral pelo semidesnatado, houver uma redução de 120 kcal, o restaurante poderá colocar no cardápio que a *mousse* de chocolate é *light*, não se esquecendo de mencionar logo abaixo do nome da preparação que, nesse caso, é *mousse light* em gorduras e proteínas com 30% menos calorias.

Para o desenvolvimento de receitas *light* é importante que o *chef* de cozinha, o nutricionista e o gestor trabalhem juntos. Dessa forma, será possível elaborar preparações que sejam menos calóricas, mas que continuem sensorialmente iguais às tradicionais em termos de sabor, aspecto, cor e textura. A inclusão da informação nutricional no cardápio dará a oportunidade de o cliente entender a composição da preparação destacada como *light*, e sob o ponto de vista de gestão essas modificações podem manter ou até mesmo reduzir os custos da preparação. O mesmo se aplica às receitas modificadas para serem oferecidas como *diet*, que serão abordadas mais adiante.

O grande desafio do *chef* de cozinha não é trocar uma preparação mais calórica, como uma massa com molho branco, por outra menos calórica e saudável, como é o caso da massa com molho ao sugo. O desafio será fazer a massa com molho branco se tornar *light*, ou seja, efetivamente no mínimo 25% menos calórica se comparada com a receita tradicional. Se no preparo do macarrão fresco, que é feito normalmente com farinha de trigo e ovos, substituirmos a maior parte das gemas por mais claras, o mesmo resultado em termos de massa será obtido, porém menos calórica, com menos gorduras saturadas e consequentemente menos colesterol. Com relação à aparência, um pouco de cenoura em pó acrescida à farinha de trigo poderá agregar a coloração amarelada ao resultado final da massa. O molho branco poderá ser feito com leite desnatado, resultando em uma receita *light*, porque, no cálculo geral, terá quase 30% menos calorias se comparada à mesma receita de massa com molho branco tradicional.

ABORDANDO OUTRAS SOLUÇÕES

- Claras podem substituir total ou parcialmente as gemas de ovos em panquecas, omeletes, alguns tipos de bolo e algumas sobremesas.
- Como mencionado anteriormente, a omelete pode ter sua versão *light* se for preparada apenas com claras. É possível encontrar no mercado institucional clara pasteurizada na cor amarela que, além de atender

características sensoriais, contribui para a segurança alimentar do preparo das receitas. A utilização de frigideiras e panelas antiaderentes também contribui para a diminuição de calorias, pois não necessitam de gordura para as preparações.

- Empanar com claras ao invés de mistura de ovos – somente esse procedimento não deixará a preparação *light*, mas dará parcela de contribuição na diminuição de calorias no preparo geral da receita. Por exemplo: bolinhos empanados com claras que ao invés de fritos serão assados.
- Substituir o chantilly e os cremes à base de gordura vegetal em sobremesas por merengue italiano feito à base de claras cozidas e batidas com açúcar também é uma opção
- A preparação "à pizzaiolo" em vez de "à parmegiana" – grelhar a carne em vez de empanar e fritar em óleo. Aplicar o molho ao sugo por cima da carne grelhada. Substituir parte do parmesão por farinha de rosca e gratinar.
- Para sopas cremosas, não se recomenda utilizar creme de leite, mesmo na versão *light*. A consistência pode ser obtida com batatas batidas ou pão batido com o caldo da sopa. Esses ingredientes são espessantes, e ao contrário da gordura que fornece 9 kcal/g, eles fornecem 4 kcal/g com o mesmo resultado.
- Para molhos frios (saladas e entradas) – o creme de leite e a maionese podem ser substituídos por iogurte desnatado.
- Achocolatados – podem ser substituídos por cacau 70% (ou mais) ou chocolate em pó.
- Queijos amarelos – muitas receitas com esses queijos, como patês, sanduíches, saladas, molhos e recheios de massas, entre outros, podem ser substituídas por ricota, *cream cheese* ou queijo cottage, que também favorecem a saudabilidade, já que são menos calóricos que os queijos amarelos.

O poder da doçura

Nas rotulagens de alguns produtos é possível encontrar o termo edulcorante, conhecido popularmente como adoçante e que a Anvisa (2008) define como aquelas substâncias naturais ou artificiais, diferentes dos açúcares, que conferem sabor doce aos alimentos e bebidas com o objetivo de substituir total ou parcialmente o açúcar. Os adoçantes dietéticos foram desenvolvidos para atender à necessidade dos diabéticos que não podem ingerir carboidratos simples e, portanto, não podem ter na formulação sacarose, glicose e/ou frutose. Os adoçantes líquidos de mesa podem ser usados por qualquer pessoa que não tenha restrições aos açúcares.

No Brasil, o açúcar mais usado é o de cana (sacarose – *Saccarum oficcinarum*), podendo a sacarose também ser obtida da beterraba, como na maioria dos países na Europa. Da sacarose se obtém a glucose (xarope Karo®) e dextrose (açúcar menos doce vendido em pó e usado por crianças ou praticantes de atividade física para obter energia rápida).

O açúcar é um carboidrato e possui 4 kcal/g com várias funções nas preparações culinárias; é um potente conservador (frutas cristalizadas e em conserva, por exemplo), agente encorpador (volume e textura), confere sabor doce, realça o sabor, produz fermentação, cor (caramelização – reação de Maillard), consistência e viscosidade.

Para que o *chef* de cozinha ou *chef patissieur* substitua o açúcar (sacarose) nas preparações tradicionais ou em criações doces com baixas calorias, é preciso conhecer quais as opções de adoçantes ou edulcorantes que estão disponíveis no mercado e seu comportamento culinário.

Os edulcorantes são substâncias que possuem poder adoçante muito superior ao da sacarose, necessitando, portanto, de uma quantidade muito menor para se obter a mesma doçura, mas tendo a vantagem de possuir pouca ou nenhuma caloria.

Entre os açúcares naturais, a sacarose da cana-de-açúcar é tomada como referência para definir o poder adoçante relativo dos demais compostos doces (Bye et. al., 1993). A percepção de doçura de um edulcorante é influenciada por uma série de fatores, como: tipo e concentração do edulcorante, meio de dispersão (solução aquosa, gordurosa ou outros ingredientes alimentícios), efeitos sinérgicos na mistura de vários adoçantes, temperatura usada na cocção, pH e outras propriedades. Observa-se que a potência dos edulcorantes varia de acordo com o tipo de edulcorante usado e com a concentração de sacarose a ser substituída.

Os adoçantes podem ser classificados, segundo sua origem, em:

- Naturais (extraídos de frutas e vegetais que não passam por nenhuma reação química): esteviosídeo, frutose, glicose, eritritol, lactose, manitol, sacarose, sorbitol, taumatina, xilitol etc.
- Sintéticos (produzidos em laboratório): aspartame, acesulfame-K, ciclamato, maltodextrina, maltitol, neotame, sacarina, sucralose etc.

Os vários tipos de adoçantes podem ser classificados também segundo a oferta de energia em:

- Adoçantes calóricos: aspartame, glicose, frutose, sacarose, os derivados de monossacarídeos (eritritol, manitol, sorbitol, xilitol etc.) e os derivados de dissacarídeos (manitol, entre outros).
- Adoçantes não calóricos: ciclamato, neotame, sacarina, esteviosídeo, sucralose, taumatina etc.

CONHECENDO OS ADOÇANTES

O aspartame, o ciclamato de sódio e a sacarina sódica, pioneiros no mercado, são também conhecidos como adoçantes dietéticos de primeira geração. Até meados dos anos 1980, eram considerados medicamentos e usados principalmente por diabéticos. A taumatina, o eritritol e o neotame foram os últimos adoçantes a integrar a lista de edulcorantes autorizados pela Anvisa em 2008.

Acessulfame K

O acessulfame K é derivado do potássio, tem poder adoçante 200 vezes maior que a sacarose, não tem sabor residual e é estável em receitas que necessitem de cocção. Não é metabolizado pelo organismo humano, portanto não fornece calorias. É bastante estável, principalmente na forma em pó, o que confere armazenamento prolongado, porém não é indicado para pessoas com deficiências renais que necessitam limitar a ingestão de potássio (K).

Geralmente é usado em adoçantes líquidos ou em pó, gomas de mascar, caramelos duros e macios, bebidas à base de cacau a serem ingeridas quentes, refrigerantes, café e chás instantâneos, pós para gelatinas e pudins, panificação (por ser estável em pH ácido ou alcalino) e sorvetes.

O acessulfame K, também por sua estabilidade, é muito usado em produtos pasteurizados como os lácteos e enlatados. O nível de utilização em produtos assados varia de 0,07% a 0,12%, dependendo do produto de panificação e do agente de corpo. Doses acima de 0,20% podem ser empregadas para produtos muito doces ou congelados. Nesses produtos pode ser necessário adicionar corantes, emulsificantes ou gomas para obter todas as características proporcionadas pelo açúcar. Uma colher (sopa) de açúcar pode ser substituída por 24 mg de acessulfame K.

Aspartame

É uma combinação de fenilalanina e ácido aspártico com poder 200 vezes mais doce que o da sacarose. Não pode ser consumido por portadores de fenilcetonúria. Não tem sabor residual amargo e lembra o sabor de frutas ácidas. Esse adoçante fornece 4 kcal/g, é instável quando usado em receitas que necessitem cocção, embora tenha boa dissolução em líquidos quentes. É pouco estável em meios ácidos como refrigerantes, embora seja bastante usado em associação com a sacarina nessas bebidas. Não causa cáries, porém é contraindicado para gestantes e lactentes. Vendido como adoçante líquido e em sachês (pó). Também usado em gomas de mascar, balas, sobremesas, bebidas, congelados, refrigerantes, xaropes, coberturas e produtos lácteos. Uma colher (sopa) de açúcar pode ser substituída por 24 mg de aspartame.

Ciclamato

Nos Estados Unidos, começou a ser comercializado na década de 1950, mas em 1970 foi proibido pelo Food and Drug Administration (FDA) quando testes em animais demonstraram ação carcinogênica. É uma substância derivada do petróleo e 40 vezes mais doce que a sacarose. Tem sabor parecido com o do açúcar refinado e levemente residual, não fornece calorias, não perde o poder adoçante em receitas com cocção, nem em meio ácido. Possui longa validade e é bastante solúvel em líquidos quentes ou frios, além de ser usado como adoçante líquido ou em pó, bebidas, congelados, refrigerantes, geleias e sorvetes. Assim como a sacarina, o ciclamato em grandes quantidades não é recomendado para pessoas hipertensas por conter sódio. Uma colher (sopa) de açúcar pode ser substituída por 121,5 mg de ciclamato.

Eritritol

É duas vezes mais doce que a sacarose. Praticamente não fornece calorias – 0,24 kcal/g. É obtido da fermentação do açúcar por uma levedura e tem a capacidade de estimular os receptores de sabor doce na língua. Não provoca cáries e é eliminado pela urina. Grandes quantidades ingeridas de uma única vez podem causar diarreias, náuseas e desconfortos abdominais. Tem intensidade de 60 a 70% maior que o açúcar, ou seja, com apenas 6% a 7% das calorias do açúcar o eritritol tem 60% a 70% de doçura. Esse adoçante pode ser usado sozinho ou em combinação com outros adoçantes. Tem aplicação em produtos de confeitaria, laticínios e em bebidas.

Esteviosídeo

É extraído das folhas de um arbusto originário da América do Sul na divisa do Brasil com o Paraguai, chamado *Stevia rebaudiana*. Começou a ser comercializado na década de 70 e é 300 vezes mais doce que a sacarose. Não perde o poder adoçante em receitas que tenham cocção ou em meio ácido. Por ter sabor amargo quando usado em grandes quantidades, costuma-se combinar o esteviosídeo com outros adoçantes. É amplamente usado na indústria de bebidas e refrigerantes, iogurtes, pudins, balas, bombons, pós para refrescos, café e mate, sorvetes, gomas de mascar, chocolates, produtos de panificação, conservas, molhos, como aditivo em conservas de peixe e em condimentos (Japão), em adoçantes líquidos e em sachês (pó) e como modificador de aromas. Não produz cáries e não fornece calorias. Uma colher (sopa) de açúcar pode ser substituída por 16 mg de esteviosídeo.

Frutose

É encontrada no mel, nas frutas e no milho, sendo vendida comercialmente proveniente sobretudo do milho. Também pode ser chamada de levulose. Embora a frutose forneça as mesmas 4 kcal/g que a sacarose (açúcar da cana), ela é 170 vezes mais doce que a sacarose, sendo o mais doce de todos os açúcares naturais. Não perde o poder adoçante na cocção, dá corpo à preparação e chega à caramelização mais rapidamente que a sacarose. É vendida em pó, porém absorve muita umidade, razão pela qual o produto precisa ser muito bem embalado. Essa característica da frutose é positiva no preparo de produtos de panificação, pois mantém a textura e a umidade desses produtos.

A frutose é usada em doces, gomas de mascar, chocolates, sorvetes, bebidas refrigeradas ou parcialmente ácidas, alimentos para bebês e crianças, produtos congelados, sucos em pó, bebidas instantâneas de cacau. Não é indicada para pessoas com triglicerídeos altos, provoca cáries. Uma colher (sopa) de açúcar pode ser substituída por meia colher (sopa) de frutose.

Lactose

Açúcar encontrado no leite. Embora esteja na lista de edulcorantes da Anvisa, seu poder de doçura é baixo (40% menor em relação a sacarose) e sua importância está no fato de ser usada junto com outros edulcorantes em adoçantes em pó. Contraindicada para pessoas com intolerância à lactose. Pouco solúvel e causa cáries. Uma colher (sopa) de açúcar pode ser substituída por 7/8 colher (sopa) de lactose.

Maltodextrina

É um adoçante obtido do milho, 1,5 vez mais doce que a sacarose e fornece 4 kcal/g. Sua função nas preparações é dar corpo às receitas mais do que adoçar, embora faça parte da lista de edulcorantes permitidos pela Anvisa. Perde o poder adoçante em receitas que necessitam de cocção. É muito consumida por praticantes de atividade física como fonte de energia rápida e repositora dos estoques de glicogênio nos músculos e fígado. Diabéticos não devem consumir a maltodextrina. Também há relatos de provocar náuseas, vômitos e diarreia quando ingerida em grandes quantidades de uma só vez. Uma colher (sopa) de açúcar pode ser substituída por 2/3 de colher (sopa) de maltodextrina.

Manitol

Presente em várias frutas e algas marinhas. É uma forma alcoólica da manose, que, como a sacarose, também é um carboidrato. É 0,45 vez menos doce que a sacarose, com 2,4 kcal/g, e leve gosto mentolado. É usado em composição com outros edulcorantes e em gomas de mascar e balas, porque, em maiores quantidades, tem efeito laxativo. Acessível à indústria de alimentos e farmacêutica.

Neotam

Foi desenvolvido na década de 1960 a partir do aspartame e é em média 10.000 vezes mais doce que a sacarose, sendo muito atrativo para a indústria de alimentos, uma vez que pequenas quantidades de neotame substituem grandes volumes de açúcar. No Brasil, foi aprovado pela Anvisa em 2012 e pelo FDA em 2002. Não pode ser consumido por fenilcetonúricos. Tem baixo custo, não deixa sabor residual e não é metabolizado pelo organismo humano. Não perde o poder adoçante em receitas que necessitem cocção, como cozidos e assados. Pode ser usado em sobremesas congeladas, iogurtes, sorvetes, gomas de mascar, doces, bolos e tortas, coberturas, geleias, cereais matinais e muitos outros produtos. Em bebidas, a proporção é de 6 mg de neotame para 340 mL de líquido. Como ainda é muito novo no Brasil, não está na composição de muitos produtos.

Sacarina

Substância derivada do petróleo, é 300 vezes mais doce que a sacarose. Não provoca cáries e quando usada em altas doses deixa gosto amargo na boca, razão pela qual está sempre associada a outro adoçante. Não fornece calorias e não perde o poder adoçante em receitas com cocção ou meio ácido. Grandes quantidades desse adoçante que contém sódio não são recomendadas para pessoas hipertensas. A sacarina é sinérgica com quase todos os adoçantes, especialmente com o ciclamato na proporção 1:10, pois mascara o sabor residual da sacarina e eleva o poder adoçante do ciclamato. Não é sinérgica com acessulfame K e com o esteviosídeo. Com aspartame em pequenas quantidades, a combinação com sacarina resulta em preparações de melhor sabor e misturas mais estáveis. Incorpora-se muito bem em preparações secas ou misturas líquidas. Pode ser usada em preparações assadas, temperos para saladas, geleias, refrigerantes, pós para refresco, gelatinas, enlatados e outros produtos industrializados. Uma colher (sopa) de açúcar pode ser substituída por 16 mg de sacarina.

Sorbitol

Presente em várias frutas. É uma forma alcoólica da sacarose e menos doce que a sacarose – 0,5 vez e fornece 4 kcal/g. É um pó branco, inodoro, higroscópico (absorve umidade do ar) e cristalino. Tem como função dar brilho e viscosidade às preparações quando combinado com outros adoçantes. Quando aquecido não produz escurecimento e perde o poder de adoçar. É bem solúvel em água, mas não em álcool. Resistente ao ataque de bactérias. Tem efeito diurético, provoca gases e diarreia se consumido em grandes quantidades (acima de 50 g a 80 g/dia). É usado em geleias, chocolates, compotas, produtos de panificação, balas *diet* e gomas de mascar. É acessível para a indústria de alimentos e farmacêutica. Uma colher (sopa) de açúcar pode ser substituída por 2 colheres (sopa) de sorbitol.

Sucralose

Molécula da sacarose modificada em laboratório, adoça 600 a 800 vezes mais que a sacarose e não causa efeito residual. É estável quando utilizada em preparações ácidas e em receitas que precisem de cocção, no entanto pesquisas recentes mostraram que quando a sucralose é aquecida por mais de 15 minutos a 90°C ou mais, ocorre uma modificação na estrutura da molécula que causa substâncias tóxicas cumulativas no organismo (Oliveira et al., 2015). No entanto, o estudo não determinou a quantidade liberada e o impacto direto da queima da sucralose no organismo humano. A sucralose é o adoçante mais consumido no mundo e liberado irrestritamente pelos principais órgãos de segurança alimentar, incluindo o Food and Drug Administration (FDA), dos Estados Unidos, o Joint Expert Comittee on Food Additivies (JECFA), da Organização das Nações Unidas para Alimentação e Agricultura (FAO), e a Agência Nacional de Vigilância Sanitária (Anvisa).

A sucralose não é calórica, pois não é metabolizada pelo organismo. Não causa cáries e é usada praticamente em todas as preparações doces, produtos industrializados como bebidas em pó e prontas. É estável em refrigerantes, xaropes de chocolate, geleias, frutas em conserva, pudim instantâneo, molhos para salada, iogurtes e bebidas aromatizadas à base de leite, sobremesas congeladas, assados, balas e adoçante líquido e em sachês (pó). Uma colher (sopa) de açúcar pode ser substituída por 6 g de sucralose.

Taumatina

Extraída de uma fruta originária do oeste africano, a taumatina (nome científico *Thaumatococcus daniellii*) tem o sabor doce em média 2.500 vezes maior que a sacarose. A fruta foi documentada pela primeira vez em 1855, pelo cientista W. F. Daniell, no *Pharmaceutical Journal*, no qual descreveu a fruta vermelha triangular e seu uso como poderoso adoçante e realçador de sabor e aroma em alimentos e bebidas locais. Está no *Guiness Book of Records* por ser a substância mais doce da natureza. A taumatina – que é uma proteína 100% natural – é totalmente segura para a saúde.

Ela é metabolizada/digerida pelo corpo humano e pelos animais da mesma forma que qualquer outra proteína natural. Essa é uma das razões pelas quais ela é considerada por autoridades regulatórias em todo o mundo como uma substância segura. E com a crescente procura por alimentos mais saudáveis e naturais, a taumatina vem de encontro com esta ideia, já que permite substituir o açúcar e reduzir calorias mesmo fornecendo 4 kcal/g. As pequenas quantidades usadas produzem o efeito doce demorado, persistente e duradouro com sabor residual de alcaçuz, o que limita sua utilização como adoçante único. Por isso, é mais usada como intensificadora de sabor e aroma do que como edulcorante.

Mascara o sabor amargo e metálico de certas substâncias como a sacarina quando usada na proporção de 1 a 2% da concentração da sacarina. É estável a altas temperaturas, desde que não seja em meio ácido com temperaturas superiores a 55°C, pois perde o poder adoçante. Adicionada em produtos com poucas calorias, sem açúcar ou sem matérias gordurosas, faz com que ele seja percebido como mais rico e mais cremoso. Também apresenta sinergia com outros ingredientes, prolongando e intensificando o efeito de edulcorantes intensos e realçando sabores. Pode ser consumida por todas as pessoas, inclusive diabéticos, fenilcetonúricos, gestantes e pessoas acima do peso, entre outras, mas é pouco usada pelo seu alto custo.

Xilitol

Encontrado em frutas, vegetais e cogumelos, é um pó branco, cristalino e inodoro. Estável quando usado em preparações que exigem cocção, porém não faz a caramelização. Especialmente usado em produtos de confeitaria, em compotas doces e geleias. Muito usado pela indústria farmacêutica, previne cáries e deve ser usado com moderação, pois tem efeito laxativo. Fornece 2,4 kcal/g.

Os adoçantes artificiais, por serem até 600 vezes mais doces que a sacarose, são usados em quantidades muito pequenas. Dessa forma, esses adoçantes são veiculados em água quando líquidos e os adoçantes em pó geralmente são agregados à lactose e/ou à maltodextrina, que tem 4 kcal/g. Por isso, há necessidade de atenção ao consumo de adoçantes em pó por indivíduos intolerantes à lactose ou por diabéticos (no caso dos adoçantes com maltodextrina na composição). Diante do exposto, deve-se sempre que possível optar por usar os adoçantes líquidos.

O açúcar branco refinado deve ser evitado. Reduzir quantidades de açúcar nos alimentos os torna mais saudáveis. No entanto, a substituição total ou parcial do açúcar refinado por adoçantes naturais ou artificiais deve ser avaliada, pois várias substâncias surgiram. Estudos frequentes têm sido realizados para garantir a segurança no uso humano. Embora permitidos pela legislação brasileira, os edulcorantes usados em alimentos e bebidas e disponíveis para venda em supermercados e lojas especializadas para utilização em restaurantes, confeitarias, padarias, entre outros, devem ser avaliados por suas características específicas e persistência de gosto doce, sabor residual ou não. Essas características particulares de cada adoçante também podem se modificar de acordo com as concentrações usadas. Esses fatores são determinantes para a escolha do adoçante certo para cada tipo de receita, aplicação e consequente preferência e aceitação pelo cliente.

PRÁTICAS GASTRONÔMICAS PARTICULARES

Como foi amplamente discutido, o termo *diet* deve ser usado no caso de alimentos/bebidas que forem destinados a públicos que têm restrição a algum nutriente específico. Alguns procedimentos importantes para esses casos serão abordados adiante.

Sem glúten/*gluten-free*

A doença celíaca é autoimune, sendo causada pela intolerância permanente ao glúten, principal fração proteica presente no trigo, no centeio, na aveia, na cevada e no seu derivado, o malte.

Estudos de prevalência da doença celíaca têm demonstrado que ela é mais frequente do que se pensava, mas continua sendo subestimada. Pesquisas revelam que a doença atinge pessoas de todas as idades, mas compromete principalmente crianças de 6 meses a 5 anos de idade. Foi também observada frequência maior em pacientes do sexo feminino, na proporção de duas mulheres para cada homem. É uma doença hereditária.

O único tratamento é uma alimentação sem glúten por toda a vida. A pessoa intolerante ao glúten nunca poderá consumir alimentos que contenham trigo, aveia, centeio, cevada e malte ou os seus derivados (farinha de trigo, pão, farinha de rosca, macarrão, bolachas, biscoitos, bolos e outros). O trigo é a maior e mais consumida fonte de glúten, representando 80% das suas proteínas a gliadina e a glutenina. O glúten é responsável pela elasticidade das massas à base de farinha, o que permite sua fermentação, assim como a consistência elástica esponjosa dos pães e bolos.

Qualquer quantidade de glúten, por mínima que seja, é prejudicial para o celíaco. Por isso é importante ler com atenção todos os rótulos ou embalagens de produtos industrializados antes de utilizar no preparo das receitas e, em caso de dúvida, consultar o fabricante.

Deve-se adotar cuidados como usar gordura em fritadeiras distintas para empanados e produtos sem glúten; não espessar pudins, cremes ou molhos com farinha de trigo, assim como não utilizar essa farinha para polvilhar assadeiras ou formas; ter cuidado com temperos e amaciantes de carnes industrializados, pois muitos contêm glúten.

É possível separar os horários para produção de alimentos com glúten dos alimentos sem glúten, entretanto é extremamente relevante lembrar que mesmo assim não haverá garantia de que aquela preparação não contenha glúten, já que pode haver contaminação cruzada. Dessa forma, esse modo de operar atenderia a um público preocupado com uma dieta específica sem glúten (p. ex., esportistas) e não intolerantes ao glúten.

A manipulação de alimentos, seja em fornos, tábuas, balcão, mesa, tigelas e panelas, pode levar a contaminação cruzada. Ela pode ocorrer também no plantio, na colheita, armazenamento e beneficiamento dos grãos, na industrialização, no ponto de venda e também na cozinha profissional, pela manipulação e preparo de alimentos com glúten no mesmo ambiente.

Ainda há o risco de as roupas (jalecos, uniformes, panos e luvas) dos cozinheiros estarem contaminadas com partículas de glúten, bem como no armazenamento de alimentos prontos, que não podem ter contato com qualquer outro que contenha glúten. Os panos e esponjas que tiveram contato com preparações que continham glúten não podem ser usados para limpeza dos utensílios para os sem glúten. Tudo tem que ser específico e separado.

A Lei Federal n. 10.674, de 16/05/2003, estabelece que todos os alimentos embalados devem ter na rotulagem "Contém glúten" ou "Não contém glúten". Portanto, o estabelecimento que produz alimentos embalados para venda terá que observar a legislação. No entanto, vários restaurantes têm se preocupado em divulgar no cardápio se a preparação contém ou não glúten. Cuidado: como exposto anteriormente, os celíacos são muito sensíveis à presença de glúten mesmo que imperceptível e, portanto, é temeroso informar no cardápio "não contém glúten" somente pelo fato de aquela preparação não conter os alimentos proibidos pelos celíacos.

A prática – *gluten free*

Outras farinhas ou amidos facilmente encontrados em supermercados ou casas de produtos naturais podem ser utilizados para o preparo de produtos de panificação em substituição à farinha de trigo: amido de milho, farinha de amêndoas, farinha de amaranto, farinha de araruta, farinha de arroz branco, farinha de arroz integral, farinha de arroz moti, farinha de banana verde, farinha de coco, farinha de grão-de-bico, farinha de linhaça, farinha de milho e fubá, farinha de milho branco, farinha de quinoa, farinha de tapioca, farinha de trigo sarraceno, polvilho azedo e polvilho doce.

Ao utilizar outras farinhas em substituição à farinha de trigo, o segredo está em ter a mistura certa para cada tipo de preparação. É importante saber que uma mistura com maior teor de farinhas integrais não resultaria em bolos e *cupcakes* leves e macios. A mistura ideal seria de 40% de farinhas integrais para 60% de farinhas brancas e féculas. Mas isso não é regra e pode variar de acordo com o tipo de farinha e sua composição bioquímica. O ideal é que com o tempo se testem várias misturas e se crie uma mistura própria. Pode-se começar substituindo 1 xícara (chá) de farinha de trigo em uma preparação pela mesma quantidade de misturas de farinhas sem glúten.

QUADRO 1 – Sugestões de misturas de farinhas para diferentes usos

Para *cupcakes*, bolos e pães brancos	
Farinha de arroz branco	1.000 g
Fécula de batata	0,330 g
Araruta	0,165 g
Goma xantana	2 colheres (sopa)
Para pão meio integral, *cupcakes* e bolos	
Farinha de arroz integral	1 ½ xícara (chá)
Fécula de batata	¾ xícara (chá)
Polvilho doce	1 xícara (chá)
Goma guar (ou xantana)	1 ½ colher (sopa)

A goma guar e a goma xantana são encontradas em lojas de produtos naturais, lojas *on-line* e em zonas cerealistas. Elas darão maciez às massas e farão a liga para que não se esfarelem, cumprindo o papel que o glúten teria nessas preparações. Para o preparo de mix de farinhas que não serão imediatamente utilizadas, ou seja, serão armazenadas, deve-se colocar a goma xantana ou guar somente no momento de uso da farinha.

QUADRO 2 – Conversão da farinha de trigo por outras farinhas em usos culinários

Farinha de trigo	Farinha de arroz	Fécula de batata	Fécula de mandioca	Goma xantana
½ xícara	⅓ xícara	2 col. sopa	2 col. sopa	¼ col. chá
1 xícara	½ xícara	3 col. sopa	1 col. sopa	½ col. chá
1 + ¼ xícara	¾ xícara	⅓ xícara	3 col. sopa	⅔ col. chá
1 + ½ xícara	1 xícara	5 col. sopa	3 col. sopa	¾ col. chá
1 + ¾ xícara	1 + ¼ xícara	5 col. sopa	3 col. sopa	1 col. chá
2 xícaras	1 + ½ xícara	⅓ xícara	⅓ xícara	1 col. chá
2 + ½ xícara	1 + ½ xícara	½ xícara	¼ xícara	1 + ⅛ col. chá
2 + ¾ xícara	2 xícaras	½ xícara	¼ xícara	1 + ¼ col. chá
3 xícaras	2 xícaras	⅔ xícara	⅓ xícara	1 + ½ col. chá

Fonte: Gluten-free (2016).

No preparo de massas em que será feita a substituição da farinha de trigo por outras farinhas, é importante considerar:

- Para cada colher (chá) de bicarbonato de sódio indicada na receita, acrescentar mais ½ colher (chá) de bicarbonato de sódio.
- Para cada colher (chá) de fermento em pó indicada na receita, acrescentar mais ½ colher (chá) de fermento.
- Para receitas que tiverem ovos, acrescentar 1 ovo a mais e diminuir 2 colheres (sopa) da quantidade de líquido indicada na receita por cada ovo substituído.
- Receitas com empanados podem ter a farinha de rosca substituída pela farinha de mandioca ou uma mistura de 5 partes de castanha-de--caju torrada sem sal, 1 parte de amaranto em flocos ou quinoa, 1 parte de farinha de linhaça, gengibre em pó a gosto, temperos a gosto. Triturar tudo até obter uma farinha mais grossa ou fina, de acordo com o resultado que se queira obter no final. O procedimento de preparo deve ser igual para empanados e a sobra não deve ser armazenada, pois o amaranto se oxida facilmente.

Zero lactose

Intolerância a lactose é o termo utilizado para pessoas que não conseguem digerir produtos lácteos (leite e seus derivados). Essa impossibilidade de digestão geralmente ocorre em pessoas que não produzem a enzima lactase ou produzem-na em quantidade insuficiente para realizar a digestão da lactose. A maioria das populações tem uma perda progressiva da capacidade de absorção da lactose que se inicia após os primeiros anos de vida.

Receitas isentas de lactose não podem ter na sua composição leite de nenhum mamífero (integral, desnatado ou semidesnatado), queijos de qualquer tipo, iogurtes, coalhada, requeijão, creme de leite, manteiga, margarinas que tenham leite na composição, leite condensado, chocolates ao leite e branco, adoçantes em pó (maioria) etc. O rótulo das matérias-primas usadas no restaurante/confeitaria/padaria deve ser verificado, pois alguns tipos de salames, salgadinhos, achocolatados, pães e bolos, além de macarrão instantâneo, podem conter lactose.

Esses ingredientes podem ser substituídos nas receitas tradicionais por extrato hidrossolúvel de soja ("leite de soja"), tofu, leite condensado de soja, leites vegetais como o leite de coco, de amêndoas, leite de arroz, cacau 70% (ou mais), chantilly de cremes vegetais e *tahine*.

O termo "zero lactose", encontrado em produtos industrializados e que pode ser aplicado às preparações do cardápio do restaurante ou lanchonete, deve restringir os produtos mencionados, inclusive aqueles que tenham como ingredientes os adoçantes em pó que em sua maioria têm a lactose como veículo.

Fenilcetonúria

A fenilcetonúria é uma doença genética em que ocorre o acúmulo de fenilalanina no sangue, podendo causar atraso no crescimento e retardo mental. Essa doença é diagnosticada por meio do teste do pezinho feito na criança ao nascer e o acompanhamento por médico e nutricionista terá que ser por toda a vida.

Alguns adoçantes não podem ser ingeridos por fenilcetonúricos por conter fenilalanina, que é um aminoácido (a menor parte de uma proteína absorvida pelo organismo após digestão) também presente em carnes (bovina, suína, caprina, ovina), aves, peixes e frutos do mar, ovos, leite e seus derivados como salsicha, bacon e presunto, entre outros. Também não podem ingerir trigo, grão-de-bico, feijão, ervilha, lentilha, soja e produtos com soja, castanhas, nozes, amendoins, avelã, amêndoas, pistache e pinhão.

De modo geral, os alimentos permitidos são:

- Frutas: acerola, limão, jabuticaba, groselha.
- Farinhas: polvilho, mandioca.
- Doces: açúcar, geleias de frutas, mel, sagu, creme de arroz.
- Gorduras: óleos vegetais, cremes vegetais sem leite e derivados.
- Outros: balas, pirulitos, refrigerantes, picolés de fruta sem leite, café, chás, gelatina vegetal feita com algas marinhas, mostarda, pimentas.

Também há outros alimentos que são permitidos para os fenilcetonúricos, mas que devem ter a ingestão controlada. Esses alimentos são:

- Frutas em geral, principalmente maçã, pera, melão, abacaxi, uva, maracujá, melancia, mamão, kiwi, goiaba e morango.
- Vegetais em geral, como espinafre, acelga, tomate, abóbora, inhame, batata, batata-doce, quiabo, beterraba, couve-flor, cenoura e
  chuchu.
- Outros: alimentos industrializados que são pobres em fenilalanina – farinha de trigo, macarrão sem ovos e macarrão de arroz sem ovos, arroz,
  água de coco, leite de arroz, pães, bolos, algumas salsichas e alguns
  tipos de chocolate.

Baixo sódio

O sódio é o principal responsável por desencadear a hipertensão
arterial que pode levar a complicações cardiovasculares. Vários países,
inclusive o Brasil, têm se esforçado para que a indústria de alimentos
diminua os níveis de sódio na formulação de seus produtos. O sódio
está presente no sal de cozinha, que é um importante realçador de sabores, mas que, em excesso, faz mal à saúde.

A Sociedade Brasileira de Gastronomia e Nutrição (SBGAN), assim
como outros órgãos não governamentais, associações e governo têm se
reunido para buscar soluções quanto à diminuição de sódio nos alimentos fornecidos à população. Nesse sentido, uma das orientações é que
chefs de cozinha e gestores se esforcem para utilizar menos sal em suas
receitas, substituam os temperos prontos por temperos frescos, assim
como os enlatados por frescos.

No desenvolvimento de receitas com baixo teor de sódio, deve-se
evitar os embutidos como salames, presuntos, copa; azeitonas, alcaparras,
sopas em pó, molhos demi-glace, béchamel e velouté em pó; catchup, molho inglês, molho shoyu (soja), salsichas e adoçantes como o ciclamato.

Os temperos frescos são excelentes ingredientes para dar sabor e
valorizar as preparações salgadas, devendo ser explorados, já que existe
uma gama enorme de opções além da cebola e alho, como alecrim,

coentro, salsinha, cebolinha, salsão, orégano, tomilho, anis estrelado, canela, cravo-da-índia, louro, noz-moscada, pimentas, manjericão, hortelã e sálvia. Outras opções: óleo de gergelim, *tahine*, limão e azeites saborizados que contribuem para o aprimoramento dos sabores.

O sal de potássio, também comercializado como sal *light*, deve ser usado de preferência com acompanhamento de um nutricionista e médico de acordo com cada indivíduo, especialmente se houver uma patologia. Ele geralmente apresenta metade da quantidade de sódio presente na versão tradicional. Indivíduos com hipertensão arterial devem utilizá-lo com cautela, porém o seu uso pode ser contraindicado para pacientes com insuficiência renal por causa da elevada quantidade de potássio que possui. No caso de restaurantes comerciais que atendem a diferentes públicos, não é possível atender a clientes especificamente com doenças, mas os profissionais da área de alimentação têm a imensa responsabilidade de promover saúde por meio dos pratos criados, produzidos e servidos. É necessária a busca constante por conhecimento adequado e a superação de modismos alimentares para que sejam oferecidos alimentos saudáveis e saborosos à população. E para isso é importante conhecer cada vez mais profundamente técnicas e ingredientes agregando a ciência da nutrição à arte da Gastronomia!

REFERÊNCIAS BIBLIOGRÁFICAS

ANVISA. Portaria SVS/MS n. 540, de outubro de 1997, aprova o Regulamento Técnico: Aditivos Alimentares – definições, classificação e emprego. Diário Oficial: Brasília, 27 out. 1997.

ANVISA. Resolução RDC n. 17, de abril de 1999, aprova Regulamento Técnico que estabelece as Diretrizes Básicas para a Avaliação de Risco e Segurança dos Alimentos. Diário Oficial, 30 abr. 1999.

ANVISA. Lei Federal n. 10.674, de maio de 2003, Obriga que os produtos alimentícios comercializados informem sobre a presença de glúten, como medida preventiva e de controle da doença celíaca. Diário Oficial, 24 mar. 2008.

ANVISA. Resolução RDC n. 18, de março de 2008, Regulamento técnico que autoriza o uso de aditivos edulcorantes em alimentos, com seus respectivos limites máximos. *Diário Oficial*, 24 mar. 2008.

ANVISA. Informe técnico n. 40, de junho de 2009 atualizado em janeiro de 2012, dá esclarecimento sobre o uso do edulcorante ciclamato em alimentos. *Diário Oficial*, 2 jun. 2009.

ANVISA. Resolução RDC n. 26, de julho de 2015 (complementar a RDC 259/2002). Dispõe sobre os requisitos de rotulagem obrigatória dos principais alimentos que causam alergias alimentares. *Diário Oficial*, 20 jul. 2015.

ANVISA. Manual de orientação aos consumidores – educação para o consumo saudável. Disponível em: <http://www.anvisa.gov.br/alimentos/rotulos/manual_rotulagem.PDF>. Acesso em: 1 jul. 2016.

BARUFFALDI, R.; OLIVEIRA, M.N. *Fundamentos de tecnologia de alimentos*. v.3. São Paulo: Atheneu, 1988.

BRASIL. Portaria n. 27 SVS/MS, de 13 de janeiro de 1998. A Secretária de Vigilância Sanitária do MS aprova o Regulamento Técnico referente à Informação Nutricional complementar. *Diário Oficial da União*, 1998.

BRASIL. Portaria n. 29 SVS/MS, de 13 de janeiro de 1998. A Secretária de Vigilância Sanitária do MS aprova o Regulamento Técnico referente a Alimentos para Fins Especiais. *Diário Oficial da União*, 1998.

BYE, P., MEUNIER, A; MUCHNIK, J. As inovações açucareiras: permanência e diversidade de paradigmas. *Ciência & Tecnologia*, Brasília, v.10, n.1/3, jan./dez. 1993.

CODEX ALIMENTARIUS. CAC/GL 03-1989. Guidelines for the simple evaluation of food additive intake, 2014. Disponível em: <www.fao.org/input/download/standards/6/cxg_003e.pdf>. Acesso em: 1 jul. 2016

COMO SUBSTITUIR A FARINHA DE TRIGO POR FARINHA SEM GLÚTEN. Disponível em: <http://conteudo.glutenfreebox.com.br/como-substituir-a-farinha-de-trigo-por-farinha-sem-gluten>. Acesso em: 10 abr. 2016.

CONSELHO FEDERAL DE NUTRICIONISTAS. Resolução CFN n. 334/2004, alterada pela Resolução CFN n. 541 de maio de 2014. Dispõe sobre o Código de Ética do Nutricionista e dá outras providências. Disponível em: <http://www.cfn.org.br/wp-content/uploads/2015/05/RESOL-CFN-334-CODIGO-ETICA-NUTRICIONISTA-RETIFICADA-3.pdf>. Acesso em: 1 jul. 2016.

OLIVEIRA, D.N. et al. Thermal degradation of sucralose: a combination of analytical methods to determine stability and chlorinated by products. *Sci Rep*. 5, 9598; DOI:10.1038/srep09598, 2015.

UNIÃO EUROPEIA. Diretiva 95/2/EC (aditivos alimentares, exceto corantes e edulcorantes), Diretiva 94/36/EC (corantes), Diretiva 94/35/EC (edulcorantes) e suas atualizações.

18

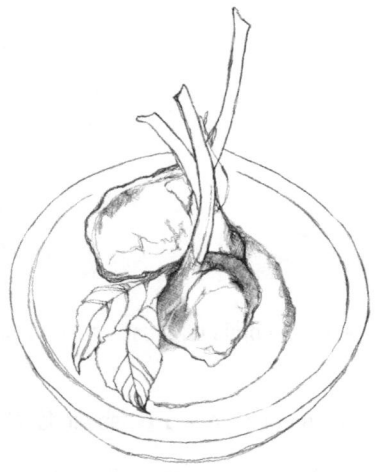

GASTRONOMIA PARA ESPORTISTAS

Tânia Rodrigues
Barbara Gerbasi Ortolani
Paula Honda

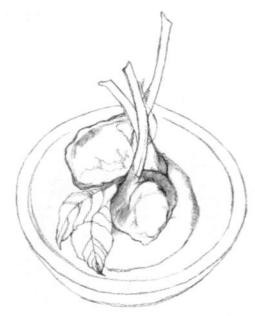

► S U M Á R I O

INTRODUÇÃO

Gastronomia para a saúde

A palavra Gastronomia vem do grego *gaster* (ventre, estômago) e *nomo* (lei), ou seja, "as leis do estômago", significado já transposto pela evolução dessa área do conhecimento. No século XVIII, Brillat-Savarin, escritor apaixonado pelos prazeres da mesa, expandiu e democratizou a definição do termo, afirmando que

> gastronomia é o conhecimento fundamentado de tudo o que se refere ao homem na medida em que se alimenta. Assim, é ela, a bem dizer, que move os lavradores, os vinhateiros, os pescadores, os caçadores e a numerosa família de cozinheiros, seja qual for o título e a qualificação sob a qual disfarçam sua tarefa de preparar alimentos [...] a gastronomia governa a vida inteira do homem (Brillat-Savarin, 1995).

Podemos dizer que a cozinha e a culinária (conjunto de utensílios, ingredientes, pratos tradicionais de cada região) estão inseridas no conceito maior que é a Gastronomia, também relacionada a técnicas de cocção, ao preparo dos alimentos, ao serviço e mesmo ao ritual da refeição, considerando hábitos alimentares e cultura (Freixa; Chaves, 2008).

Hoje, a Gastronomia ganha também o título de agente de transformação social; *chefs* e estudiosos da cozinha consideram que a Gastronomia tem o poder de transformar a sociedade, pois pode englobar muitos setores: educação, ambiente, identidade cultural, agricultura, comércio, empreendedorismo (Basque Culinary Center, 2016).

Justamente pela visão holística, abrangente e agregadora da Gastronomia, que considera muito mais do que números e introduz outros atributos aos alimentos elaborados – se conectando ao prazer, aos sentidos, à criatividade, à apresentação, à cultura, às relações interpessoais –, esse conhecimento pode e deve ser chave para a alimentação de todos, incluindo os esportistas, colaborando para a adesão a padrões alimentares saudáveis, para encontrar meios criativos e atraentes de atingir recomendações e, mais do que isso, para alcançar a satisfação na alimentação.

Para o *Guia alimentar para a população brasileira* (Brasil, 2014), quem tem habilidades culinárias deve desenvolvê-las e passa-las à frente; quem não tem, deve procurar adquiri-las. Conversar com pessoas que sabem cozinhar, trocar receitas, fazer cursos de cozinha, consultar receitas em livros, *sites* e *blogs* são recomendações do Ministério da Saúde, revelando o fundamental papel dos conhecimentos gastronômicos para atingir padrões alimentares saudáveis.

A EFERVESCÊNCIA DA GASTRONOMIA E A BUSCA PELA MELHOR NUTRIÇÃO PARA O ESPORTE

A Gastronomia se expande, ganha popularidade e toma conta dos mais diferentes nichos. A valorização não só do ofício do cozinheiro, mas também do "saber cozinhar" se faz presente fortemente pelo mundo; no cotidiano, a culinária se torna uma habilidade essencial e para todos. O *Guia alimentar para a população brasileira* (Brasil, 2014) incentiva o desenvolvimento de habilidades culinárias e a transmissão dos conhecimentos relacionados à cozinha de geração para geração como prática cultural, social e mecanismo de incentivo à alimentação saudável.

Paralelamente, a população busca por mais saúde via alimentação, por produtos para fins especiais (para o esporte, performance, estética, fases da vida) e que estejam relacionados com saudabilidade; também se destaca a procura por modelos que definam a alimentação saudável, voltada para objetivos pessoais e diferentes modalidades esportivas (ITAL; FIESP, 2010).

Nesse contexto de "bombardeio" de informações sobre o modelo correto de alimentação, deve-se cuidar para identificar os mitos sobre o que seria a tão sonhada "alimentação saudável", conceito este complexo e individual, sobretudo para o esportista, mas também não difícil de se atingir com uma "nutrição normal", livre de restrições desnecessárias ou generalizações. Recomendações para a alimentação aplicada ao esporte devem ser individualizadas e estar afastadas de informações ambíguas que, muitas vezes, são disseminadas pela mídia (leia no Quadro 1 informações sobre alguns modismos alimentares e a importância da veiculação da informação).

QUADRO 1 – Modismos alimentares e a importância da veiculação da informação

A veiculação de mitos alimentares geralmente surge com base em pesquisas científicas que seguem diferentes padrões de qualidade; muitas vezes parte de estudos pontuais, com metodologias inconsistentes ou realizados com populações específicas; as conclusões desses trabalhos comumente caem na mídia em forma de manchetes impactantes e podem confundir a população.

A ciência está sempre em transformação, por isso as diretrizes e as recomendações mudam e evoluem, mas é fundamental ter evidências bem estabelecidas antes que hipóteses se tornem verdades. É claro que a prática clínica dos profissionais de saúde e a conduta particular com cada paciente permite observações mais subjetivas no acompanhamento nutricional, mas é preciso ter seriedade e ética profissional para basear as condutas em evidências fortes.

A forma como a mídia aborda a saúde e a Nutrição também pode trazer vieses e confusões sobre o que é saúde. A partir da década de 1980, ocorreu um corte entre o que se chama "comunicação em saúde" e o que se pode rotular como "saúde na mídia"; cenários separados, cada um deles com seus processos, práticas, lugares de fala, público, finalidades específicas. A "comunicação em saúde" diz respeito às diretrizes de comunicação pública a partir do Estado, de suas políticas e instrumentos; como autores desta comunicação tem-se o Ministério da Saúde, governos (estaduais, municipais), conselhos de saúde, universidades, organizações não governamentais etc. "A comunicação em saúde tem, portanto, um lugar de fala muito preciso e alguns importantes instrumentos, pelos quais é capaz de induzir muita reflexão, mas alcançar pouca repercussão e abrangência [...]. Os esforços no âmbito da comunicação em saúde permanecem, com poucas exceções, restritos aos seus próprios ambientes de produção [...]". Já o conceito de "saúde na mídia" refere-se aos modos pelos quais o conceito de saúde é apropriado, veiculado, "mediado" e colocado em circulação nas várias mídias de massa. Ao tentar chegar ao conceito de saúde apropriado pela mídia, os problemas são ainda maiores; coexistem muitas definições, muitas vezes ambíguas, diversas, imprecisas e difusas. Na mídia, o que se chama indistintamente de "saúde" tem legiões de conceitos (Santos, 2006).

A publicação frequente de posicionamentos, matérias e informativos pelos órgãos de saúde, associações e outras organizações da área da alimentação e saúde (comunicação em saúde), contrapondo afirmações e crenças disseminadas pelas mídias saúde na mídia), ajuda a demonstrar o fenômeno atual da circulação de informações sobre saúde como muito complexo.

No ano de 2012, por exemplo, o Conselho Regional de Nutrição SP-MS publicou parecer sobre as dietas de restrição ao glúten, que vêm sendo propagadas como prática de alimentação saudável ou medida terapêutica, e concluiu que: "a eliminação do glúten da dieta só deve acontecer mediante diagnóstico clínico confirmado de doença celíaca, de dermatite herpetiforme, de alergia ao glúten, ou quando, eliminada a hipótese de doença celíaca, haja diagnóstico clínico confirmado de sensibilidade ao glúten" (CRN, 2012a). Em 2015, o mesmo Conselho atualizou seu posicionamento e reafirmou que tal conduta não encontra respaldo na ciência da Nutrição (CRN, 2015).

Também no ano de 2012, o Conselho acima citado posicionou-se a respeito das dietas de restrição ao leite, outro ponto de discussão quando o assunto são condutas nutricionais; o parecer diz que a recomendação indiscriminada de restrição ao consumo de leite e derivados não encontra atualmente respaldo científico com nível de evidência convincente; ainda reforça que essa restrição somente deve ser feita aos pacientes com diagnóstico clínico confirmado de intolerância a lactose, sensibilidade à proteína do leite ou outras condições fisiológicas e imunológicas (CRN, 2012b).

Já o Conselho Federal de Nutricionistas, no ano de 2015, posicionou-se sobre as dietas "detox" e esclareceu que apesar de disseminadas como sinônimo de emagrecimento, saúde e estratégia de limpeza das toxinas do corpo, faltam evidências científicas que amparem a utilização desse tipo de dieta; e reforçou que as composições das dietas de desintoxicação são bastante heterogêneas (dificuldade de classificação e identificação); geralmente possuem baixas calorias, são desequilibradas em macro e micronutrientes e utilizam-se de períodos de jejum, práticas que não podem ser generalizadas (CFN, 2015). (O movimento se repete com outros modelos que circulam pelas mídias: dieta paleolítica e Dukan, Ravenna. Neste ponto, é muito importante evidenciar que tais condutas não são proibidas, mas certamente não podem ser massificadas ou praticadas sem acompanhamento profissional e adaptações individuais.

De modo semelhante ao que ocorre com as "dietas da moda", os alimentos (ingredientes) também são vítimas da mesma comunicação massiva e descuidada. Alimentos são proibidos ou elevados à categoria de heróis; rotulados como problemas sem solução ou, de repente, como a solução de todos os problemas.

Sobretudo os esportistas e atletas devem ter cuidado com a adoção de condutas infundadas e sem acompanhamento profissional, pois podem prejudicar o alcance das recomendações e levar à deficiência de macro e/ou micronutrientes específicos, prejudicando a performance e a saúde global.

Os esportistas, público comumente preocupado com aspectos gerais da saúde (incluindo a alimentação), podem ser vítimas fáceis das possíveis consequências dos modismos alimentares, como o crescimento da ansiedade com relação à alimentação, bastante observado atualmente – as pessoas têm a necessidade de informação e ao mesmo tempo apresentam dificuldades de entender e de se relacionar com tais informações, muitas vezes controversas. O desenvolvimento de processos de culpa com relação à alimentação, culminando em transtornos alimentares graves, é outra potencial consequência dos mitos alimentares (Proença, 2010).

Com base em todo esse quadro, mais do que nunca, o profissional de saúde, com destaque ao nutricionista, deve se aprofundar nos conhecimentos sobre composição dos alimentos (macro e micronutrientes, compostos bioativos), metabolismo e, por que não, na ciência da Gastronomia, possibilitando argumentações e condutas fundamentadas em evidências relevantes e bem estabelecidas.

A COZINHA E A SAÚDE NO MUNDO DIGITAL E NAS TENDÊNCIAS DE CONSUMO

O crescente interesse pela cozinha é evidenciado pela enorme procura de informações sobre o tema e pelo aumento das buscas por receitas nas mais diversas plataformas *online* (*sites*, canais, *blogs*). Segundo a pesquisa *Youtube Insights* (Google Inc., 2016), no Brasil, os interessados por cozinha no meio digital formam uma audiência de 36 milhões de pessoas; de 2015 para 2016, os assinantes dos principais canais sobre o assunto cresceram 19%. Em média, os canais de culinária somam 42 milhões de visualizações a cada mês. A mesma fonte de dados ainda revela que a busca por "receitas *fitness*" aumentou 114% no último ano.

A valorização da Gastronomia e da Nutrição para a saúde e o esporte foi prevista pelo documento *Brasil Food Trends 2020* (ITAL; FIESP, 2010). A macrotendência identificada "sensorialidade e prazer" traz atributos desejados por 23% dos brasileiros e está relacionada com o aumento do nível de educação, informação e renda da população. Em diversos países, os consumidores estão valorizando as artes culinárias e as experiências gastronômicas. Destacam-se os *foodies*, denominação dada aos consumidores aficionados por novos produtos e novas experiências em torno da alimentação; entretanto, esses consumidores estão cada vez mais preocupados com a saúde e a forma física, o que tem levado à demanda por alimentos que sejam saborosos, mas também saudáveis. Já 21% dos consumidores brasileiros se enquadram na tendência "saudabilidade e bem-estar", que evidencia a demanda por alimentos com propriedades funcionais, naturais, relacionados a benefícios extras à saúde e, ainda, alimentos específicos para esportistas.

PADRÃO ALIMENTAR SAUDÁVEL E A GASTRONOMIA COMO FERRAMENTA PARA ATINGIR MAIS DO QUE RECOMENDAÇÕES NUTRICIONAIS

A busca por um padrão alimentar adequado é cada vez mais comum na abordagem de profissionais de saúde e recomendação de órgãos nacionais e internacionais. O *Guia alimentar para a população brasileira* (Brasil, 2014), que valoriza o padrão alimentar, cita: "Alimentação é mais que ingestão de nutrientes"; e traz abordagem qualitativa para as escolhas alimentares. Como regra de ouro, o já citado guia defende a preferência pelos alimentos *in natura* ou minimamente processados (como base da alimentação), e ainda recomenda o limite ao consumo de alimentos processados e evitar alimentos ultraprocessados. O Quadro 2 mostra as definições do guia brasileiro para classificar os alimentos com base no seu grau de processamento.

QUADRO 2 – Definição dos alimentos de acordo com seu grau de processamento

Alimentos *in natura*:
Obtidos diretamente de plantas ou de animais e não sofrem qualquer alteração após deixar a natureza. Exemplos: frutas inteiras, verduras e legumes em geral (em maços, pé).
Alimentos minimamente processados:
Correspondem a alimentos *in natura* que foram submetidos a processos de limpeza, remoção de partes não comestíveis, fracionamento, moagem, secagem, fermentação, pasteurização, refrigeração, congelamento (processos que não envolvam agregação de sal, açúcar, óleos, gorduras ou outras substâncias ao alimento original).

(continua)

QUADRO 2 – Definição dos alimentos de acordo com seu grau de processamento. *(continuação)*

Exemplos: frutas picadas e embaladas, verduras limpas/fracionadas, arroz e outros cereais (beneficiados e embalados), frutas secas, farinhas.
Alimentos processados:
Fabricados pela indústria com adição de sal ou açúcar ou outra substância de uso culinário a alimentos *in natura* para torná-los mais duráveis
Exemplos: conservas ou enlatados (pepino, ervilhas, palmito), frutas em calda ou cristalizadas, carne seca ou toucinho, sardinha e atum enlatados, queijos e pães.
Alimentos ultraprocessados:
São formulações industriais feitas inteiramente ou majoritariamente de substâncias extraídas de alimentos (óleos, gorduras, açúcar, amido, proteínas), derivados de constituintes de alimentos (amido modificado, gorduras hidrogenadas) ou sintetizadas em laboratório (aditivos alimentares). Geralmente envolvem técnicas de manufatura como extrusão, moldagem, pré--fritura ou pré-cozimento.
Exemplos: biscoitos, guloseimas em geral, molhos prontos, refrescos e refrigerantes, pratos prontos.

Fonte: Brasil, 2014.

Na mesma linha segue o último *Guia alimentar americano* (Dietary, 2015), desenvolvido para a população dos Estados Unidos, que define a totalidade dos alimentos e bebidas consumidos habitualmente (ao longo do dia, semana, mês, ano) pelo indivíduo e a sinergia dos componentes da dieta como "padrão alimentar". O mesmo guia apoia-se totalmente no conceito de padrão alimentar para fazer suas recomendações, ou seja, a visão da qualidade geral da alimentação se torna mais relevante do que as partes do todo (uma refeição, um momento de consumo, um alimento isoladamente, um nutriente em específico).

O Quadro 3 resume o *Guia alimentar americano* (Dietary, 2015) com os componentes-chave de padrões alimentares saudáveis (alimentos que devem ser priorizados e aqueles que devem ser limitados).

A Gastronomia, nesse cenário, deve ser utilizada como recurso para atingir com mais facilidade padrões alimentares saudáveis, além de recomendações específicas, inclusive para o esporte. Segundo o Ministério da Saúde (2014), as habilidades culinárias são as habilidades envolvidas com seleção, pré-preparo, tempero, cozimento, combinação e apresentação dos alimentos, ou seja, envolvem conhecimentos de Gastronomia, intimamente relacionados à viabilidade do aumento do uso de alimentos *in natura* e minimamente processados como base da alimentação, tornando-os mais atraentes ao paladar e a todos os sentidos que envolvem o ato de comer.

RECOMENDAÇÕES NUTRICIONAIS PARA O ESPORTE

Inicialmente é fundamental destacar que recomendações gerais são apenas diretrizes e devem ser ajustadas por profissionais qualificados de acordo com as especificidades do esportista (ou indivíduo), considerando o estado atual de saúde, as necessidades nutricionais, os objetivos, características físicas (compleição, composição corporal, *status* de crescimento, fases do desenvolvimento, estado nutricional global), modalidade praticada, desafios e preferências alimentares.

O recente posicionamento *Nutrition and athletic performance* (Dietitians of Canada, 2016) será a principal referência desta seção e foi sele-

QUADRO 3 – Componentes-chave de padrões alimentares saudáveis

Iniciar	Limitar
• Variedades de vegetais de todos os subgrupos (verde-escuros, vermelhos, alaranjados, feijões, raízes e tubérculos) • Grãos, sendo pelo menos metade deles integral • Leite e derivados com redução ou sem gorduras (iogurte, leite, queijo) • Variedade de fontes proteicas (frutos do mar, peixes, carnes e aves magras, ovos, feijões, castanhas e produtos de soja) • Óleos	• Gorduras saturadas e trans • Açúcares adicionados • Sódio • Açúcares adicionados devem contribuir com até 10% das calorias consumidas ao longo do dia (cabe ressaltar que a OMS já recomenda que os açúcares adicionados representem 5% das necessidades energéticas diárias) • Gorduras saturadas devem contribuir com até 10% da necessidade energética diária • Consumir até 2.300 mg de sódio por dia • No caso de consumo de álcool, este deve ser moderado – no máximo 1 dose diária para mulheres e 2 doses para homens

Fonte: Dietary, 2015; WHO, 2015.

cionado especialmente por contemplar a visão holística da alimentação também para o esportista (adultos ativos e atletas profissionais).

As principais recomendações presentes no documento estão esquematizadas no Quadro 4.

QUADRO 4 – Principais recomendações sobre Nutrição e *performance* atlética de acordo com o American College of Sports Medicine, 2016.

É essencial considerar o dia alimentar, não somente os momentos que envolvem o exercício físico. A orientação nutricional deve ter foco na manutenção da saúde e melhora de desempenho e recuperação
Recomendações individualizadas que dependem de idade, gênero, estado nutricional e especificidades do exercício físico (tipo, frequência, objetivos)
Carboidratos:

Sua oferta deve ser feita de acordo com o nível de atividade física:
 • Antes: avaliar o volume e a intensidade do exercício físico, bem como respeitar o esvaziamento gástrico (fibras e gorduras)
 • Durante: depende da natureza e da duração do esporte
     – Exercícios físicos curtos e intensos (45 a 75 minutos): bochechos com carboidrato
     – 1 a 2,5 h: 30 a 60 g/h
     – > 2,5 a 3 h: 60 a 90 g/h (glicose + frutose)
 • Após: a urgência de reposição de glicogênio depende do tempo de descanso entre os treinos

Proteínas:
• A margem de oferta diária é de 1,2 a 2 g/kg de peso   • A quantidade por refeição para adultos é de 0,25 a 0,3 g/kg de peso em intervalos de 3 a 5 h   • Priorizar as fontes de origem animal ou combinar diferentes fontes vegetais   • Refeição pré-sono: 0,25 a 0,5 g/kg de peso   • Suplementos: usados como estratégia de facilitação de consumo
Gorduras:
• Precisam fazer parte de um dia alimentar saudável   • O consumo de gorduras saturadas deve corresponder a até 10% da ingestão energética diária   • É fundamental manter a ingestão de ácidos graxos essenciais (ômegas 3 e 6)

(continua)

QUADRO 4 – Principais recomendações sobre Nutrição e *performance* atlética de acordo com o American College of Sports Medicine, 2016. *(continuação)*

Vitaminas e minerais:
• Em uma dieta adequada em energia e variedade, suplementos de vitaminas e minerais podem não ser necessários
• A suplementação deve ser recomendada de forma individualizada para prevenir ou tratar deficiências

Hidratação:
• Fundamental para repor os líquidos e/ou eletrólitos perdidos no suor e evitar o desequilíbrio hidroeletrolítico
• 2 a 4 h anteriores ao exercício físico: garantir a manutenção da hidratação com o consumo de 5 a 10 mL/kg de peso
• Durante: recomendação individualizada visando manter a perda de peso menor que 2%
• Após: repor 125 a 150% do déficit de peso, principalmente com água e sódio advindos de alimentos e/ou suplementos

Antioxidantes:
• São compostos presentes em uma alimentação variada, que podem proteger os atletas de danos celulares. Atenção à ingestão excessiva, que pode ter efeitos negativos

Fonte: adaptado de Academy of Nutrition and Dietetics, Dietitians of Canada, and the American College of Sports Medicine, 2016.

RECEITAS PARA ESPORTISTAS (TRADUZINDO AS RECOMENDAÇÕES)

"A cozinha é o lugar das transformações, das soluções criativas, do encontro e das revelações. Na cozinha, a fome é substituída pela saciedade e a reunião de pessoas se converte em troca e satisfação" (Freixa; Chaves, 2008). Unindo-se a esse conceito, podemos acrescentar: a cozinha é o lugar da tradução de recomendações em sabores, em alimento de verdade. Para inspirar, a seguir encontram-se algumas receitas e possibilidades que lembram pontos fundamentais para a nutrição adequada para esportistas.

SANDUBA

Rendimento: 4 porções

Tempo de preparo: 15 minutos

Valor nutricional por porção:

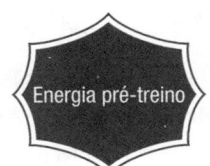

Energia pré-treino

Energia	Proteínas	Carboidratos	Gorduras	Gorduras saturadas	Fibras
214 kcal	7,0 g	29 g	7,8 g	2,5 g	4,7 g

Ingredientes

4 colheres (sopa) de creme de ricota

1 beterraba pequena cozida e descascada

Pimenta-do-reino preta moída a gosto

Orégano seco a gosto

1 cenoura pequena descascada e cortada em lascas ou rodelas finas

1 colher (sobremesa) de azeite

1 pitada de sal

8 fatias de pão de forma integral

Folhas verdes

Atenção com a quantidade de fibras e gorduras, respeite o tempo de esvaziamento gástrico

Modo de preparo

- No processador de alimentos, bater o creme de ricota com a beterraba, a pimenta e o orégano.
- Temperar os pedaços de cenoura com azeite e sal.
- Montar os sanduíches espalhando o creme de beterraba em 4 dos pães; por cima de cada um deles, colocar pedaços de cenoura temperada, folhas verdes e, por fim, fechar os sanduíches. Servir ou embalar para viagem.

SALMÃO COM PURÊ DE LARANJA PRÁTICO

Rendimento: 2 porções

Tempo de preparo: 20 minutos

Valor nutricional por porção:

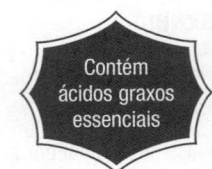

Contém
ácidos graxos
essenciais

Energia	Proteínas	Carboidratos	Gorduras	Gorduras saturadas	Fibras
298 kcal	21 g	31 g	10 g	2,5 g	3,7 g

Ingredientes

2 postas de salmão sem pele

2 colheres (sopa) de vinagre balsâmico

Tomilho fresco a gosto

½ colher (café) de sal

Azeite para untar

½ xícara (chá) de abóbora japonesa cozida e amassada

1 xícara (chá) de mandioquinha cozida e amassada

3 colheres (sopa) de suco de laranja

Cebolinha picada a gosto

Modo de preparo

- Temperar as postas de salmão com o vinagre, o tomilho e metade da quantidade de sal. Grelhar os peixes em uma frigideira untada com azeite, até ficarem dourados por fora e levemente crus por dentro. Reservar.
- Na mesma frigideira, misturar a abóbora, a mandioquinha, o suco de laranja e o restante do sal e mexer até ficar homogêneo.
- Salpicar a cebolinha sobre o purê e servir com o salmão grelhado.

SALADA DE GRÃOS E FOLHAS NO POTE

Rendimento: 1 porção

Tempo de preparo: 15 minutos

Valor nutricional por porção:

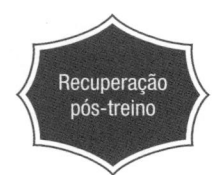

Energia	Proteínas	Carboidratos	Gorduras	Gorduras saturadas	Fibras
334 kcal	41 g	33 g	4,3 g	0,7 g	6,7 g

Ingredientes

2 rodelas finas de cebola roxa

1 colher (sobremesa) de suco de limão-siciliano

1 colher (sobremesa) de molho de soja

Pimenta-do-reino preta moída a gosto

1 colher de (café) de mel

1 pote com tampa e boca larga

4 tomates-cereja cortados ao meio

4 colheres (sopa) de trigo em grãos cozido

2 colheres (sopa) de edamame cozido

1 lata de atum em água

1 xícara (chá) de folhas verdes

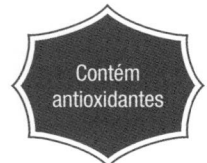

Modo de preparo

- Deixar a cebola de molho em água por 10 minutos, escorrer e reservar.
- Misturar o suco de limão com o molho de soja, a pimenta e o mel.
- No pote, colocar primeiro o molho de limão preparado; em seguida, fazer camadas com o tomate, a cebola, o trigo, o edamame, o atum e as folhas; compactá-las o máximo que puder e tampar.
- Depois de montada, reservar a salada na geladeira até o momento de consumo. Agitar antes de comer para que o molho se espalhe.

SUCHÁ DE KIWI

Rendimento: 2 porções

Tempo de preparo: 10 minutos

Valor nutricional por porção:

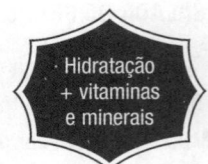

Hidratação
+ vitaminas
e minerais

Energia	Proteínas	Carboidratos	Gorduras	Gorduras saturadas	Fibras
45 kcal	1,1 g	9,0 g	0,5 g	0 g	2,2 g

Ingredientes

2 sachês de chá-branco

2 xícaras (chá) de água fervente

2 kiwis descascados

Hortelã a gosto

Modo de preparo

- Preparar o chá, inserindo os sachês de chá branco na água quente, e deixar descansar por 5 minutos; retirar os sachês e deixar esfriar na geladeira ou congelador (para ser mais rápido).
- Bater o chá no liquidificador com o kiwi e a hortelã e servir gelado.

MUFFIN DE OMELETE

Rendimento: 6 porções

Tempo de preparo: 40 minutos

Valor nutricional por porção:

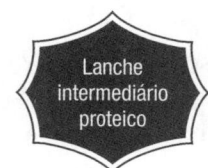

Lanche
intermediário
proteico

Energia	Proteínas	Carboidratos	Gorduras	Gorduras saturadas	Fibras
87 kcal	7,6 g	3,9 g	4,5 g	1,3 g	1,2 g

Ingredientes

½ xícara (chá) de vagem cortada em rodelas finas

1 xícara (chá) de grãos de ervilha fresca cozidos

6 ovos

1 colher (café) de sal

Orégano seco a gosto

Modo de preparo

* Em um recipiente, misturar todos os ingredientes e bater com um garfo ou *fouet* (batedor de ovos).
* Distribuir a massa em forminhas de silicone para *muffin* ou *cupcake* e levar para assar em forno médio por aproximadamente 30 minutos. Servir em seguida.

REFERÊNCIAS BIBLIOGRÁFICAS

BASQUE CULINARY CENTER. *Basque Culinary Center World Prize*. Disponível em: <http://www.basqueculinaryworldprize.com/es/>. Acesso em: 15 ago. 2016.

BRASIL. Ministério da saúde. *Guia alimentar para a população brasileira*. 2. ed. Brasília: Ministério da Saúde, 2014.

BRILLAT-SAVARIN, J.A. *A fisiologia do gosto*. Tradução de Paulo Neves. São Paulo: Companhia das Letras, 1995.

CFN – CONSELHO FEDERAL DE NUTRICIONISTAS. *Nota técnica:* dieta detox. Brasília: CFN, 2015.

CRN – CONSELHO REGIONAL DE NUTRICIONISTAS SP-MS. *Parecer Crn-3: Restrição ao consumo de glúten*. São Paulo: CRN, 2012a.

CRN – CONSELHO REGIONAL DE NUTRICIONISTAS SP-MS. *Parecer Crn-3: Restrição ao consumo de leite*. São Paulo: CRN, 2012b.

CRN – CONSELHO REGIONAL DE NUTRICIONISTAS SP-MS. *Parecer Crn-3 n.10/2015: Restrição ao consumo de glúten*. São Paulo: CRN, 2015.

DIETARY GUIDELINES FOR AMERICANS 2015-2020. 8. ed. Dez. 2015. Disponível em: <http://health.gov/dietaryguidelines/2015/guidelines/>. Acesso em: 17 ago. 2016.

DIETITIANS OF CANADA. *Nutrition and athletic perfrmance*. Toronto: Dietitians of Canada, 2016. Disponível em: <https://www.dietitians.ca/Downloads/Public/noap--position-paper.aspx>. Acesso em: 16 ago. 2016.

FREIXA, D.; CHAVES, G. *Gastronomia no Brasil e no mundo*. Rio de Janeiro: Senac Nacional, 2008.

GOOGLE, Inc. *YouTube insights*. Think with Google, 2016. Disponível em: <https://www.thinkwithgoogle.com/intl/pt-br/platforms/video/insights/>. Acesso em: 17 ago. 2016.

ITAL; FIESP. *Brasil food trends 2020*. São Paulo: ITAL/FIESP, 2010.

PROENÇA, R.P. Alimentação e globalização: algumas reflexões. *Alimentos/Artigos*: 2010. Disponível em: <http://cienciaecultura.bvs.br/pdf/cic/v62n4/a14v62n4.pdf>. Acesso em: 12 mar. 2018.

SANTOS, A. (Org.). *Caderno mídia e saúde pública*. Belo Horizonte: Escola de Saúde Pública/FUNED, 2006.

WHO – WORLD HEALTH ORGANIZATION. *Sugar intake for adults and children*. Geneva: WHO, 2015.

19

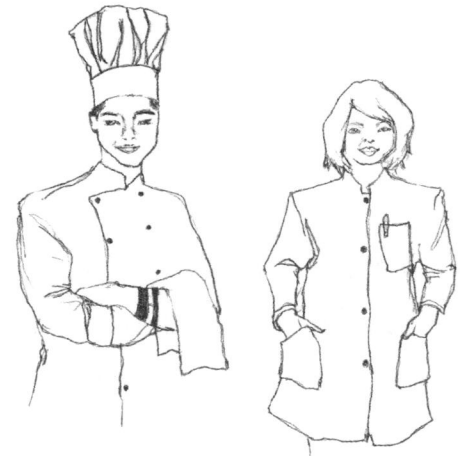

GASTRONOMIA INFANTIL

Roberta Soares Lara Cassani
Camila Marcucci Gracia
Maurizio Magistrini Spinelli
Daniel Palini Gouvêa

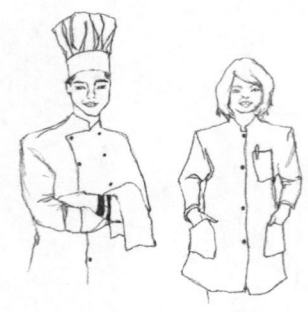

► SUMÁRIO

PERFIL NUTRICIONAL DAS CRIANÇAS BRASILEIRAS

A infância e a adolescência são fases da vida com inúmeras transformações e a alimentação também se desenvolve de diferentes maneiras ao longo dessas fases, construindo os hábitos alimentares que serão levados para toda a vida.

A transição nutricional pode ser entendida como a passagem de um modelo marcado pela ocorrência de formas graves de carências globais (desnutrição, anemia etc.) para outro em que predominam doenças crônicas não transmissíveis (Batista Filho; Assis; Kac, 2007). O processo de transição nutricional é decorrente de modificações no padrão de nutrição e consumo, que acompanham mudanças econômicas, sociais e demográficas, e do perfil de saúde das populações, ou seja, de uma tendência de modificações no estilo de vida e consequentemente nos padrões de consumo alimentar (OPAS, 2000).

Ao avaliar os resultados da Pesquisa de Orçamento Familiar (POF) de 2008-2009 (IBGE, 2010) e comparar com inquéritos realizados anteriormente, verifica-se uma tendência de declínio da desnutrição infantil desde a década de 1980 com acentuado declínio na década de 2000, o que ocorreu associado às melhorias observadas no poder aquisitivo das famílias de menor renda, na maior escolaridade das mães e na cobertura de serviços básicos de saúde e saneamento (IBGE, 2010). Porém, ainda é frequente o consumo insuficiente de alguns nutrientes, como cálcio, ferro e vitaminas, levando ao fenômeno conhecido como fome oculta – deficiência de um ou mais micronutrientes sem sinais aparentes e que ocorre independentemente do peso da criança ou adolescente (Ramalho, 2009).

Entretanto, a mudança de paradigma ocasionada por todo o processo de transição nutricional e pela sociedade atual trouxe à tona um novo cenário epidemiológico, que se caracteriza pelo excesso de peso e por hábitos alimentares muitas vezes inadequados provenientes da vida moderna, com redução da atividade física e tempo escasso para aquisição e preparo dos alimentos. Percentuais significativos de crianças e adolescentes em nosso país já apresentam um perfil nutricional em resposta a todas essas mudanças no estilo de vida. Nas crianças entre 5 e 9 anos de idade e entre adolescentes, a frequência do excesso de peso, que anteriormente aumentava de forma modesta até o final da década de 1980, tomou proporções maiores, e praticamente triplicou nos últimos 20 anos, alcançando entre um quinto e um terço dessas crianças e adolescentes (IBGE, 2010).

MUDANÇAS DOS HÁBITOS ALIMENTARES E DE CONSUMO

As análises de pesquisas de orçamento familiar revelam tendência crescente de substituição de alimentos básicos e tradicionais na dieta brasileira, como arroz e feijão, por bebidas e alimentos industrializados (Levy-Costa et al., 2005). Na prática, verifica-se que cada vez mais os núcleos familiares contam com a participação da mulher no mercado de trabalho, participando ativamente da renda familiar, especialmente nos grandes centros, fazendo com que o consumo desse padrão alimentar mais básico, do arroz com feijão diário nas refeições principais, venha diminuindo sua frequência. Some-se a isso que a melhora do padrão de renda da população brasileira como um todo leva as pessoas a quererem novas experiências. Avaliando a aquisição de alimentos para consumo no domicílio, temos uma redução significativa da aquisição de arroz e feijão (40,5% para o arroz e 26,4% para o feijão). Em contrapartida, houve um aumento de refrigerantes à base de cola de 39,3% (IBGE, 2010).

De acordo com o Instituto Brasileiro de Geografia e Estatística (IBGE, 2010), ao se avaliar os grupos de alimentos e a renda familiar dividida em quintos, houve queda no grupo dos cereais e leguminosas nos dois quintos inferiores (22% no primeiro e 15% no segundo). O grupo de hortaliças teve uma redução de 11% no primeiro quinto, o grupo pescados também mostrou queda em todos os quintos, as maiores nos dois primeiros (20% e 27%, respectivamente), com exceção do último e mais alto quinto de rendimento onde se identificou um aumento em torno de 13%. Os grupos bebidas e infusões e alimentos preparados e misturas industriais, por sua vez, apresentaram médias maiores em todos os recortes de rendimento na POF 2008-2009 quando comparados com a POF 2002-2003. No grupo bebidas e infusões, verificou-se que as maiores altas foram observadas nos dois primeiros quintos de rendimento (22% e 24%, respectivamente) (IBGE, 2010).

Vale ressaltar que o consumo de sucos com adição de açúcar tem sido foco de preocupação, desde que se tem observado um aumento significativo do consumo desse alimento. Sob esse foco, a OMS preconizou que até 10% das calorias diárias poderiam ser provenientes desse alimento, e mediante todas as questões atuais que envolvem alimentação e Nutrição, o bom senso e o equilíbrio em prol de uma alimentação saudável e sem terrorismos nutricionais devem ser priorizados.

No grupo de alimentos preparados e misturas industriais, as médias apresentaram aumentos significativos na comparação entre as POFs em todos os quintos; o maior ocorreu no primeiro quinto (67%) e o menor no último (21%). O grupo de panificados, na POF 2008-2009, também apresentou aumento em quase todos os quintos, notadamente nos dois primeiros (18% e 15%, respectivamente) (IBGE, 2010). Essa redução no consumo de alimentos mais protetores, como hortaliças, frutas e pescados, é preocupante, pois revela um novo padrão de consumo pelos brasileiros, especialmente os de mais baixa renda, que em contrapartida estão elevando o consumo de bebidas e alimentos industrializados. Esse perfil de consumo alimentar pode no longo prazo levar a um aumento de doenças crônicas, como diabetes, doenças cardiovasculares e câncer, entre outras. Ações de educação, especialmente com as crianças, são de fundamental importância para reversão dessa tendência.

Outro ponto importante é o aumento das refeições realizadas fora do lar. No cardápio de restaurantes, a oferta de alimentos é muito mais variada do que no domicílio. Dados da POF 2008-2009 mostram um aumento de 7 pontos percentuais em relação à POF 2002-2003 no orçamento destinado às refeições fora do domicílio, ou seja, há uma maior parcela do orçamento familiar sendo destinada às refeições fora do domicílio, levando a pessoa a ter uma maior variedade no consumo de alimentos nessas refeições (IBGE, 2010).

Ao observarmos esses dados e correlacionarmos com a nossa prática profissional verificamos no dia a dia o porquê da ocorrência desses percentuais, pois de maneira comum recebemos famílias, mães ou responsáveis com crianças e adolescentes portadoras de excesso de peso e muitas vezes associados a fatores de risco cardiovasculares, como dislipidemia e intolerância à glicose, e ao realizarmos o inquérito alimentar e a antropometria observamos a baixa ingestão de frutas e hortaliças, os lanches escolares e os intermediários ao longo do dia com alimentos de alta densidade calórica, a frequência de alimentos com carboidratos de rápida absorção e muitas vezes ricos em gorduras saturadas, e a alegação muito comum dos familiares justificando a não frequência de frutas e hortaliças à mesa porque as crianças não aceitam tais alimentos. Ao evidenciarmos esses aspectos, cada vez mais compreendemos a importância da junção entre a teoria e a prática em educação nutricional. A Gastronomia nos auxilia e permite a introdução de alimentos de diferentes maneiras e sabores em nosso dia a dia, bem como facilita o processo de mudança nos hábitos alimentares de forma lúdica e prazerosa em nossas crianças e adolescentes.

ALEITAMENTO MATERNO E INTRODUÇÃO DOS ALIMENTOS

Amamentar é um processo com repercussões no estado nutricional da criança, em sua habilidade de se defender de infecções, em sua fisiologia e no seu desenvolvimento cognitivo e emocional. Entre os muitos benefícios do aleitamento materno estão menor mortalidade, menor risco de desenvolvimento de alergias, de obesidade, de doenças cardiovasculares, melhora no desenvolvimento cognitivo etc. A Organização Mundial da Saúde (OMS) e o Ministério da Saúde recomendam aleitamento materno exclusivo por seis meses e complementado até os dois anos ou mais (Brasil, 2009).

A alimentação complementar deve prover suficientes quantidades de água, energia, proteínas, gorduras, vitaminas e minerais, por meio de alimentos seguros, culturalmente aceitos, economicamente acessíveis e que sejam agradáveis à criança. Além de suprir as necessidades nutricionais, a partir dos seis meses a introdução da alimentação complementar aproxima progressivamente a criança dos hábitos alimentares de quem cuida dela e exige todo um esforço adaptativo a uma nova fase do ciclo de vida, na qual lhe são apresentados novos sabores, cores, aromas, texturas e sabores (Brasil, 2009).

No sexto mês de vida a criança já tem desenvolvidas as funções necessárias para a deglutição e o início da mastigação. A criança vai desenvolvendo cada vez mais o paladar e, consequentemente, começa a estabelecer preferências alimentares, processo que a acompanha até a vida adulta (Birch; Fisher, 1995). Cada criança tem seu ritmo e desenvolve suas preferências gradualmente. Algumas são mais interessadas e curiosas em relação aos alimentos, outras não demonstram tanto interesse. Cabe aos cuidadores estimular a variedade na oferta dos alimentos, incluindo tipo de alimento, modo de preparo, forma de apresentação e no caso da recusa de algum alimento ofertá-lo novamente, de formas diferentes, por várias vezes, para dar oportunidade à criança de conhecer o alimento e desenvolver suas preferências.

CONSTRUÇÃO DO HÁBITO ALIMENTAR

O ser humano, por ser onívoro e poder "comer de tudo", goza de uma liberdade alimentar muito ampla; entretanto, o ato de comer está regulado por regras impostas pela sociedade, influenciando a escolha alimentar. Essas regras são representadas pelas maneiras no preparo dos alimentos, pela montagem dos pratos e pelos rituais das refeições (p. ex., os modos e as posições das pessoas à mesa, a divisão da comida entre os indivíduos, os horários estipulados, entre outros), contribuindo para que o homem se identifique com o alimento também por sua representação simbólica (Poulain, 2002).

Segundo Fischler (1990), a escolha alimentar fica marcada pela contradição entre a neofilia e a neofobia alimentares. A neofilia alimentar é a "tendência à exploração, necessidade de mudança, de novidade e de variedade", e a neofobia alimentar está relacionada à prudência, ao receio do desconhecido e à resistência à inovação, afetando a sua escolha alimentar. Ao mesmo tempo, o indivíduo se depara com seus anseios alimentares, envolvendo o gosto e suas especificidades na seleção dos alimentos (Jomori; Proença; Calvo, 2008).

A formação do gosto na infância é devida ao processo de aprendizagem, ou seja, a criança observa o que outro indivíduo faz e tenta imitá-lo. Esse processo, ao se repetir no cotidiano dos grupos sociais, permite contribuir para a formação das preferências alimentares desde a infância. Dessa forma, qualquer indivíduo está suscetível à influência social para adaptar a seus gostos e, consequentemente, às suas escolhas alimentares (Jomori; Proença; Calvo, 2008).

Para que a conduta alimentar da criança seja saudável e a formação do hábito, adequada, consideramos que a aceitação dos alimentos se dá não só pela repetição à exposição, mas também pelo condicionamento social, e a família é o modelo para o desenvolvimento de preferências e hábitos alimentares. O ambiente na hora da refeição deve ser calmo, sem a televisão ligada ou quaisquer outras distrações, como brincadeiras e jogos. É importante que a atenção esteja centrada no ato de se alimentar para que o organismo possa desencadear seus mecanismos de saciedade (SBP, 2012).

Após a introdução dos alimentos, cada fase da vida da criança e do adolescente até a vida adulta vai ter suas próprias necessidades e particularidades. Manter-se atualizado e conhecer as necessidades de cada fase é essencial para o bom acompanhamento nutricional.

Envolver a criança nas tarefas que incluam as compras e a preparação das refeições, como participar da escolha do alimento, da sua compra no mercado ou feira e da elaboração dos pratos que não apresentem riscos de acidentes ao manuseio, são atitudes fundamentais para inserir a criança no processo de escolha e aceitação dos alimentos (SBP, 2012).

A INTERFACE DA GASTRONOMIA E AS RELAÇÕES COM A SAÚDE INFANTIL

A Gastronomia pode ser definida como o conjunto de conhecimentos e práticas relacionadas com a cozinha, com o arranjo das refeições, com a arte de saborear e apreciar as iguarias.

A Gastronomia é, segundo Savarin (1995), "o conhecimento fundamentado de tudo o que se refere ao homem, na medida em que ele se alimenta". Pode-se extrapolar tal conceito e entender que a Gastronomia pertence aos domínios da ciência, da política e da cultura, da Antropologia, da Sociologia, da Economia, da Química, da Agricultura, da Ecologia, isto é, de todas as forças que interagem no processo da alimentação do ser humano. É um saber interdisciplinar.

Compreende-se que a alimentação adequada é direito fundamental do ser humano, inerente à dignidade da pessoa humana. Entende-se também que promover e garantir tais direitos são dever do poder público em todas as esferas, especialmente quando se trata do cuidado com crianças e adolescentes e prevenção de doenças crônicas não transmissíveis. Coibir a produção predatória de alimentos em relação ao ambiente, bem como combater a imposição de padrões alimentares que não respeitem a diversidade cultural, são prerrogativas do poder público com o intuito de preservar a nossa soberania alimentar. A importância de planejamentos referentes à educação nutricional em escolas, meios de comunicação e mídias sociais que promovam orientação nutricional dirigida aos responsáveis por crianças e adolescentes em seus diferentes setores é imprescindível. Programas educacionais em alimentação e nutrição focados na linguagem infantil e de livre acesso a esse grupo suscetível da população são dever governamental em sua ampla função.

O governo brasileiro, por meio do Conselho Nacional de Segurança Alimentar e Nutricional, define segurança alimentar e nutricional: "consiste na realização do direito de todos ao acesso regular e permanente a alimentos de qualidade, em quantidade suficiente, sem comprometer o acesso a outras necessidades essenciais, tendo como base práticas alimentares promotoras da saúde, que respeitem a diversidade cultural e que sejam ambiental, cultural, econômica e socialmente sustentáveis" (Brasil, 2008).

Basta agora ampliarmos nossas metas enquanto cidadãos e colocarmos em prática formatos possíveis para que tais objetivos sejam de fato atingidos.

A GASTRONOMIA NO MUNDO E NO BRASIL

Em uma breve análise histórica, nota-se que as civilizações antigas se estabeleceram em torno dos cultivos agrícolas. Na transição para a Era Moderna, séculos XVIII e XIX, sociedades baseadas nos sistemas agrícolas passaram por uma substancial transformação nos seus valores culturais. Houve uma separação gradativa do homem e da natureza e a agricultura distanciou-se da vida diária das pessoas. A produção agrícola de subsistência deu lugar à produção em larga escala para suportar o crescimento das populações urbanas burguesas (Franco, 2001).

Durante o século XX, ocorreram muitas transformações de hábitos e costumes das pessoas, principalmente no período pós-guerra. As décadas de 1950 e 1960 nos Estados Unidos foram marcadas pela sensação de abundância e prosperidade na qual o modo de vida americano extrapolava suas fronteiras e invadia o mundo. A era do *baby-boom*, como ficou conhecida essa época, trouxe consigo a expansão das famílias e, no plano alimentar, as questões gastronômicas cederam lugar às "facilidades" da vida moderna, marcada pela busca da "praticidade" em benefício da "comodidade".

Em nome do conforto, produtores e engenheiros de alimentos aperfeiçoaram métodos de cultivo, criação de gado, processamento, manejo agrícola, conservação e aperfeiçoamento de embalagens, de modo que os alimentos pudessem ser conservados por um longo período de tempo. Fora dos Estados Unidos, no entanto, as pessoas passaram a temer pela própria identidade cultural. O contínuo processo de "americanização" ameaçava as tradições culinárias regionais que privilegiavam a alimentação cotidiana como fonte de prazer e um ato de sociabilidade. Em sua expansão mundial, os *fast-foods* encontraram diferentes obstáculos no que diz respeito à sua aceitação. À medida que chegavam aos diferentes países da Europa, acabavam por desencadear diferentes tipos de reação de pessoas dispostas a defender a tradição culinária local. Se ampliarmos o horizonte das conquistas dos povos colonizadores, verificamos que a cozinha dos povos colonizados nunca foi completamente erradicada. Mesmo que uma interdependência existisse, em menor ou maior grau, ao nativo coube sempre indicar as fontes de nutrição local. Do resultado da miscigenação surgiu no Brasil uma cozinha com ambas as influências, mas muito mais local que estrangeira (Cascudo, 2004). Pode-se constatar que esse comportamento nos hábitos alimentares, desde a formação enquanto nações até os dias atuais, aos quais estão inseridos em um contexto de americanização de nossos costumes, fez com que perdêssemos parte da nossa identidade (Carneiro, 2003). Entretanto, o aculturamento de um povo acontece em várias esferas, menos na sua preferência alimentar, ou seja, mesmo sob influência das transformações culturais, o paladar permanece acima (Cascudo, 2004).

Isso, somado ao processo de transição nutricional, já discutido, pode contribuir cada vez mais para o desenvolvimento das doenças crônicas não transmissíveis, cujo crescimento tem sido avassalador, e intimamente ligado ao excesso de peso observado na população infantojuvenil.

Nesse contexto, a Gastronomia vem ganhando importante espaço nos currículos escolares e também tem grande repercussão na mídia, despertando o interesse das crianças para os processos de escolha, preparo e degustação de novos pratos e alimentos.

A IMPORTÂNCIA DA GASTRONOMIA NO PROCESSO DE EDUCAÇÃO NUTRICIONAL

Saber cozinhar leva as pessoas a escolher alimentos e preparações com mais autonomia. Conhecer os princípios básicos de escolha, compra, armazenamento e processamento dos alimentos, bem como suas características sensoriais, auxilia em escolhas mais saudáveis. O contato espontâneo com os alimentos estimula a familiarização das crianças com os alimentos, o que sem dúvida favorece a sua aceitação.

O interesse da criança pela cozinha é uma grande oportunidade para estimular o consumo de alimentos que compõem uma alimentação saudável e variada. Para cozinhar é preciso selecionar, sentir, cheirar, cortar, amassar, enfim, trabalhar com todos os elementos sensoriais que possam ampliar o interesse e o conhecimento do alimento. O elemento lúdico de se degustar o que se está preparando é crucial aos processos de conhecimento e adesão a novos alimentos. O *Guia alimentar para a população brasileira* estimula esses conceitos e práticas, promovendo a alimentação saudável, especialmente para os mais jovens conseguirem desenvolver, exercitar e partilhar habilidades culinárias (Brasil, 2008).

Nesse mesmo documento, é incentivada a valorização da cultura alimentar e dos alimentos regionais, disponíveis na sua comunidade. A criança deve participar, na medida de sua possibilidade e com segurança, da decisão e elaboração das refeições junto com um adulto, para que vá construindo práticas alimentares saudáveis, escolhendo formas de preparação de alimentos que preservem seu valor nutricional (Brasil, 2008).

Sabe-se que a criança aprende a comer por imitação e que a maioria das crianças de gerações anteriores ficava nas cozinhas com suas mães, o que levava naturalmente ao desenvolvimento dessas habilidades; atualmente, com a maior participação da mulher no mercado de trabalho, essa função de ensinar a cozinhar – selecionar, comprar, preparar – tem passado para a escola e para os meios de comunicação. Programas de culinária na televisão, as oficinas culinárias em colégios e canais de vídeo na internet têm cumprido esse papel. Entretanto, sem a participação da família, somente conhecer a técnica culinária não adianta. Muitas crianças e adolescentes são estimulados a cozinhar por seus pais e o momento da degustação dos pratos passa a ser um meio para o reencontro da família à mesa de refeições.

Especial importância deve ser dada à aplicação das técnicas gastronômicas no caso de crianças com alergia e/ou intolerâncias alimentares, trazendo uma alimentação mais variada, mais atrativa e mais adequada para suprir as necessidades nutricionais dessas crianças.

Como auxiliar as crianças e familiares nesse processo:

1. Faça a lista de compras com a participação da criança/adolescente.
2. Leve-os às compras, deixe-os participar do processo de escolha e decisão do que comprar, pegando os alimentos e avaliando cada um – formato, textura, aparência, cor, odor.
3. Informe-os sobre a disponibilidade dos alimentos, seu custo, validade e quais são os alimentos da época.
4. Caso veja ou compre alimentos regionais, aproveite para contar algo daquele lugar no momento da compra ou mostre depois a eles de onde veio aquele alimento.
5. Deixe-os ajudar a guardar os alimentos em casa.
6. Chame-os no momento do preparo. Discuta a receita, explique o que vai ser feito.
7. Faça-os participarem de acordo com suas habilidades – auxiliar a escolher os grãos, a lavar os legumes e frutas, a picar os alimentos. Ensine cortes diferentes: cubos, rodelas, palitos etc.
8. Mostre as diferenças dos processos de cozimento: cozido, grelhado e assado, entre outros.

9. Deixe-os manusear os aparelhos (batedeira, liquidificador etc.) e utensílios (tábuas, panelas, pratos, talheres e facas — se já tiverem condições).

10. Respeite as limitações de coordenação deles.

11. Respeite suas sugestões e permita a criatividade.

12. Deixe-os servir os alimentos, colocar os pratos e talheres na mesa.

13. Valorize a participação deles no processo.

14. Incentive o uso de alimentos e técnicas diferentes com um mesmo alimento (p. ex., ovo cozido, ovo mexido, omelete, panqueca, bolo).

15. Lembre-se de que a alimentação é um constante aprendizado para eles e para nós.

Sabemos que não é fácil realizar esse processo, mas assim como todo o cuidado que envolve a criação de nossas crianças, devemos também cuidar da independência alimentar de nossos descendentes. A consulta a profissionais de Nutrição e Gastronomia forma uma estratégia muito significativa no processo de conhecimento e aceitação dos alimentos, e na instituição de um hábito alimentar saudável e diversificado, que serão sem dúvida ponto crucial na prevenção e no controle de fatores de risco no decorrer da vida futura de nossas crianças e adolescentes.

Para ilustrar como esses conceitos podem ser aplicados, sugerimos a preparação da receita a seguir.

PIZZA COLORIDA

Ingredientes:

- 50 g de farinha de trigo integral
- 200 g de farinha de trigo branca
- 50 g de ovo
- 125 mL de leite integral
- 25 mL de óleo de soja
- 15 g de fermento biológico seco
- 5 g de açúcar refinado
- 1 g de sal
- 20 g de semente de abóbora

Recheio:

- 300 g de tomate
- 50 g de brócolis
- 100 g de cebola
- 5 g de alho
- 50 g de cenoura
- 20 g de milho verde em lata
- 60 g de atum em lata *light*
- 20 g de ervilha congelada
- 50 g de couve-flor
- 120 g de mussarela *light*
- Orégano (a gosto)
- 50 g de azeitona verde sem caroço fatiada
- 50 g de ovo de codorna

Modo de preparo:

Prepare a massa: dissolva o fermento no açúcar, acrescente todos os líquidos e a semen-te de abóbora torrada e triturada no processador. Acrescente as farinhas misturadas e por último o sal, deixe descansar até dobrar de volume, então abra os discos e pré-asse em forno a 180°C.

Prepare o molho: refogue a cebola e o alho e acrescente os tomates picados, sem semente e sem pele, cozinhe em fogo baixo por 15 minutos até obter um molho encorpado. Tempere com sal e orégano. Sobre cada disco de pizza, espalhe uma porção de molho de tomate e monte da forma que você gostar com os demais ingredientes. Use a criatividade.

Rendimento: 12 porções

Nutrientes	Total	Porção (total 12 porções)
Calorias (kcal)	2.115,6	176,3
Carboidratos (g)	237,9	19,8
Proteínas (g)	115,8	9,6
Gorduras totais (g)	91,6	7,6
Fibras alimentares (g)	39,4	3,3

REFERÊNCIAS BIBLIOGRÁFICAS

BATISTA FILHO, M.; ASSIS, A.M.; KAC, G. et al. Transição nutricional: conceito e características. In: KAC, G.; SICHIERI, R.; GIGANTE, D.P. *Epidemiologia nutricional.* Rio de Janeiro: Editora Fiocruz/Atheneu, 2007.

BIRCH, L.L.; FISHER, J.A. An appetite and eating behaver in children. *Pediatric Clinic of North America*, v.42, n.4, p.931-953, 1995.

BRASIL. Ministério da Saúde. Saúde da criança: nutrição infantil: aleitamento materno e alimentação complementar. Série A. Normas e manuais técnicos. Cadernos de Atenção Básica, n.23. Brasília, Ministério da Saúde, 2009.

BRASIL. Ministério da Saúde. Secretaria de Atenção à Saúde. *Guia alimentar para a população brasileira: promovendo a alimentação saudável.* Série A. Normas e Manuais Técnicos. Brasília: Ministério da Saúde, 2008. 210 p.

CARNEIRO, H. *Comida e sociedade:* uma história da alimentação. Rio de Janeiro: Campus, 2003. 185 p.

CASCUDO, L.C. *História da alimentação no Brasil.* 3. ed. São Paulo: Global, 2004, 960 p.

FISCHLER, C. *L'Homnivore*: Le goût, la cuisine et le corps. Paris: Éditions Odile Jacob, 1990.

FRANCO, A. *De caçador a gourmet:* uma história da gastronomia. 2. ed. São Paulo: Editora Senac, 2001. 270 p.

DICIONÁRIO AURÉLIO. *Gastronomia.* Dicionário Aurélio Online – Dicionário Português, 24 out. 2016. Disponível em: <https://dicionariodoaurelio.com/gastronomia>. Acesso em: 24 out. 2016.

IBGE — INSTITUTO BRASILEIRO DE GEOGRAFIA E ESTATÍSTICA. Pesquisa de orçamentos familiares 2008-2009. *Antropometria e análise do estado nutricional de crianças, adolescentes e adultos no Brasil.* Rio de Janeiro: IBGE, 2010.

JOMORI, M. M.; PROENÇA, R. P. C.; CALVO, M. C. M et al. Determinantes de escolha alimentar. *Revista de Nutrição de Campinas,* v. 21, n. 1, p. 63-73, 2008.

LEVY-COSTA, R. B. et al. Disponibilidade domiciliar de alimentos no Brasil: distribuição e evolução (1974-2003). *Revista de Saúde Pública,* São Paulo: Universidade de São Paulo, Faculdade de Saúde Pública, v. 39, n. 4, p. 530-540, 2005.

OPAS/Organización Panamericana de la Salud. *La obesidad en la pobreza*: un nuevo reto para la salud publica. Washington, D. C.: OPS, 2000.

POULAIN, J. P. The contemporary diet in France: "de-structuration" or from commensalisms to "vagabond feeding". *Appetite,* v. 39, n. 1, p. 43-55, 2002.

RAMALHO, A. *Fome oculta*: diagnóstico, tratamento e prevenção. São Paulo: Atheneu, 2009, p. 378.

SAVARIN, B. *A fisiologia do gosto.* São Paulo: Companhia das Letras, 1995.

SBP — SOCIEDADE BRASILEIRA DE PEDIATRIA. Departamento Científico de Nutrologia. *Manual de orientação do departamento de nutrologia*: alimentação do lactente ao adolescente, alimentação na escola, alimentação saudável e vínculo mãe-filho, alimentação saudável e prevenção de doenças, segurança alimentar. Rio de Janeiro: SBP, 2012.

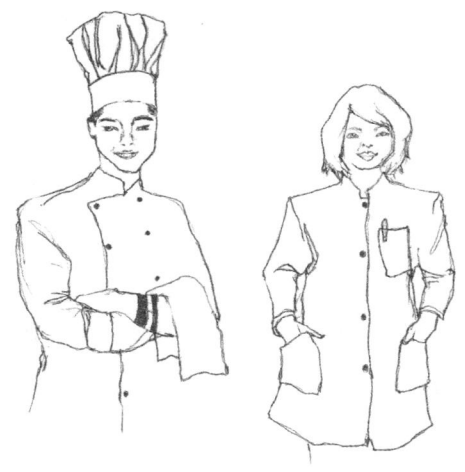

20

SEGURANÇA DOS ALIMENTOS EM ALIMENTAÇÃO COLETIVA: INOVAÇÃO E PRÁTICA NO PREPARO DE ALIMENTOS SEGUROS

Diogo Thimoteo da Cunha
Elke Stedefeldt

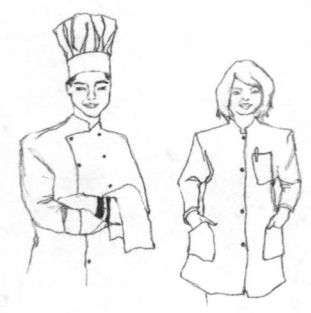

► SUMÁRIO

Um alimento seguro certamente será mais saboroso, o sabor vai além do paladar e olfato. O sabor passa por prazer, lembranças e bem-estar. Faça com que a sua comida sempre traga boas lembranças.

INTRODUÇÃO

Doenças transmitidas por alimentos (DTA) é um termo genérico, aplicado a uma síndrome geralmente constituída de anorexia, náuseas, vômitos e/ou diarreia. As DTA são atribuídas à ingestão de alimentos ou água contaminados e podem ser identificadas quando uma ou mais pessoas apresentam sintomas similares, após a ingestão de alimentos contaminados com microrganismos patogênicos, suas toxinas, substâncias químicas tóxicas ou objetos lesivos, configurando uma fonte comum (Brasil, 2005; Oliveira et al., 2010). Todo indivíduo, de diferentes lugares do mundo, está sob risco de DTA, visto que falhas na manipulação de alimentos podem ocorrer nos mais variados lugares, de restaurantes simples a sofisticados, de bares a lanchonetes e inclusive em nossas residências.

As DTA contribuem significativamente para a mortalidade por diarreia, causando aproximadamente 2,2 milhões de mortes ao ano, principalmente em crianças de países em desenvolvimento (WHO, 2008). Segundo a Organização Mundial da Saúde (WHO, 2015), a cada ano, cerca de 600 milhões de pessoas ficam doentes após consumir alimentos contaminados.

A Secretaria de Vigilância em Saúde do Brasil indicou, em seu boletim, que em 2014 foram notificados mais de 886 surtos envolvendo aproximadamente 15.700 indivíduos (Brasil, 2011). Acredita-se que a magnitude do problema seja maior por conta do elevado número de subnotificações das DTA por parte da população, instituições e serviços.

Entre os principais microrganismos causadores de surtos no Brasil foram identificados: *Salmonella* spp., *S. aureus, B. cereus* e *E. coli* (Brasil, 2011). Os surtos notificados no período de 2000 a 2015 foram causados principalmente por alimentos mistos contaminados, ou seja, foram causados por preparações que combinam diversos ingredientes, como pastéis, sanduíches, tortas, saladas com diversos ingredientes etc.

Estudos reportam que a manipulação inadequada de alimentos é considerada o principal mecanismo causal de doenças transmitidas por alimentos (Howes et al., 1996; Greig et al., 2007). Por isso, os responsáveis técnicos devem sempre ficar atentos à conduta dos funcionários, orientá-los e motivá-los a seguir corretamente os procedimentos de higiene. Quanto aos manipuladores, estes devem ser sensíveis a essa necessidade e entender que os procedimentos de higiene existem para proteger a saúde do consumidor e consequentemente o local de trabalho.

No Brasil, o conjunto de estabelecimentos que oferecem/vendem comida é conhecido como setor de alimentação coletiva, que se refere à restauração, também chamado de *catering* na Europa e *food service* (serviço de alimentação) no padrão americano (Proença, 1999). Com base em definições francesas, os estabelecimentos de alimentação coletiva podem ser classificados em duas categorias no Brasil: institucional e comercial (Proença et al., 2005). A primeira inclui restaurantes de serviços de indústrias, empresas, escolas, hospitais, instituições de longa permanência para idosos, prisões e outros alimentos em que a principal característica é ter clientes fixos. Nessa categoria existe a preocupação frequente de que as refeições sejam nutricionalmente equilibradas e viáveis para o consumidor e que sua manipulação seja coordenada por um nutricionista (Bandoni et al., 2013). Na segunda categoria encontram-se os estabelecimentos em que há uma maior preocupação em atrair os consumidores com base no conceito de qualidade e satisfação do consumidor, oferecendo refeições variadas e regionais, especialidades culinárias, com forte apelo no sabor. Nesse grupo estão incluídos os restaurantes comerciais (*à la carte*, autosserviço, redes de *fast-food*), cafés, bistrôs, hotéis e ainda o comércio ambulante de alimentos, incluindo os *food trucks* (Proença et al., 2005; Bandoni et al., 2013)

Nesse sentido, a ocorrência de um surto envolvendo alimentos pode ser devastadora a um estabelecimento do setor de alimentação coletiva. Surtos causam prejuízos ao indivíduo, pois, dependendo da sua condição de saúde e do microrganismo causador da doença, além de transmitirem doenças, poderão inclusive levar à morte. O estabelecimento também poderá ter prejuízos, como a perda de clientes, multas ou fechamento pela vigilância sanitária. Cabe considerar que o governo deverá investir em recursos da saúde para tratar as pessoas doentes. Na Figura 1 é possível observar como as DTA causam prejuízos em diversos setores, deixando o país mais pobre. A consequência de um país mais pobre é a retroalimentação de fatores deletérios de saúde e sanidade, favorecendo e alimentando um círculo vicioso.

Diante desse cenário, para reduzir o risco de contaminação das refeições preparadas, recomendações, como as do *Codex alimentarius* (Codex Alimentarius, 2003), e as demais legislações pertinentes são publicadas com o objetivo de orientar profissionais e proprietários do setor de alimentos, especialistas e manipuladores de alimentos sobre procedimentos adequados. No Brasil, no âmbito federal, a Resolução n. 216 é a legislação que estabelece o regulamento técnico de Boas Práticas em Serviços de Alimentação (Brasil, 2004). Essa legislação determina como devem ser as boas práticas e os procedimentos dos serviços de

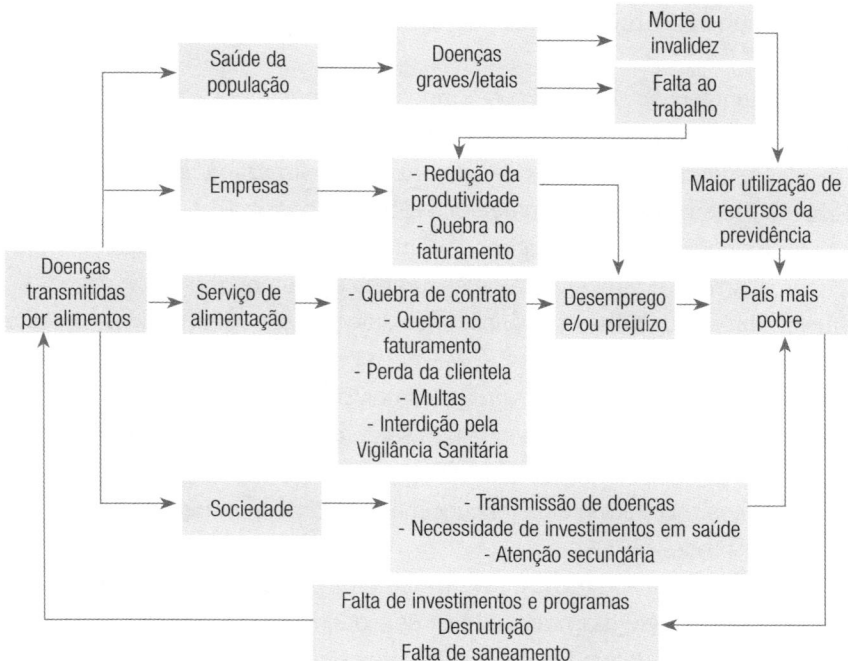

FIGURA 1 – Ciclo de prejuízos das doenças transmitidas por alimentos nos diversos setores.

alimentação referentes a: edifícios, instalação, equipamentos, móveis e utensílios; higienização de instalações, equipamentos, móveis e utensílios; controle integrado de vetores e pragas urbanas; abastecimento de água; manejo de resíduos; manipuladores; matérias-primas, ingredientes e embalagens; preparação dos alimentos; armazenamento e transporte do alimento preparado; exposição ao consumo do alimento preparado; documentação e registro; responsabilidade.

Com base nesses pressupostos, este capítulo tratará de aspectos relevantes e práticos para o preparo de refeições e alimentos seguros nos diversos serviços de alimentação.

PRINCIPAIS FATORES CAUSADORES DE SURTO E COMO EVITÁ-LOS

A OMS (1984) relaciona os principais fatores que podem caracterizar alto risco de ocorrer DTA, destacando as operações que devem ser consideradas como pontos críticos de controle (PCC) no sistema Análise de Perigos e Pontos Críticos de Controle (APPCC):

- Manutenção de alimentos cozidos em temperatura ambiente ou abaixo da temperatura de segurança por mais que 4 horas.
- Refrigeração inadequada em razão do armazenamento de grandes quantidades de alimentos em recipientes com mais de 10 cm de altura.
- Refrigeração inadequada por conta da deficiência de refrigeração, não atingindo a temperatura de segurança em tempo rápido.
- Preparo de alimentos várias horas antes de servi-los (12 horas antes ou de véspera).
- Pessoa portadora de microrganismos patogênicos, tocando os alimentos cozidos ou aqueles que não serão aquecidos posteriormente.
- Temperatura insuficiente de cocção inicial.
- Número insuficiente de reaquecimentos para alimentos preparados com antecedência.
- Contaminação cruzada – alimentos crus contaminando alimentos cozidos por meio das mãos, utensílios, superfícies ou panos.
- Higiene inadequada de equipamentos e utensílios de preparação, principalmente para alimentos processados a quente.

- Ingestão de alimentos crus de origem animal (moluscos, leite, carne moída, gema de ovos etc.), ou mistura desses alimentos a outros que não serão processados a quente.

A falta de controle de tempo e temperatura na refrigeração, cocção, espera e distribuição é a condição mais comum nos surtos de DTA. Pode-se reduzir ou eliminar os perigos por meio do controle da cocção para a preparação de alimentos servidos quentes e por meio da desinfecção para alimentos vegetais consumidos crus (Elementos, 2002). O fluxograma apresentado na Figura 2 exemplifica a preparação de uma carne assada e de uma salada "mix de folhas verdes" demonstrando as etapas e os critérios de tempo e temperatura e higienização (lavagem e desinfecção) segundo a legislação vigente.

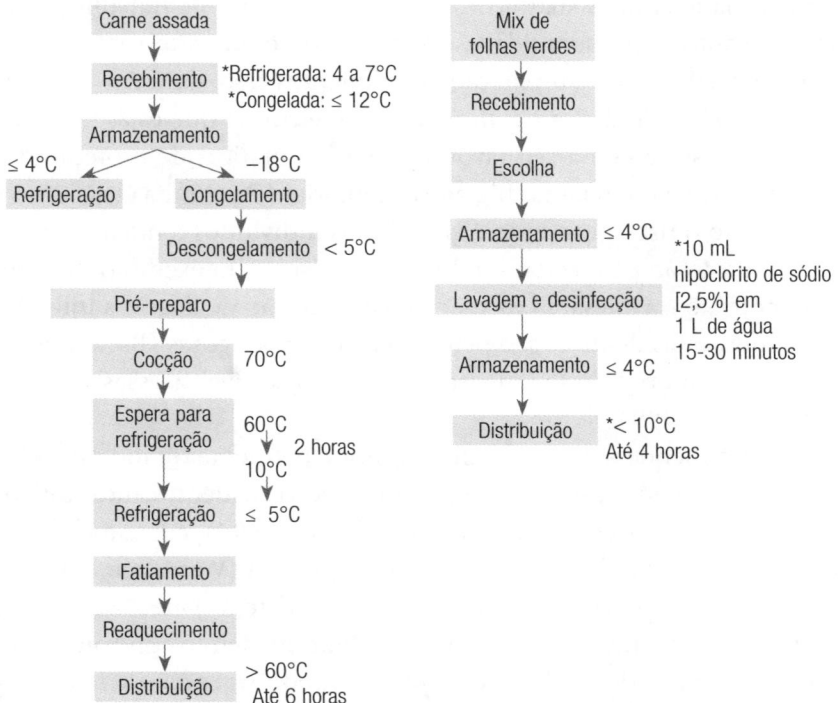

FIGURA 2 – Fluxograma de preparação de carne assada e salada "mix de folhas verdes" e os critérios de tempo e temperatura e desinfecção de acordo com a Resolução RDC n. 216/2004.

Todas as adequações técnicas relacionadas à preparação dos alimentos, à adequação estrutural do estabelecimento e da implantação e implementação das Boas Práticas (BP) e dos Procedimentos Operacionais Padronizados (POP) são fundamentais, porque os microrganismos estão se tornando mais resistentes aos nossos métodos de controle convencionais, além de causarem quadros clínicos mais graves e constituírem um maior número de espécies patogênicas para o homem, compondo novos grupos de patógenos, definidos como emergentes e reemergentes (Silva Jr., 2016).

PENSAMENTO DE RISCO COMO ESTRATÉGIA PARA SEGURANÇA DOS ALIMENTOS

De modo geral, as pessoas não conseguem identificar ou enxergar o risco associado com as suas ações. Por isso, acidentes de trabalho continuam a acontecer em quantidades elevadas, pois o indivíduo arrisca além do que deveria. Na manipulação de alimentos isso também costuma acontecer; o manipulador de alimentos, convicto de que está protegido ou de que a sorte está a seu favor, negligencia práticas de proteção dos alimentos, cometendo falhas higiênico-sanitárias (Da Cunha et al., 2015).

Quando o risco percebido é elevado, os indivíduos tendem a tomar ações de proteção para evitar ou diminuir o risco. Um exemplo de atitude de proteção é a adesão à vacinação para redução de doenças infecciosas, quando essas doenças são percebidas como perigosas (Brewer et al., 2007) ou quando o indivíduo se vê como suscetível a essas doenças (Nexøe et al., 1999).

O perigo tende a ser subestimado, principalmente quando envolve riscos pessoais como câncer, doenças do coração, acidentes automotivos (McKenna, 1993), obesidade (Weinstein; Klein, 1995), consumo de alimentos não saudáveis (Whalen et al., 1994) e DTA (Weinstein, 1987).

Weinstein (1989) explica que o indivíduo tem a necessidade do controle sobre as situações, portanto acreditar que tem o controle o leva a subestimar os perigos associados, identificando-os como de baixo risco. Na manipulação de alimentos, por exemplo, o fato de usar luvas gera conforto e segurança ao manipulador, fazendo-o acreditar que em razão do uso dessas luvas o alimento não será contaminado, independentemente dos outros procedimentos ou da própria higienização das luvas (Weinstein, 1984; Frewer et al., 1994).

Tal ilusão leva o indivíduo a acreditar que ele é menos suscetível à contaminação do que os outros ou que os alimentos que manipula apresentam menor risco do que os alimentos manipulados por outros, em condições semelhantes ou não.

Condicionar nosso pensamento para pensar em risco não é simples. Ainda mais complexo é mostrar às outras pessoas, como as que trabalham em serviços de alimentação, como fazer isso. Nesse sentido, independentemente de sua função em um estabelecimento de alimentação coletiva, algumas recomendações devem ser seguidas para organizar o trabalho e utilizar o pensamento de risco como estratégia de prevenção (Quadro 1).

Além disso, os manipuladores devem tomar cuidados específicos baseados nas operações que vão realizar. Por exemplo, técnicas de união de ingredientes devem ser realizadas com as mãos e as superfícies higienizadas. O Quadro 2 exemplifica algumas operações e quais procedimentos de segurança dos alimentos devem ser adotados.

ALGUMAS ESPECIFICIDADES DE CADA LOCAL

As recomendações descritas e apresentadas neste capítulo devem ser empregadas em todos os locais que manipulam e comercializam alimentos. Entretanto, é importante ressaltar que algumas características são particulares a certos sistemas de gestão ou tipo de serviço, exigindo atenção especial. Alguns tipos de serviço e situação, como restaurantes *self-service*, ambulantes, *food trucks* e microempreendedores têm aspectos diferentes, por algumas características especiais, que são apresentadas a seguir.

Restaurantes de autosserviço (*self-service*)

A maior dificuldade em um restaurante de autosserviço (também conhecido como *self-service*) é o preparo de um grande volume de receitas diferentes e o preparo com antecedência.

QUADRO 1 – Recomendações para organizar e utilizar o pensamento de risco como estratégia para segurança dos alimentos

Ação	Como manipulador de alimentos	Como responsável técnico
Entender	1) Entenda que os riscos de DTA só são evitáveis quanto executamos alguma ação que evite a contaminação, a multiplicação e a sobrevivência dos microrganismos.	1) Entenda que muitas vezes é difícil para o manipulador enxergar os riscos associados a manipulação de alimentos.
Evitar	2) Evite cozinhar baseando-se em percepções subjetivas. Sempre escolha ações e práticas mais seguras. Por exemplo: seguir o prazo de validade é sempre mais seguro do que cheirar o alimento para determinar se está próprio para o consumo.	2) Evite utilizar apenas o treinamento como estratégia educacional. Faça orientações durante as atividades, delegue atividades.
Organizar	3) Organize suas ações e procedimentos pensando nos pontos críticos de controle.	3) Organize as fichas técnicas, receitas, processos de trabalho e orientação aos manipuladores de alimentos pensando nos pontos críticos de controle.
Verificar	4) Verifique se você está fazendo os procedimentos corretamente. Verifique se seus colegas também estão fazendo os procedimentos corretamente e se prontifique a ajudá-los.	4) Verifique se os alimentos estão em temperaturas seguras e se os manipuladores estão atuando corretamente.
Atuar	5) Mantenha alimentos em temperaturas seguras, evite a recontaminação de alimentos, higienize alimentos crus e cozinhe completamente alimentos cozidos.	5) Tome medidas de correção da temperatura e dos procedimentos incorretos por parte dos manipuladores de alimentos.
Educar	6) Faça esforços para mudar hábitos e práticas incorretas. Policie-se para manter hábitos e práticas corretas.	6) Eduque o manipulador de alimentos de forma contínua, mostrando a importância de cuidados em toda a cadeia de produção.

QUADRO 2 – Exemplos de operações com os alimentos e os procedimentos para segurança dos alimentos

Operações com os alimentos	Procedimentos para segurança dos alimentos
Divisão no pré-preparo: • Divisão simples: cortar/picar, moer, triturar • Divisão com separação de partes: centrifugar, pelar ou descascar, espremer, coar	• Utilização de equipamentos e utensílios com superfícies de fácil higienização • Higienização dos utensílios, equipamentos e do ambiente • Higienização das mãos • Higienização de alimentos consumidos crus (como folhas ou frutas com cascas), inclusive aqueles que serão incluídos crus em preparações
União: • Misturar, bater, amassar, sovar.	• Utilização de equipamentos e utensílios com superfícies de fácil higienização • Higienização dos utensílios, equipamentos e do ambiente • Higienização das mãos
Cocção: • Cocção a vapor, calor sem gordura (assar no forno e grelhar), brasear, refogar, ensopar, saltear e por micro-ondas	• Todos os métodos de cocção devem garantir que todas as partes do alimento atinjam a temperatura de, no mínimo, 70°C.

Fonte: Philippi (2006).

Em um restaurante de autosserviço devemos ter atenção especial quanto à espera dos alimentos para distribuição e quanto à temperatura das refeições durante essa distribuição. A Portaria CVS n. 5 (São Paulo, 2013), apesar de ser uma legislação específica do Estado de São Paulo, apresenta critérios importantes que podem ser utilizados nesses locais. Os alimentos prontos devem ficar protegidos de sujidades, poeira, pragas urbanas, gotículas de saliva e qualquer outro veículo que possa contaminar o alimento pronto.

É importante lembrarmos do binômio tempo e temperatura. Nem sempre conseguimos condições ideais para esses dois parâmetros (Silva Jr., 2016). Logo, é imprescindível ter pleno controle de um dos dois, pois agindo dessa forma conseguimos melhor resultado. Com o controle da temperatura conseguiremos manter o alimento por mais tempo em exposição, caso contrário, o controle com o tempo de exposição deverá ser mais rigoroso. A Figura 3 apresenta como utilizamos diferentes critérios (tempo ou temperatura) para manter os alimentos seguros.

Caso o estabelecimento em que você atua esteja na jurisdição da Resolução RDC n. 216 de 2004, é importante atentar para a legislação que estabelece apenas a temperatura como critério, ou seja, alimentos quentes devem ficar acima de 60°C até no máximo 6 horas. Para alimentos frios, a legislação cita apenas que alimentos conservados até 4°C podem ser consumidos em até 5 dias.

Ambulantes e *food trucks*

O segmento do comércio ambulante de alimentos faz parte da cultura alimentar do Brasil. Muitos dos manipuladores de alimentos desse setor utilizam o comércio ambulante para se reposicionar financeiramente no mercado de trabalho ou para agregar renda (Souza et al., 2015).

O comércio ambulante é bem diversificado, podendo ser desde um vendedor de biscoitos caseiros até um *food truck* que oferece preparações com técnicas como *sous-vide*.

Os manipuladores ambulantes de alimentos possuem como principais dificuldades realizar e/ou controlar adequadamente procedimentos que são relacionados aos surtos como: higiene ambiental, preparo dos alimentos e disposição de alimentos prontos para consumo (Da Cunha et al., 2015).

	Tempo como critério	Temperatura como critério
Alimentos quentes	1 hora no máximo Temperatura abaixo de 60°C	Temperatura acima de 60°C 6 horas no máximo
Alimentos frios	2 horas no máximo Temperatura entre 10 e 21°C	Temperatura até 10°C 4 horas no máximo

FIGURA 3 – Definição de critérios com base no binômio tempo e temperatura para alimentos quentes e frios.

Um ponto importante, em especial para ambulantes que comercializam preparações que envolvam carnes e ovos, é o pré-preparo. Por exemplo, em um local que comercializa pastel, o pré-preparo ocorre na residência do ambulante. Nesse sentido, é importante que:

- Os ingredientes sejam cortados em superfícies higienizadas.
- Seja evitado o contato entre os ingredientes, eliminando a contaminação cruzada.
- Os ingredientes sejam armazenados em recipientes higienizados.
- O armazenamento dos ingredientes seja feito à temperatura controlada na geladeira de 4°C.

Quanto ao carrinho do ambulante, este deve possuir um sistema que permita que os ingredientes sejam mantidos sob refrigeração, e que pequenas porções sejam utilizadas durante a manipulação. No caso de impossibilidade, o manipulador deverá ter um ajudante que possa buscar os ingredientes em outro lugar que tenha uma geladeira disponível e exclusiva para isso.

Outro ponto relevante diz respeito aos pontos de venda: o ambulante deve escolher aquele que facilite a gestão do seu negócio. Deve ser um local distante de fontes de contaminação (p. ex., bueiros, córregos, terrenos com lixo etc.). O manipulador deve manter a higiene do local para evitar a atração de animais e pragas urbanas.

Como sugestão, na impossibilidade de um ponto de água, o ambulante pode instalar uma torneira em um galão com água limpa e instalar uma pia para higiene das mãos. Como a água sairá do galão por uma torneira, pode ser considerada água corrente, atendendo à legislação sanitária.

Microempreendedor individual, empreendedor da agricultura familiar ou da economia solidária

A Diretoria Colegiada da Anvisa publicou em 2013 a Resolução n. 49 (Brasil, 2013), que se consolidou com um amplo debate, iniciado em 2011, entre as instituições federais, os agentes de vigilância sanitária e representantes da sociedade civil, de todas as regiões geográficas do Brasil (Schottz et al., 2014). Essa resolução é um dos resultados do projeto intitulado Inclusão Produtiva com Segurança Sanitária, que tem como objetivo "promover a integração das ações do Sistema Nacional de Vigilância Sanitária junto aos empreendimentos administrados pela população de menor renda e que apresenta maior dificuldade para formalização de suas atividades econômicas" (Anvisa, 2016).

A Anvisa parte da seguinte premissa: as condições em que as pessoas vivem e trabalham estão relacionadas com o risco sanitário: "quanto maior a desigualdade e a injustiça, maior o risco sanitário" (Sorbille, 2014).

Sorbille (2014) cita que a abordagem dos agentes sanitários, na RDC n. 49/2013, é guiada pelo princípio da razoabilidade. Isso quer dizer que as exigências sanitárias e os encaminhamentos dados pela vigilância sanitária serão razoáveis, equilibrados, levando em conta os fatores sociais, culturais e históricos envolvidos em cada caso, atentando ao risco sanitário e aos interesses da coletividade.

Os principais itens que se destacam na RDC n. 49/2013 são:

• Respeito às culturas tradicionais.
• Isenção de taxa sanitária.
• Simplificação na regularização sanitária.
• Regularização das atividades em residências ou áreas sem regularização fundiária.
• Simplificação na responsabilidade técnica: os responsáveis técnicos não precisam ser funcionários, sócios ou contratados pelo empreendimento, podendo ser um voluntário ou profissional de órgãos governamentais e não governamentais.

A Resolução n. 49/2013 tem sido discutida em diversos fóruns da área de Segurança Alimentar e Nutricional, principalmente quanto à sua aplicabilidade.

CONSIDERAÇÕES FINAIS

Todos os estabelecimentos de alimentação coletiva devem ser planejados de forma estratégica para evitar a contaminação das preparações. As legislações sanitárias devem ser atendidas de forma plena, e todos no estabelecimento devem diariamente realizar os procedimentos adequados.

Com o objetivo de evitar a contaminação dos alimentos, os pontos indicados pelas cinco chaves para uma alimentação mais segura da Organização Mundial da Saúde (OMS, 2006) podem ser o início para o aprimoramento sanitário:

- Mantenha a limpeza.
- Utilize água e matérias-primas seguras.
- Separe alimentos crus de alimentos cozidos.
- Cozinhe bem os alimentos.
- Mantenha alimentos a temperaturas seguras.

A Figura 4 mostra como esses elementos podem ser incorporados às diferentes etapas da cadeia de produção.

Portanto, os manipuladores de alimentos podem e devem evitar a contaminação dos alimentos por meio de procedimentos adequados e seguros, evitando utilizar percepções subjetivas e buscando a autorreflexão de suas práticas. O responsável técnico deve garantir as condições necessárias para a manipulação segura dos alimentos, orientando os manipuladores de alimentos e verificando as práticas realizadas. Manipuladores de alimentos determinados em produzir alimentos saborosos e seguros e responsáveis técnicos capacitados e com visão estratégica representam uma combinação possível e necessária para ação efetiva das cinco chaves para produção de alimentos seguros e assim poderão oferecer refeições completas, seguras, atraentes e saborosas.

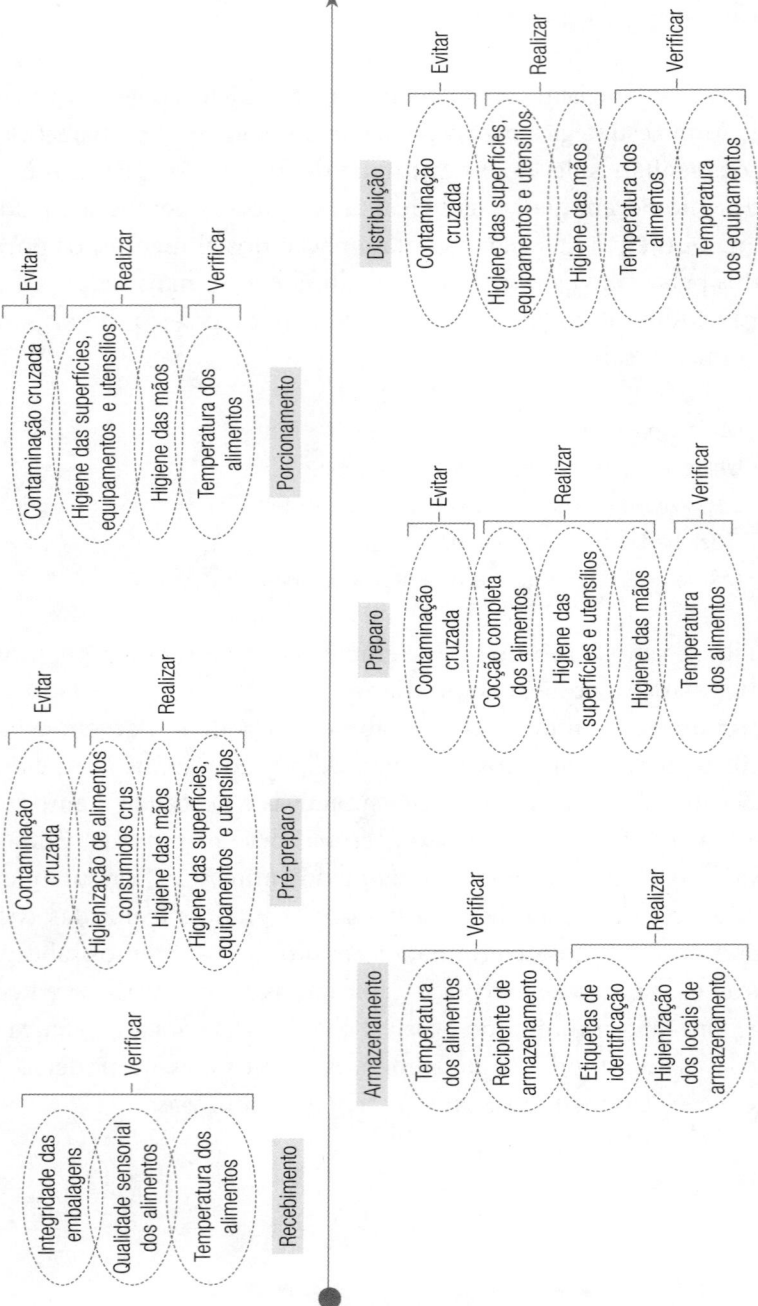

FIGURA 4 – Pontos de atenção para produção de alimentos seguros considerando as diferentes etapas da cadeia de produção.

REFERÊNCIAS BIBLIOGRÁFICAS

ANVISA – Agência Nacional de Vigilância Sanitária. *Inclusão produtiva com segurança sanitária*. Disponível em: <http://portal.anvisa.gov.br/inclusao-produtiva>. Acesso em: 20 ago. 2016.

BANDONI, D. H. et al. Eating out or in from home: analyzing the quality of meal according eating locations. *Revista de Nutrição*, v. 26, n. 6, p. 625-632, 2013.

BRASIL. Ministério da Saúde. Resolução RDC n. 216 de 15 de setembro de 2004. Dispõe sobre Regulamento Técnico de Boas Práticas para Serviços de Alimentação. *Diário Oficial da República Federativa do Brasil*, Brasília, 16 de set. 2004.

BRASIL. Análise epidemiológica dos surtos de doenças transmitidas por alimentos no Brasil, 2000-2011. Brasília: Ministério da Saúde/Secretaria de Vigilância em Saúde, 2011.

BREWER, N.T. et al. Meta-analysis of the relationship between risk perception and health behavior: The example of vaccination. *Health Psychology*, v. 26, n. 2, p. 136-145, mar. 2007.

CODEX ALIMENTARIUS. *Recommended international code of practice general principles of food hygiene*. CAC/RCP 1-1969, 2003.

ELEMENTOS DE APOIO PARA O SISTEMA APPCC. *Mesa PAS*. Convênio CNI/SENAI/SEBRAE. Brasília: SENAI/DN, 2002.

FREWER, L. J. et al. The interrelationship between perceived knowledge, control and risk associated with a range of food-related hazards targeted at the individual, other people and society. *Journal of Food Safety*, v. 14, n. 1, p. 19-40, mar. 1994.

GREIG, J. D. et al. Outbreaks where food workers have been implicated in the spread of foodborne disease. part 1. Description of the problem, methods, and agents involved. *Journal of Food Protection*, v. 70, n. 7, p. 1752-1761, jul. 2007.

HOWES, M. et al. Food handler certification by home study: measuring changes in knowledge and behaviour. *Dairy, Food and Environmental Sanitation*, v. 16, n. 11, p. 737-744, 1996.

MCKENNA, F. P. It wont happen to me – unrealistic optimism or illusion of control. *British Journal of Psychology*, v. 84, p. 39-50, fev. 1993.

NEXØE, J. et al. Decision on influenza vaccination among the elderly: A question-naire study based on the Health Belief Model and the Multidimensional Locus of Control Theory. *Scandinavian Journal of Primary Health Care*, v. 17, p. 105-110, 1999.

OLIVEIRA, A.B.A. et al. Doenças transmitidas por alimentos, principais agentes etio-lógicos e aspectos gerais: uma revisão. *Revista HCPA*, v. 30, n. 3, p. 279-285, 2010.

OMS – Organização Mundial de la Salud. *Importancia de la inocuidad de los alimentos para la salud y el desarrollo*. Ginebra: OMS, 1984. (Serie de informes tecnicos, 705).

OMS – Organização Mundial da Saúde. *Cinco chaves para uma alimentação mais segura: manual*. Genebra: OMS/Instituto Nacional de Saúde, 2006.

PHILIPPI, S.T. *Nutrição e técnica dietética*. 2. ed. Barueri: Manole, 2006.

PROENÇA, R. Inovações tecnológicas na produção de refeições: conceitos e aplicações básicas. *Higiene Alimentar*, v. 13, n. 63, p. 24-30, 1999.

PROENÇA, R. et al. *Qualidade nutricional e sensorial na produção de refeições*. Florianópolis: EDUFSC, 2005.

SCHOTTZ, V. et al. Convergências entre a Política Nacional de SAN e a construção de normas sanitárias para produtos da Agricultura Familiar. *Vigilância Sanitária em Debate*, v. 2, n. 4, p. 115-123, 2014.

SILVA JR., E.A. *Manual de controle higiênico-sanitário em serviços de alimentação*. 7. ed. São Paulo: Varela, 2016.

SORBILLE, R. N. *Inclusão produtiva com segurança sanitária orientação para empreendedores*. Frente Nacional de Prefeitos, Sebrae e Anvisa, 2014.

SOUZA, G. C. et al. Comida de rua: avaliação das condições higiênico-sanitárias de manipuladores de alimentos. *Ciência & Saúde Coletiva*, v. 20, n. 8, p. 2329-2338, 2015.

WEINSTEIN, N. D. why it wont happen to me – perceptions of risk-factors and susceptibility. *Health Psychology*, v. 3, n. 5, p. 431-457, 1984.

_____. Unrealistic optimism about susceptibility to health-problems – conclusions from a community-wide sample. *Journal of Behavioral Medicine*, v. 10, n. 5, p. 481-500, out. 1987.

WEINSTEIN, N. D.; KLEIN, W.M. Resistance of personal risk perceptions to debiasing interventions. *Health Psychology*, v. 14, n. 2, p. 132-140, mar. 1995.

WHALEN, C.K. et al. Optimism in children's judgements of health and environmental risks. *Health Psychology*, v. 13, p. 319-325, 1994.

WHO – World Health Organization. Foodborne disease outbreaks: Guidelines for investigation and control. Genebra: WHO, 2008, p. 162.

_____. WHO's first ever global estimates of foodborne diseases find children under 5 account for almost one third of deaths. Geneva: WHO, 3 dez. 2015.

PARTE IV

APLICAÇÃO DA NUTRIÇÃO EM DIFERENTES ÁREAS DA GASTRONOMIA

21

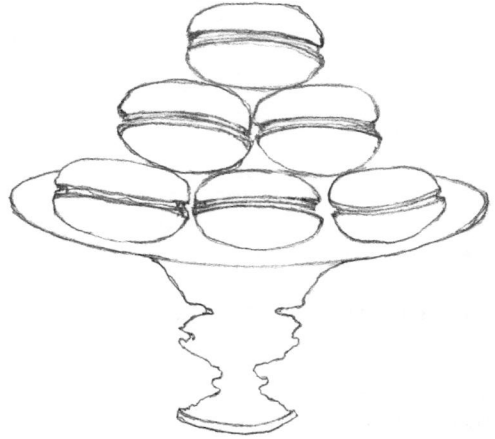

CONFEITARIA

Paola Biselli Ferreira Scheliga
Ana Carolina Almada Colucci

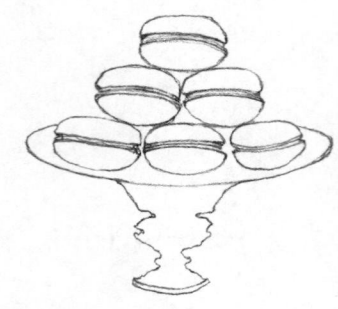

▶ S U M Á R I O

Além de compreender os aspectos técnicos da produção de doces, é interessante observar o contexto cultural em que eles surgem, sua importância na alimentação da humanidade e de que forma isso influencia o seu consumo até os dias atuais.

ASPECTOS HISTÓRICOS E CULTURAIS

O consumo de doces faz parte da história da humanidade desde os povos primitivos. Registros arqueológicos demonstram a existência do mel e o culto à apicultura entre os egípcios, gregos e romanos.

O primeiro registro de um bolo doce tem sua referência na Grécia de aproximadamente 5000 a.C., e era uma mistura rústica de azeite, farinha de trigo e mel denominada obélias. Assim como este, existiam outros bolos-oferendas destinados aos deuses com diversas simbologias.

Na antiga Babilônia, os registros arqueológicos de 1175 a.C., em Tebe, mostram mesas representativas da padaria da corte onde podia ser vista uma grande variedade de pães e doces, modelados com as mãos em formato de animais destinados a oferendas aos deuses (Lesnau, 2004, p. 8).

Os doces passaram a ter um papel importante nos momentos de festividades, passagens das estações do ano, relação com o sucesso da agricultura, entre outros.

Diversos povos da Índia, África, Arábia, Indonésia e Malásia, entre outros, ainda recolhem o mel de forma primitiva, utilizando-se de cestos, cordas e machados da mesma forma que os registros antigos demonstram (Perrella, 1999).

Os primeiros edulcorantes de que se tem registro na Grécia, além do mel, são as frutas como os figos e as tâmaras, principalmente. Mas o mel era o principal ingrediente adoçante utilizado pelos antigos egípcios e romanos. Além do sabor, ele era utilizado como conservante de carne e frutas.

A utilização do mel na produção de doces foi praticamente exclusiva até a Idade Média, quando o açúcar chega na Europa (Flandrin; Montanari, 1998).

No que se refere à cana-de-açúcar, não é possível ter certeza de sua origem, mas acredita-se que seja uma planta originária das ilhas do sul do Pacífico e que foi cultivada pela primeira vez na Nova Guiné como planta ornamental.

Os indianos teriam sido os primeiros a produzir um tipo de açúcar bruto cristalizado proveniente da cana-de-açúcar, possível de ser transportado e comercializado por volta de 500 a.C. Outros registros indicam que os persas também fabricavam o açúcar em estado sólido nesse mesmo período (Perrella, 1999; Berluzzo, 2002). Depois disso, chegou em outras regiões onde hoje se situam as Filipinas, a Indonésia, a Malásia e a Índia. Uma das primeiras menções à cana-de-açúcar aparece em manuscritos antigos chineses datados de 8 a.C. (Rolph, 1917).

O açúcar chega na Europa através da Grécia por meio das viagens de Alexandre Magno no século IV a.C. "Os gregos e os romanos utilizavam o açúcar cristalizado em suas bebidas e na culinária" (Flandrin; Montanari, 1998 apud Lesnau, 2004, p.11).

Para os europeus, o açúcar era um produto de acesso limitado, uma mercadoria rara e cara durante muito tempo. Acreditava-se que o açúcar era medicinal e, por isso, era manipulado apenas por médicos farmacêuticos. Sua ação era tida como calmante, cicatrizante e era prescrito para doenças do aparelho digestivo e também do aparelho respiratório.

Além do uso medicinal, sabe-se que o açúcar era utilizado como tempero por sua comercialização ser feita da mesma forma que eram as especiarias (Leal, 1998; Moro, 2003). O polo distribuidor de açúcar para a Europa era Veneza, onde muitos de seus comerciantes geraram fortunas com essa mercadoria (Rolph, 1917)

Por seu elevado preço, o açúcar era consumido apenas pelas classes mais nobres da sociedade e sua utilização estava diretamente ligada ao luxo e à demonstração de poder.

No século XV, o Infante D. Henrique introduziu o cultivo da cana-de-açúcar na Ilha da Madeira e conseguiu bons resultados de produção. Isso possibilitou o início da política de expansão comercial do país e a conquista de novas terras. Portugal passou a ser, a partir desse momento, o principal entreposto comercial de açúcar.

Com a expansão marítima portuguesa e a conquista de solo na América, os navegadores portugueses encontram solos férteis e clima favorável para a produção em grande escala do produto apelidado de "ouro branco", dado o seu altíssimo valor comercial. Com a produção em larga escala por meio da mão de obra escrava, a mercadoria acabou se tornando menos rara e, portanto, mais acessível a outras camadas sociais, entretanto, ainda bastante abastadas. Seu uso se ampliou para a produção de doces e confeitos.

Neste contexto, Portugal e Espanha detinham as principais colônias açucareiras do mundo, enquanto a Alemanha e a França precisavam pagar muito caro por essa mercadoria que não se adaptava ao solo e clima europeu. O governo desses dois países começou um incentivo para a investigação de novas fontes que poderiam produzir açúcar. Andreas Marggraf, um químico alemão, obtém os primeiros cristais de açúcar de beterraba em 1747 e seu aluno Franz Carl Achard desenvolve uma maneira de produzi-lo em maior escala. Entretanto, esse açúcar ainda tinha uma qualidade inferior ao de cana-de-açúcar e era bastante caro para ser produzido.

> O primeiro passo em direção à quebra de um monopólio de consequências economicamente sensíveis foi o invento da extração do açúcar de beterraba em 1747 por Andreas Sigismund Marggraf (1709-1782), embora só amparada pelo poder público por volta de 1800, no decorrer das Guerras Napoleônicas. (Maar et al., 2000, p.712)

Como incentivo à produção açucareira, Napoleão ofereceu uma recompensa a quem melhorasse a tecnologia da produção de açúcar de beterraba. "Em 1812, ofereceu pessoalmente uma medalha a Benhamin Delessert, que desenvolvera uma fábrica de açúcar de beterraba. Tantas fábricas iguais àquela surgiram no ano seguinte" (McGee, 2014, p. 726).

Em 1850, 14% da produção mundial de açúcar já era proveniente da beterraba. Atualmente, 30% da produção mundial de sacarose é proveniente da beterraba, sendo os principais produtores: Rússia, Alemanha e Estados Unidos (McGee, 2014). Do ponto de vista culinário, não há grande diferença na utilização de um ou de outro, pois ambos são sacarose cristalizada e refinada.

O Brasil tem um papel importante na produção açucareira mundial desde o período colonial até os dias atuais. A previsão para 2016, segundo a Companhia Nacional de Abastecimento (Conab, 2015), é de 37,28 milhões de toneladas. Mais da metade desta produção é exportada.

PRINCIPAIS INGREDIENTES UTILIZADOS NA CONFEITARIA

Açúcar

O açúcar é o principal edulcorante utilizado na confeitaria atual. Além do sabor que aporta aos alimentos, ele prejudica a coagulação das proteínas, o que o torna útil para enfraquecer e amaciar a rede de glúten formada em massas e bolos com farinha de trigo e a rede de albumina dos cremes de ovos.

Submetido ao calor, o açúcar muda a sua textura, coloração e sabor, tornando-se um ingrediente bastante versátil a ser empregado.

Existem diversas formas de comercialização deste ingrediente. As mais utilizadas são:

- Açúcar mascavo (açúcar bruto): açúcar pouco refinado, úmido, de coloração variável entre caramelo e marrom, resultado da cristalização do mel-de-engenho. Sabor intenso e característico com notas carameladas.
- Açúcar demerara: açúcar granulado de coloração amarela ou caramelo clara. Possui baixa utilização no Brasil em razão do sabor intenso de melaço.
- Açúcar cristal: este açúcar possui cristais grandes e transparentes, pois passa por um refinamento leve, que retira 90% dos sais minerais. Por ser mais econômico que o açúcar refinado, o açúcar cristal aparece com frequência em receitas de bolos e doces como em caldas e *fondant*, por exemplo. Seu sabor é menos intenso do que os açúcares mencionados anteriormente e, por isso, é utilizado com mais frequência pelos confeiteiros.
- Açúcar refinado: mais fino que o açúcar cristal, o açúcar refinado comum é puro, branco, com baixa umidade e com cristais bem definidos e granulometria homogênea. O açúcar refinado é o mais utilizado em doces, confeitos e xaropes.

- Açúcar de confeiteiro: ou "glaçúcar", com grânulos muito finos, para acabamentos mais delicados de doces, massas, biscoitos e confeitos.
- Açúcar pulverizado ou impalpável: similar em aparência ao açúcar de confeiteiro, é um açúcar de granulação bastante fina. Possui cerca de 3% de amido em sua composição para absorver a umidade e impedir a formação de blocos. É muito utilizado para decoração de bolos e na confecção da pasta americana. Possui um leve sabor de farinha residual.
- Açúcar invertido: este açúcar é comercializado líquido, como um xarope leve. Possui 1/3 de glicose, 1/3 de frutose e 1/3 de sacarose, solução aquosa com alto grau de resistência à contaminação microbiológica, que age contra a cristalização e a umidade. É muito utilizado em frutas em calda, sorvetes, balas e caramelos e geleias.

OS PONTOS DE CALDA

Em diversas receitas de doces é possível perceber que há uma nomenclatura exata para a produção de caldas inseridas no modo de preparo. Essas caldas são feitas a partir de água e açúcar e passam por cozimento até o ponto desejado. Elas possuem uma determinada concentração de açúcar, o que altera o seu sabor e, principalmente, a sua textura (desde líquida, até cristalizada e crocante). Por isso, a utilização de cada uma é bastante específica. A tabela abaixo ilustra esta informação:

Nomenclatura utilizada	Temperatura de uso	Utilização
Ponto de fio ou calda rala	102°C	Base para cremes e doces, além de caldas e compotas
Ponto de cabelo	106°C	Base para doces em pasta, geleias e recheios
Ponto de pérola ou gota	108°C	Produção de ovos moles
Ponto de bala mole	112°C a 117°C	Glacês de frutas, *fondants* e merengues
Ponto assoprado	115°C	Produção de fios de ovos
Ponto de bala dura	125°C	Bala de coco, doces de ovos, doces espelhados
Ponto de caramelo	140°C a 145°C	Calda de pudim, doces caramelados, cremes, *pralinés* etc.

Os ovos

Os ovos são essencialmente compostos pela gema e pela clara, ambas muito utilizadas na confeitaria em geral. As proteínas do ovo se alteram quando aquecidas, batidas ou misturadas com outros ingredientes e proporcionam um grande leque de possibilidades de texturas em diversas produções.

A clara de ovo

Basicamente composta de proteína (principalmente a albumina) e água. Representa cerca de 60% a 65% do peso total do ovo. Possui uma textura viscosa quando o ovo é fresco e tende a ficar mais líquida e fina quando o ovo envelhece.

Quando aquecida entre 60°C e 65°C, a proteína coagula, transformando a sua coloração de transparente-amarelada a branca-opaca. Entretanto, quando os ovos são combinados a outros ingredientes como leite, creme de leite e bebidas alcoólicas etc., a temperatura de coagulação é aumentada, permitindo o preparo de produções macias, como omeletes (Canella-Rawls, 2014).

Outra transformação da clara frequentemente utilizada na confeitaria é bater até espumar e formar a "clara em neve". Essa transformação é responsável por incorporar ar nas produções, seja para o crescimento ou para deixar a produção mais leve e delicada. Ela é fundamental no preparo de *mousses*, merengues, bolos e suflês.

> Quando batida, a clara cria e aprisiona bolhas de ar que ficam presas, formando-se uma espuma. Conforme se vai batendo, mudanças ocorrem na espuma e as bolhas de ar diminuem no tamanho e aumentam em número. A espuma torna-se grossa e dura, e perde suas propriedades de fluidez com o aumento da quantidade de ar que é incorporado. (Canella-Rawls, 2014, p. 80)

A gema de ovo

A gema de ovo representa cerca de 35% a 40% do peso total do ovo e é composta por água, proteína, gordura e emulsificante (lecitina), além de vitaminas. Na confeitaria, suas principais funções estão ligadas à emulsão (capacidade de unir água e gordura), amaciante (a gordura contribui para a maciez de bolos e massas) e coagulação (quando cozida, a gema muda de textura e endurece). Dessa forma, a gema é um ingrediente fundamental no preparo de diversas produções por sua diversidade de funções e usos, além, é claro, do aporte de sabor intrínseco à sua utilização.

As gorduras

No preparo de doces, existe um número muito grande de possibilidades para o uso de gorduras nas produções. As gorduras utilizadas podem ser de origem animal (manteiga, creme de leite, banha de porco etc.) ou de origem vegetal (óleos vegetais, azeite de oliva, gordura de coco etc.).

A escolha da gordura a ser utilizada em cada produção se baseia principalmente no sabor que aporta à produção e no ponto de fusão de cada uma, o que altera a textura no resultado final.

De forma geral, a gordura tem a função de amaciante ou ligação entre ingredientes secos na produção de bolos, massas e cremes. As gorduras mais comumente utilizadas na confeitaria são a manteiga, o creme de leite e, por último, a banha de porco.

As farinhas, féculas e amidos

Da mesma forma que as gorduras, existe uma enorme possibilidade de utilização de diferentes farinhas na produção de doces. Em geral, as farinhas são os principais ingredientes secos que dão estrutura aos produtos como massas de tortas, biscoitos, bolos etc.

É possível utilizar a farinha de diversos produtos como o trigo, o milho, a aveia, além dos amidos e féculas como o do próprio milho, batata, mandioca etc. A escolha de cada ingrediente seco utilizado se dá, principalmente, pela alteração na textura que este produto oferece e o resultado desejado.

Diferentemente da panificação, é desejado que a farinha de trigo utilizada na confeitaria tenha um percentual baixo de proteínas (cerca de 5% a 8%) para que não favoreça o desenvolvimento da chamada "rede de glúten", responsável por deixar a textura de massas de bolos "pesada", elástica, "emborrachada" e rígida.

A substituição de parte da farinha de trigo por outra farinha que não contenha glúten, como fécula de batata, muitas vezes é benéfica na produção de bolos, pois deixa a textura mais leve e fofa.

Os chocolates

O chocolate é um ingrediente notável na confecção de doces de uma forma geral. Sua textura crocante e quebradiça em temperatura ambiente se transforma em cremosa, untuosa e delicada pelo calor da boca. Além disso, a complexidade de sabores e aromas provenientes do cultivo, fermentação e torra das amêndoas de cacau faz com que exista uma grande variedade de tipos e elevados padrões de qualidade ao redor do mundo (McGee, 2014). Os fabricantes produzem chocolates com funções diferentes, seja de consumo puro ou para uso culinário com aplicações específicas em diversos tipos de doces.

COMPOSIÇÃO DE ALGUNS TIPOS DE CHOCOLATE

A composição dos chocolates pode variar muito dependendo do fabricante e do padrão de sabor de cada país. As informações abaixo podem ser utilizadas como referência para melhor compreensão e permitem a comparação entre os diferentes tipos:

Tipo de chocolate	Composição
Amargo	Massa de cacau (mínimo 70%), açúcar, manteiga de cacau, emulsificantes e estabilizantes
Meio amargo	Massa de cacau, açúcar, manteiga de cacau, emulsificantes e estabilizantes
Ao leite	Massa de cacau, açúcar, leite, manteiga de cacau, emulsificantes e estabilizantes
Branco	Açúcar, leite, manteiga de cacau, emulsificantes e estabilizantes
Cacau em pó	Massa de cacau 100% pulverizada
Chocolate em pó	Massa de cacau em pó, açúcar
Chocolate fracionado	Possui gordura vegetal hidrogenada (geralmente de palma) em conjunto com a manteiga de cacau
Chocolate hidrogenado (amargo, ao leite ou branco)	Possui gordura vegetal hidrogenada (geralmente de soja) em substituição à manteiga de cacau

De forma geral, a utilização de gorduras vegetais na fabricação de chocolates tem a função de reduzir o custo do produto e facilitar o transporte em regiões quentes como o Brasil, além de permitir uma textura mais fluida e a cristalização mais rápida para o chocolate, o que torna o uso mais fácil em coberturas de doces, por exemplo. O fator contrário à sua utilização é o sabor menos apreciado pelos consumidores.

Conservação do chocolate

A temperatura ideal de estocagem do chocolate é entre 15°C e 18°C, sem grandes flutuações que estimulem o derretimento e a recristalização das moléculas de gordura da manteiga de cacau. Quando isso acontece, é comum encontrar manchas "esbranquiçadas" nas barras de chocolate, o que significa que a manteiga de cacau se separou do chocolate e migrou para a superfície. Este fenômeno é conhecido como *"fat bloom"* e não significa que o chocolate esteja estragado ou fora do padrão para o consumo, mas apenas que ele deve ser derretido novamente para homogeneizar as moléculas de cacau e de manteiga de cacau. Com o uso da gordura vegetal hidrogenada, não há risco de *"fat bloom"*. Por esse motivo, muitos chocolates que são comercializados no Brasil não possuem 100% de manteiga de cacau, facilitando a armazenagem e o transporte.

RECEITAS

Na confeitaria, de uma forma geral, é muito importante que haja precisão das quantidades utilizadas, tanto para o correto balanceamento das receitas, quanto para a padronização dos produtos finais. Desta forma, as sugestões de receitas a seguir utilizam o quilograma como unidade de medida-padrão para todos os ingredientes.

ÉCLAIR DE BAUNILHA

Pâte a choux (massa)

Ingredientes	Quantidade	Unidade de medida
Leite	90	Gramas
Açúcar	4	Gramas
Água	90	Gramas
Sal	3	Gramas
Manteiga	80	Gramas
Ovos	140	Gramas
Farinha de trigo	100	Gramas

Modo de preparo:

1. Peneirar o ovo para deixá-lo mais uniforme e retirar a película que envolve a gema.
2. Ferver a água, o leite, a manteiga, o sal e o açúcar.
3. Retirar do fogo e colocar a farinha peneirada com o batedor de arame para não formar grumos de farinha não dissolvidos.
4. Secar por 1 minuto na panela com a espátula até dourar o fundo da panela.
5. Colocar na batedeira, utilizando o utensílio chamado raquete, batendo em velocidade baixa para liberar completamente o excesso de umidade da massa.
6. Colocar os ovos aos poucos até formar uma massa lisa e brilhante.
7. Com o auxílio do saco de confeitar, pingar as *éclairs* em uma assadeira untada e pincelar levemente com gemas (opcional).
8. Aquecer o forno a 175°C. Colocar a massa no forno e assar a 163°C por 15 a 20 min, até a massa ficar dourada.
9. Retirar do forno e reservar em local ventilado para esfriar.

Creme de confeiteiro

Ingredientes	Quantidade	Unidade de medida
Leite	250	Gramas
Açúcar	65	Gramas
Gemas	40	Gramas
Amido de milho	20	Gramas
Fava de baunilha	1/2	Unidade

Modo de preparo:

1. Bater as gemas com o açúcar até ficar bem fofo e esbranquiçado. Acrescentar o amido de milho e dissolver bem.
2. Ferver o leite e a fava de baunilha.
3. Virar o leite sobre a mistura de gemas aos poucos, batendo-as para que não coagulem.
4. Voltar ao fogo e cozinhar até atingir uma consistência espessa, mexendo sempre (depois que borbulhar, cozinhar por cerca de 2 minutos).
5. Retirar do fogo e mexer até parar de borbulhar para interromper o cozimento.

Creme legère (creme diplomate)

Ingredientes	Quantidade	Unidade de medida
Creme de confeiteiro	300	Gramas
Gelatina em folhas	4	Gramas
Creme de leite	150	Gramas
Kirsh (opcional)	30	Gramas

Modo de preparo:

1. Hidratar a gelatina em água gelada por cerca de 10 minutos.
2. Com o creme de confeiteiro ainda morno, acrescentar a gelatina derretida e o kirsh.
3. Colocar em recipiente, cobrindo com filme de PVC em contato e resfriar.

4. Quando o creme acima estiver completamente frio, bater o creme de leite até o ponto de creme *fouetée* (pico médio).
5. Incorporar o creme *fouetée* ao creme de confeiteiro gelado delicadamente.
6. Utilizar para rechear as *éclairs* previamente preparadas e frias.
7. Reservar.

Finalização

Ingredientes	Quantidade	Unidade de medida
Açúcar	300	Gramas

Modo de preparo:

1. Quando todas as *éclairs* estiverem recheadas, derreter o açúcar em fogo baixo e deixar caramelizar lentamente.
2. Quando estiver na coloração desejada, retirar do fogo e aguardar 2 minutos até a calda parar de borbulhar e esfriar um pouco.
3. Mergulhar a parte superior das *éclairs* no caramelo, e colocar em um prato para servir. O caramelo, ao esfriar, formará uma crosta crocante e brilhante.
4. Servir em seguida. Não colocar as *éclairs* na geladeira se já estiverem caramelizadas, pois a umidade da geladeira deixará o caramelo mole.

PAVLOVA

Merengue suíço

Ingredientes	Quantidade	Unidade de medida
Açúcar refinado	500	Gramas
Claras	250	Gramas

Modo de preparo:

1. Em uma panela, misturar muito bem o açúcar com as claras e levar ao banho-maria para aquecer até dissolver completamente o açúcar (65ºC).
2. Despejar a mistura na batedeira e bater na velocidade alta até que o merengue esteja firme e brilhante.
3. Com um saco de confeitar, ou com uma colher, fazer pequenas cestinhas de merengue sobre uma assadeira.
4. Levar ao forno baixo (120ºC) e assar por cerca de 45 minutos ou até secar.
5. Reservar.

Creme *chantilly*

Ingredientes	Quantidade	Unidade de medida
Açúcar de confeiteiro (glaçúcar)	25	Gramas
Fava de baunilha	1/2	Unidade
Creme de leite fresco (gelado)	500	Gramas

Modo de preparo:

1. Bater o creme de leite fresco com o açúcar e as sementes da fava de baunilha até o ponto de picos firmes. Reservar na geladeira.

Montagem:

Ingredientes	Quantidade	Unidade de medida
Morangos frescos	100	Gramas
Framboesas frescas	30	Gramas
Amoras frescas	50	Gramas
Flores comestíveis (opcional)	5	Unidades

1. Colocar a cestinha de merengue em um prato para servir.
2. Colocar o *chantilly* na cavidade da cesta.
3. Arrumar as frutas e as flores por cima do creme e servir assim que terminar de montar.

TORTA DE LIMÃO SICILIANO

Pâte sucrée – massa adocicada e crocante utilizada em tortas doces

Ingredientes	Quantidade	Unidade de medida
Farinha de trigo	250	Gramas
Ovos	63	Gramas
Açúcar impalpável	120	Gramas
Fermento químico	1,5	Grama
Manteiga	125	Gramas
Farinha de amêndoas	37	Gramas

Modo de preparo:

1. Misturar o açúcar impalpável e a farinha de amêndoas.
2. Peneirar a farinha de trigo e o fermento.
3. Colocar a manteiga em pedaços para bater na batedeira (com a raquete) até ela ficar bem cremosa e lisa.
4. Na batedeira, colocar a mistura de açúcar de confeiteiro e farinha de amêndoas e bater até ficar homogêneo e fofo.
5. Acrescentar os ovos.
6. Com o acessório da batedeira chamado gancho, colocar 1/3 da farinha de trigo e bater até ficar homogêneo.
7. Colocar 2/3 da farinha e bater bem pouco para não desenvolver o glúten. Se precisar, terminar de incorporar a farinha com as mãos.
8. Levar à geladeira e deixar a massa descansar por cerca de 30 minutos.
9. Abrir a massa a uma espessura de 0,5 cm com o auxílio de um rolo e colocar em uma assadeira canelada e de fundo removível. Furar a massa com um garfo para evitar formar bolhas no assamento.
10. Assar a 180°C (forno pré-aquecido) por cerca de 15 a 20 minutos, ou até dourar levemente.
11. Reservar.

Lemon curd (creme de limão)

Ingredientes	Quantidade	Unidade de medida
Açúcar	200	Gramas
Água	200	Gramas
Raspas de limão siciliano	2	Unidades
Suco de limão siciliano	280	Gramas
Gemas	120	Gramas
Amido de milho	45	Gramas
Manteiga	30	Gramas

Modo de preparo:

1. Peneirar as gemas para retirar a película. Dica: quanto mais velhos forem os ovos usados, mais a gema fica com aquele cheiro forte característico, portanto deve-se sempre usar ovos frescos.
2. Em uma panela, misturar todos os ingredientes, exceto a manteiga.
3. Levar ao fogo baixo, mexendo sempre até engrossar (quase quando começar a ferver).
4. Retirar do fogo e acrescentar a manteiga. Mexer até incorporar.
5. Empregar o creme ainda quente na massa de torta assada. Levar à geladeira por cerca de 4 horas antes de servir.

Merengue italiano

Ingredientes	Quantidade	Unidade de medida
Açúcar refinado	100 + 10	Gramas
Claras	150	Gramas
Água	75	Gramas

Modo de preparo:

1. Bater as claras em neve com 10 g de açúcar.
2. Dissolver o restante do açúcar (100 g) na água e levar ao fogo em uma panela pequena, limpando as bordas da panela com o auxílio de um pincel úmido.
3. Quando a calda atingir o ponto de bala mole, retirar a panela do fogo e despejar a calda em um fio contínuo sobre as claras (com a batedeira ligada).
4. Deixar bater até esfriar completamente. O merengue ficará firme e brilhante.
5. Cobrir a torta com merengue italiano e queimar com auxílio de um maçarico.

TRUFA DE CHOCOLATE

Ingredientes	Quantidade	Unidade de medida
Chocolate meio amargo	250	Gramas
Chocolate ao leite	150	Gramas
Mel	30	Gramas
Creme de leite fresco	250	Gramas
Licor *grand marnier* (opcional)	20	Mililitros
Manteiga	50	Gramas
Chocolate meio amargo para banhar	100	Gramas
Cacau em pó para rolar	50	Gramas

Modo de preparo:

1. Picar finamente os 300 g de chocolate meio amargo e colocar em um *bowl*.
2. Em uma panela, ferver o creme de leite e o mel.
3. Despejar o creme de leite fervente sobre o chocolate picado. O calor do creme de leite derreterá o chocolate.
4. Misturar bem até ficar homogêneo. Caso não consiga dissolver todo o chocolate, aquecer a mistura em banho-maria, mexendo sempre para o chocolate não queimar nas bordas do *bowl*.
5. Deixar esfriar até aproximadamente 35ºC para então acrescentar o licor.
6. Levar à geladeira até que endureça (cerca de 30 minutos).
7. Com o auxílio de um saco de confeitar ou de uma colher, moldar porções (bolas) de cerca de 10 g de recheio e levar ao freezer.
8. Derreter em banho-maria 100 g de chocolate meio amargo reservado.
9. Usando luvas descartáveis, banhar as trufas no chocolate derretido e rolar sobre cacau em pó. Servir.

BOLO DE MAÇÃ

Ingredientes	Quantidade	Unidade de medida
Manteiga sem sal	0,200	Kg
Açúcar	0,150	Kg
Claras	0,070	Kg
Gemas	0,050	Kg
Farinha de trigo	0,160	Kg
Fermento químico	0,010	Kg
Iogurte natural	0,025	Kg
Maçã	5	Unidade
Limão-taiti	1	Unidade

Modo de preparo:

1. Descascar as maçãs e cortar em fatias finas. Deixar macerar no suco de limão para não escurecer.
2. Bater as claras em neve.
3. Peneirar a farinha e o fermento químico.
4. Bater a manteiga, o açúcar e as gemas ate ficar um creme esbranquiçado e muito fofo.
5. Adicionar os secos delicadamente.
6. Por fim, adicionar as claras em neve delicadamente.
7. Colocar em uma forma untada e enfarinhada e dispor as fatias de maçã por cima.
8. Aquecer o forno a 180°C. Assar a 175°C por 30 a 40 minutos ou até ficar dourado.
   Dica: por conter claras em neve, este bolo não pode esperar para ser assado. Assim que a mistura for feita, deve ser assado imediatamente.

CREME BRULÉE

Ingredientes	Quantidade	Unidade de medida
Leite	250	Gramas
Creme de leite	250	Gramas
Gemas	100	Gramas
Açúcar	135	Gramas
Fava de baunilha	1/2	Unidade
Acabamento		
Glaçúcar	100	Gramas

Modo de preparo:

1. Bater o açúcar com as gemas.
2. Ferver o leite com o creme de leite e a fava de baunilha.
3. Juntar o creme coado às gemas batendo vigorosamente.
4. Distribuir o creme em 5 ramequins de porcelana.
5. Colocar os ramequins em uma assadeira e colocar água quente na assadeira até metade do ramequin.
6. Assar em banho-maria a 100°C por 50 minutos.
7. Reservar na geladeira por 5 horas.
8. No momento de servir, polvilhar 20 gramas de glaçúcar por cima do creme em cada ramequin e, com o auxílio de um maçarico, queimar até formar um caramelo fino.

RECOMENDAÇÕES NUTRICIONAIS

Sob o ponto de vista nutricional, os açúcares fazem parte do grupo dos açúcares e doces, formado por alimentos compostos predominantemente por açúcares, termo atualmente empregado para designar os carboidratos dos tipos monossacarídeo e dissacarídeo (Philippi et al., 2014).

Os açúcares são apenas fontes de energia, fornecem 4 kcal/g e participam do valor energético total da dieta em conjunto com os amidos, porém não são componentes essenciais ao organismo humano. Podem estar naturalmente presentes nos alimentos ou serem adicionados no momento do consumo ou durante o processamento ou preparo, sendo então denominados "açúcares de adição" (Philippi et al., 2014).

O açúcar mais empregado na alimentação é a sacarose, dissacarídeo formado por glicose e frutose, encontrado e obtido principalmente da cana-de-açúcar e da beterraba, mas também presente em frutas, algumas hortaliças e no mel (Philippi et al., 2014).

Existem muitos tipos de alimentos açucarados: os açúcares propriamente ditos, o mel, os alimentos elaborados com açúcares (xaropes, caldas, caramelos, balas e bombons) e os alimentos mistos que podem ser compostos por açúcares com amido (pães, doces, biscoitos, bolachas e bolos), açúcares com frutas (geleias, sucos concentrados e adoçicados, doces em pasta, doces em calda, frutas cristalizadas, frutas glaceadas e picolés) e açúcares com leite (sorvetes em pasta, cremes, *mousses* e pudins) (Philippi et al., 2014).

Não há registro de malefícios à saúde decorrentes do consumo de açúcares naturalmente presentes nos alimentos. No entanto, acumulam-se evidências de que a presença de "açúcares de adição" na dieta está associada ao aumento do risco de várias doenças, incluindo a cárie dental, a obesidade e outras doenças crônicas não transmissíveis (Anderson et al., 2009; Abeso, 2016).

Dados da Pesquisa de Orçamentos Familiares (POF), realizada pelo Instituto Brasileiro de Geografia e Estatística (IBGE) entre maio de 2008 e maio de 2009 sobre a alimentação dos brasileiros, indicam que a participação de "açúcares de adição" na disponibilidade domiciliar de alimentos no Brasil atingiu 16,7% do total de calorias (IBGE, 2011), ultrapassando largamente o limite máximo de 10% recomendado pela Organização Mundial da Saúde (WHO; FAO, 2003).

O *Guia alimentar para a população brasileira* (Brasil, 2014) recomenda a utilização de açúcar em pequenas quantidades ao cozinhar alimentos e criar preparações culinárias. Indica ainda que, desde que utilizado com moderação em preparações culinárias com base em alimentos *in natura* ou minimamente processados, o açúcar contribui para diversificar e tornar mais saborosa a alimentação sem que fique nutricionalmente desbalanceada. Assim, o açúcar de mesa pode ser utilizado para criar doces caseiros à base de frutas, leite e ovos e para fazer bolos e tortas à base de farinhas.

Em resumo, uma alimentação saudável depende de escolhas alimentares adequadas. Por isso, os açúcares podem ser consumidos moderadamente, em associação a hábitos de vida saudáveis e à prática de atividade física.

REFERÊNCIAS BIBLIOGRÁFICAS

ANDERSON, C.A. et al. Sucrose and dental caries: a review of the evidence. *Obes Rev*, v.10, Suppl 1, p.41-54, 2009.

ABESO – Associação Brasileira para o Estudo da Obesidade e da Síndrome Metabólica. Diretrizes brasileiras de obesidade. 4. ed. São Paulo: ABESO, 2016.

BERLUZZO, R. Doces sabores. São Paulo: Studio Nobel, 2002.

BRASIL. Ministério da Saúde. Secretaria de Atenção à Saúde. Departamento de Atenção Básica. Guia alimentar para a população brasileira. 2. ed. Brasília: Ministério da Saúde, 2014.

CANELLA-RAWLS, S. Espessantes na confeitaria: texturas e sabores. São Paulo: Senac, 2014.

CONAB – Companhia Nacional de Abastecimento. Safra 2015/2016 de cana-de--açúcar deve crescer 3,2%. *Economia e emprego*, 13 ago. 2015. Disponível em: <http://www.brasil.gov.br/economia-e-emprego/2015/08/safra-2015-2016-de-cana-de-acucar-deve-crescer-3-2>. Acesso em: 15 jul. 2016.

FLANDRIN, J.L.; MONTANARI, M. *História da alimentação*. Tradução Luciano Vieira Machado; Guilherme J. F. Teixeira. São Paulo: Estação Liberdade, 1998.

IBGE – Instituto Brasileiro de Geografia e Estatística. *Pesquisa de orçamentos familiares 2008-2009*: análise do consumo alimentar pessoal no Brasil. Coordenação de trabalho e rendimento. Rio de Janeiro: IBGE, 2011.

LEAL, M.L. A história da gastronomia. Rio de Janeiro: Ed. Senac Nacional, 1998.

LESNAU, M.C. Influência portuguesa na doçaria brasileira. Monografia do curso de Especialização em Gastronomia e Segurança Alimentar – Universidade de Brasília. Centro de Excelência em Turismo. Brasília: Universidade de Brasília, 2004.

MAAR, J.H. et al. *Tecnologia química e química fina, conceitos não tão novos assim.* Tubarão: UNISUL, 2000.

MCGEE, H. Comida e cozinha: ciência e cultura da culinária. São Paulo: Editora WMF Martins, 2014.

MORO, F.C. *Veneza*: o encontro do Oriente com o Ocidente. Rio de Janeiro: Record, 2003.

PERRELLA, A.S. História da confeitaria no mundo. Campinas: Editora Livro Pleno, 1999.

PHILIPPI, S.T. et al. Grupo dos açúcares e doces. In: PHILIPPI, S.T. *Pirâmide dos alimentos*: fundamentos básicos da nutrição. 2. ed. Barueri: Manole, 2014, p.305-25.

ROLPH, G.M. *Something about sugar; its history, growth, manufacture and distribution.* San Francisco: Taylor & Taylor, 1917.

WHO – WORLD HEALTH ORGANIZATION; FAO – FOOD AGRICULTURE ORGANIZATION. *Diet, nutrition and the prevention of chronic diseases. Report of the joint WHO/FAO expert consultation. Technical Report, Series 916.* Geneva: WHO/FAO, 2003.

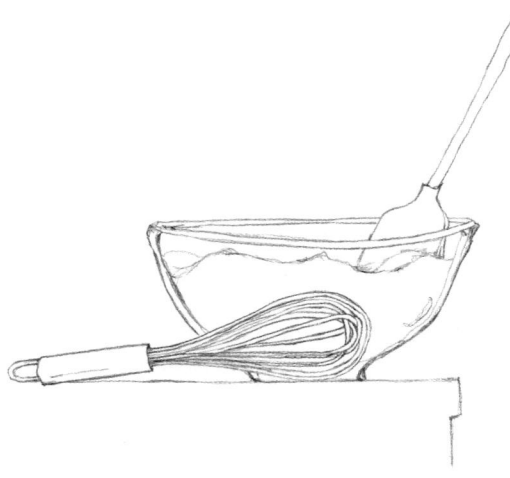

22

PANIFICAÇÃO

Paola Biselli Ferreira Scheliga
Ana Carolina Almada Colucci

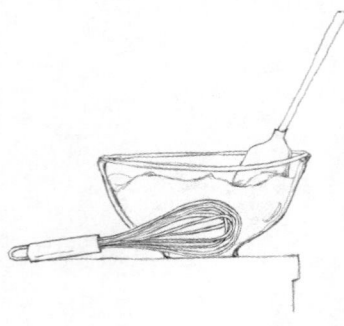

► SUMÁRIO

Para compreender o pão de uma forma ampla, é necessário situar seu contexto histórico e sua importância na alimentação da humanidade antes mesmo de entender os aspectos técnicos e nutricionais que envolvem a sua produção.

ASPECTOS HISTÓRICOS E CULTURAIS

A história da panificação tem profunda relação com a própria história da humanidade. O pão é o alimento mais conhecido e presente em todos os continentes e civilizações desde o mundo antigo. Para alguns povos, o pão tem destaque em rituais festivos e religiosos como o *matzá* e a *challah* para os judeus ou a comunhão para os cristãos.

Na era pré-histórica, existia uma forma rudimentar de confecção de pães em que eram misturados os cereais moídos com água e essa pasta era cozida sobre brasas ou pedras, formando a primeira noção de pães chatos. Os pães chatos são conhecidos até hoje por não terem fermentação e são tradicionais com os povos do Oriente Médio com o pão *lavash*, o pão *pita* na Grécia e o *chapati* na Índia.

Os primeiros indícios de pães fermentados foram descobertos em sítios arqueológicos egípcios de cerca de 4.000 a.C. Muito provavelmente, a descoberta da fermentação foi ocasional e espontânea, mas foi muito bem aceita pelo paladar humano e o pão fermentado se tornou o alimento principal da refeição egípcia.

Na Grécia, o pão fermentado demorou para fazer parte da alimentação diária, uma vez que o território grego não era propício para a produção de trigo e esse cereal tinha que ser importado. "O trigo para pão só passou a ser cultivado na Grécia em 400 a.C. e, por muito tempo, os pães mais comuns ainda eram chatos e feitos com cevada" (McGee, 2014, p. 575). O aspecto religioso do pão tem profunda relevância para a civilização grega. Para eles, a deusa Deméter era quem dava ensinamentos sobre o domínio das técnicas da agricultura e estava ligada à fertilidade da terra e ao sucesso da colheita.

Já no Império Romano, os pães à base de trigo constituíam um elemento essencial da vida. É interessante ressaltar que a apologia à agricultura era feita pelo próprio Estado e, por isso, algumas técnicas de cultivo do trigo e de produção de pães foram desenvolvidas nesse período. Para o Império Romano, o pão assumiu um papel político importante. A expansão do Império seguiu para locais onde era possível cultivar o trigo com facilidade, essencialmente nos vales dos rios. Além disso, em Roma foi desenvolvida a famosa política do "pão e circo": eram distribuídos pães durante os torneios de gladiadores como forma de conter a revolta da população mais pobre contra o imperador e as classes mais abastadas do Império (Pinto; Couto; Neves, 1993 apud Sales, 2010).

Já durante a Idade Média europeia, o pão assume um valor de separação hierárquica e de classes sociais. Os pães mais claros e de farinhas mais refinadas eram destinados à nobreza e ao clero, enquanto os pães mais escuros, rústicos e de farinhas tidas como menos nobres, como o centeio e o sorgo, eram destinados à classe mais pobre, o povo. A falta de evolução de técnicas agrícolas nesse período, somada ao alto crescimento populacional, fazia com que o homem se tornasse escravo do seu trabalho para se alimentar. A situação de fome e a necessidade de um trabalho extremo serviram de condições ideais para a proliferação de epidemias que dizimaram populações desnutridas. A mais famosa foi a peste negra, que chegou na Europa no século XIV e dizimou mais de 10% da população (Pinto; Couto; Neves, 1993 apud Sales, 2010).

No final da Idade Média e com a chegada do Renascimento, diversas inovações foram desenvolvidas no campo da panificação. Começam a surgir receitas em livros domésticos e a popularização desse ofício tem o seu auge até a Revolução Industrial. Nesse período, há uma grande mudança na sociedade, visto que as mulheres passam a fazer parte da classe trabalhadora e passam a ter menos tempo para os afazeres domésticos, entre eles, a confecção de pães caseiros.

Já no final do século XX, ressurge a tendência de fabricação de pães artesanais e ocorre também o aumento do seu consumo, principalmente na Europa e na América do Norte. Harold McGee (2014) relata:

Pequenas padarias começaram a produzir pão usando grãos menos refinados, desenvolvendo o sabor por meio de uma longa fermentação e assando pequenas levas em fornos de tijolo que produzem filões escuros, de crosta crocante (McGee, 2014, p. 578).

PRINCIPAIS ALIMENTOS/INGREDIENTES

Farinha de trigo

A farinha de trigo é um dos itens essenciais na fabricação de grande parte dos pães em todo o mundo. Diferentemente de muitos cereais, o trigo misturado à água e sovado tem a capacidade de desenvolver uma massa elástica, possibilitando tomar diferentes formas e aprisionar bolhas de gás, gerando uma grande variedade de tipos de pães diferentes.

A farinha de trigo é composta de carboidratos, proteínas, gorduras e umidade. Cada um desses componentes interfere de alguma forma na produção dos pães, conforme detalhado a seguir.

As proteínas da farinha de trigo: a importância do glúten

A farinha de trigo contém as proteínas gliadina e glutenina, que ao serem umedecidas e sovadas formam ligações entre si chamadas de "rede de glúten" na panificação. Essa rede é elástica e se expande ao incorporar o gás resultante da fermentação dos pães, formando os "alvéolos", que são as bolhas formadas no miolo do pão.

O desenvolvimento da elasticidade da massa é fundamental para produções fermentadas, mas, de forma geral, para massas ricas em gordura como bolos e bolachas, entre outros, isso é evitado para que não retraiam no forno no caso de tortas e bolachas, ou, no caso dos bolos, para que a textura não fique pesada e elástica.

As farinhas de trigo são classificadas de acordo com o percentual de proteínas em sua composição e, ao mesmo tempo, de acordo com a sua utilização, conforme mostra a Tabela 1.

É possível controlar o desenvolvimento da rede de glúten pela técnica de preparo. Por exemplo, massas com pouca umidade levam a um desenvolvimento incompleto da rede proteica, pois, conforme explicitado anteriormente, é a partir da água e da sova que as proteínas se ligam umas às outras. O tempo de batimento de uma massa pode ser insuficiente para organizar as proteínas em uma rede completa.

TABELA 1 – Classificação de farinha de trigo branca

Utilização	Termo técnico utilizado por profissionais da área	Percentual médio de proteína (%)
Farinha para bolos	Muito fraca	8
Farinha para doces (tortas, biscoitos etc.)	Fraca	8,5 a 9
Para todos os usos	Moderada	10
Farinha para pão	Forte	11 a 12
Farinha com alto teor de glúten	Muito forte	13 a 14

Fonte: adaptada de Kalanty, 2012, p. 39.

O amido

Além das proteínas citadas, o amido também tem papel fundamental na elaboração de pães. Ele corresponde a cerca de 70% da composição da farinha de trigo e, portanto, representa mais de 50% do volume da massa.

O amido é o principal responsável pela absorção de água da massa durante o processo de fabricação e assamento dos pães. Na presença do calor do forno, os grânulos de amido incham e se enrijecem, formando uma estrutura firme capaz de manter o crescimento dos pães dentro do forno. De acordo com Harold McGee, "se isso não acontecesse, ao final do assado o vapor d'água se contrairia por resfriamento e solaria o pão ou bolo" (McGee, 2014, p. 583).

Água

Uma diferença importante nas receitas de panificação é que os valores dos ingredientes são sempre calculados com base na quantidade de farinha de trigo, principal ingrediente utilizado. Isso significa que os ingredientes não seguem uma proporção em relação ao todo da receita, mas sim em relação ao ingrediente-base. Nesse sentido, a água é o segundo ingrediente mais importante para a fabricação de pães, uma vez que ela corresponde a cerca de 50% a 80% da quantidade de farinha utilizada em uma massa de pão. Ou seja, para uma massa de pão, é possível utilizar 500 g de farinha de trigo e de 250 g a 400 g de água, dependendo da formulação específica.

O tipo de farinha influencia diretamente a quantidade de água absorvida na produção. De forma geral, farinhas com maior teor proteico são capazes de absorver mais água do que farinhas conhecidas como "fracas", conforme a Tabela 1. A hidratação de uma massa é variável de acordo com o resultado esperado do pão e do tipo de farinha utilizado.

Outra questão importante é que as massas mais hidratadas tendem a desenvolver alvéolos maiores, uma vez que a massa fica mais flexível para a expansão com os gases da fermentação. A hidratação pode não vir exclusivamente da água, mas sim de qualquer líquido incorporado à massa.

A temperatura da água também tem sua relevância. Se a água estiver muito fria, a ação do fermento será retardada, e se estiver aquecida, acelerada. Se a água estiver quente, ou seja, acima de 50°C, o fermento se torna inativo e morre. A temperatura ideal para incorporar a água na produção é entre 30°C e 35°C para manter uma ação do fermento adequada.

Sal

O sal atua como realçador de sabor dos pães. Existem alguns pães tradicionais que são feitos sem ele, entretanto, a maioria o inclui em uma proporção de até 2% da quantidade de farinha. É importante ressaltar que o sabor não é o único fator para o uso desse ingrediente nas produções de panificação. Ele também age como fortalecedor da rede de glúten. Harold McGee explica que:

> Os íons de sódio (de carga elétrica positiva) e de cloro (de carga elétrica negativa) se agregam ao redor das poucas porções eletricamente carregadas das gluteninas, impedem que essas porções repilam umas às outras e, assim, permitem que as proteínas fiquem mais próximas e desenvolvam mais ligações entre si (McGee, 2014, p. 583).

O sal é responsável por dar mais leveza ao miolo dos pães, uma vez que proporciona uma rede de glúten capaz de reter ainda mais os gases provenientes da fermentação.

Outra característica importante é o fato de o sal ser fungicida e, portanto, atuar como regulador da fermentação dos pães, retardando a ação da levedura e auxiliando no processo de fermentação mais lenta. A fermentação prolongada permite que o levedo tenha mais tempo para gerar compostos de sabor, os chamados "ésteres da fermentação", resultando em um aroma pleno e completo.

Fermentos

O fermento biológico utilizado na fabricação de pães é um organismo vivo, um fungo. Em geral, o fermento comercializado pela indústria é o *Saccharomyces cerevisiae*. Esse ingrediente é essencial para se obter um pão com alvéolos em seu interior e com um sabor característico muito apreciado.

O processo da fermentação se dá pela digestão dos açúcares da massa, normalmente provenientes do amido da farinha de trigo. Ao se alimentar, o fungo produz gás carbônico, que é retido pela elasticidade da rede de glúten, fazendo o pão crescer. A fermentação produz também álcool e ácidos aromatizantes que dão sabor característico ao pão.

A proporção utilizada de fermento biológico fresco é de cerca de 0,5% a 6% da quantidade de farinha. De forma geral, quanto menos fermento se utiliza na produção, mais tempo é necessário para desenvolver a massa. Ao prolongar o tempo de fermentação, o sabor do pão se torna mais pleno, conforme visto anteriormente. Ao utilizar uma quantidade maior de fermento, o pão se desenvolve mais rápido e, se for muito concentrado, deixa um sabor residual desagradável. Em algumas situações, o uso de fermento é maior para acelerar o tempo de produção, mesmo que possa haver comprometimento do resultado.

Para otimizar o tempo de fermentação sem acelerar o seu processo, é possível acrescentar uma massa chamada "massa-azeda", também conhecida por *pâte fermentée*. Esta nada mais é do que uma massa previamente fermentada por um longo período de tempo, normalmente com uma temperatura controlada e fria para dar tempo de o fermento desenvolver mais sabor. Essa massa é incorporada a diferentes massas de pão, conferindo sabor, sem prolongar o tempo de produção de cada uma delas. Acelera-se o tempo de preparo de pães, sem prejudicar a qualidade final.

Outros pré-fermentos muito utilizados são a *biga*, a *poolish* e a esponja. A *biga* é um iniciador de massas fermentadas e tem em sua composição farinha de trigo, água (42% a 46%) e uma pequena porcentagem de fermento comercial (1%). Essa massa é fermentada a frio (20°C) por cerca de 16 a 18 horas. O uso desse pré-fermento está associado a melhor retenção de umidade, sabor ácido característico e maior durabilidade do pão (Canella-Rawls, 2003).

A *poolish* é um pré-fermento semilíquido também composto de fermento comercial em pequena quantidade (0,1% a 2%), mas com proporções iguais de farinha de trigo e água. O tempo de fermentação da *poolish* é variável, dependendo da quantidade de fermento utilizado, mas em geral varia de 5 a 12 horas.

Em relação à esponja, este é um fermento de preparo mais rápido (cerca de 30 minutos) e que tem como principal função a ativação do fermento antes da incorporação de ingredientes que inibem a reprodução dele. Com o uso desse método, é possível diminuir a quantidade de fermento comercial utilizada, melhorar a qualidade e a textura dos pães e auxiliar na formação da rede de glúten, sem aportar o sabor ácido característico dos pré-fermentos citados anteriormente. A esponja é muito utilizada em pães adocicados ou amanteigados como o brioche e o panetone.

A FERMENTAÇÃO NATURAL OU *LEVAIN*

Uma das formas de acrescentar fermento à massa de pão se dá a partir do "fermento natural", também denominado *levain* ou *sourdough*. O fermento natural tem esse nome por partir de uma fermentação "silvestre", ou seja, sem incorporação de um fermento comercial na massa. Para se fazer um *levain*, é necessário adicionar água a algum ingrediente rico em carboidrato (usualmente frutas como uva-passa, maçã etc.) e deixá-lo fermentar em temperatura ambiente por cerca de 4 a 5 dias. Essa fermentação acontecerá aleatoriamente com fungos e bactérias presentes nos cereais, em frutas ou no próprio ambiente. Esse fermento não tem apenas um tipo de fungo como o fermento comercial, mas sim uma complexidade de microrganismos que convivem na massa.

Depois que esse líquido estiver fermentado, a fruta deve ser retirada com o auxílio de uma peneira. Deve-se acrescentar farinha de trigo como fonte de carboidrato para continuar a proliferação dos microrganismos presentes no líquido. Esse processo é conhecido como "alimentar o *levain*" e é realizado, idealmente, todos os dias ao longo de 1 mês até obter o fermento adequado para a sua utilização em massas de pães.

É possível substituir completamente o fermento comercial utilizando apenas *levain*. É apenas importante considerar que a quantidade será alterada para cerca de 40% da quantidade de farinha e o tempo de fermentação será muito mais longo, normalmente em torno de 10 a 12 horas.

A fermentação realizada com esse tipo de fermento é muito mais ácida e com um sabor muito mais marcante. É fácil identificá-la em alguns pães típicos regionais, como o pão italiano tradicional, que tem uma acidez característica e uma crosta firme e crocante. Além do sabor, esse fermento também auxilia na preservação do pão assado, ou seja, no seu "tempo de prateleira". Isso porque sua acidez torna o produto mais resistente a outros microrganismos que causam sua deterioração.

OS INGREDIENTES ENRIQUECEDORES

Dentro desse item serão apresentados os ingredientes secundários para a fabricação de pães, produtos não essenciais, mas que são acrescentados ao pão para diferenciar o sabor ou a textura. Entre eles estão os açúcares, as gorduras e os ovos. Esses ingredientes possuem efeitos amaciantes sobre a rede proteica e afetam a estrutura da massa, dependendo da quantidade utilizada.

Os açúcares

São considerados os açúcares secos, como o açúcar refinado, o açúcar demerara e o açúcar mascavo, e os açúcares líquidos, como os xaropes e o mel. Como o açúcar é hidrófilo, ou seja, absorve umidade do ambiente, ele influencia a conservação do pão, uma vez que prolonga a umidade interna da massa depois de assada. Por esse motivo, pães adocicados têm tempo de prateleira maior.

Dependendo da quantidade de açúcar em uma produção, o seu impacto na fermentação é diferente. Em quantidades muito pequenas (abaixo de 5% da quantidade de farinha), os açúcares pouco influenciam na ação do fermento e na rede proteica.

Em quantidade moderada (5% a 10% da quantidade de farinha), o açúcar acelera a ação do fermento e a massa cresce mais depressa. Para pães levemente adocicados é apropriado que os sabores ácidos da fermentação sejam atenuados e que o sabor seja mais suave, diferentemente dos pães neutros ou salgados. Em relação à rede proteica, o açúcar amacia o glúten, que passa a esticar com mais facilidade.

Em grandes quantidades (entre 11% e 20% da quantidade de farinha), o açúcar atrapalha a fermentação, pois absorve parte da umidade que era destinada ao fermento e deixa a massa extremamente macia. Isso pode desacelerar ou até interromper o crescimento do pão. Esse fator dificulta a confecção de pães adocicados, como o panetone italiano ou o *monkey bread*, um pão típico americano com canela.

Os óleos e as gorduras

Os óleos e as gorduras utilizados na panificação podem ter texturas diferentes, como a manteiga, a banha de porco, o azeite e os óleos vegetais.

Da mesma forma que os açúcares, as gorduras podem influenciar tanto a fermentação como a rede proteica. Michael Kalanty explica:

> As gorduras afetam a atividade das células do fermento. Quando as gorduras são introduzidas na massa cedo demais – antes que a colônia de fermento tenha assentado – o fermento fica revestido de gordura. Isto diminui a digestão dos açúcares na massa, e, por isso, ela cresce devagar. Quando assada, a farinha parece estar crua e sua textura é amilácea (Kalanty, 2012, p. 59).

Sendo assim, a gordura deve ser acrescentada sempre depois que a colônia de fermento já estiver hidratada e misturada com a farinha.

Já em relação à rede proteica, é importante destacar a influência da gordura em massas com quantidade moderada desse ingrediente, ou seja, entre 5 e 10% da quantidade de farinha. Nessa proporção, a gordura ama-cia a rede de glúten e a torna mais elástica e suscetível ao crescimento com a fermentação. Acima disso, a gordura interfere no desenvolvimento da rede de glúten e, se acrescentada muito cedo, envolve a proteína da fari-nha e limita a formação da rede. Nessa situação, é necessário desenvolver previamente a rede proteica e depois acrescentar a gordura ao pão.

Os ovos

Os ovos têm diversas funções na panificação. Eles contribuem para a estrutura da massa, aportam valor nutricional e são provedores de umidade, entre outros. De uma forma geral, eles são muito utilizados principalmente na produção de pães ricos em gordura e adocicados. Isso porque, além de aportarem sabor e coloração, têm a gema como emul-sificante, facilitando a incorporação da gordura em grande quantidade e auxiliando a produção desse tipo de massa. A gordura contida na gema do ovo também atua como amaciante das massas de pães e relaxador da rede de glúten formada (Canella-Rawls, 2003).

Já a proteína da clara, chamada albumina, reage e se liga à rede de glúten, fortalecendo-a, sendo, portanto, importante para a fabricação de pães muito adocicados e gordurosos que têm a sua rede proteica natu-ralmente prejudicada.

TÉCNICAS E PROCESSOS

O método utilizado para a fabricação de pães está baseado no tipo de fermento utilizado. Existem alguns tipos de fermento que são classi-ficados como: fermentos comerciais, pré-fermentos e fermentos naturais.

Para a fabricação de pães com fermentos comerciais, utiliza-se o chamado "método direto", em que a inserção do fermento se dá ao lon-go da sova da massa, ou seja, ao mesmo tempo em que se incorporam a farinha de trigo e a água. Esse método é o mais utilizado por sua rapidez e alta produtividade. Com esse método são produzidos pães com miolo menos macio e com aromas menos complexos que nos pães produzidos com o método indireto.

Já os pães fabricados pelo chamado "método indireto" têm os ingredientes misturados em dois estágios: pré-mistura de fermento e depois os outros ingredientes da massa. Utilizando o método indireto é possível encontrar receitas com diferentes pré-fermentos citados anteriormente, como a *biga*, a *poolish*, a esponja, a *pâte fermentée* (ou massa azeda) e o *levain*. Esses métodos têm características diferentes e proporções de ingredientes específicas. A utilização do método indireto é extremamente recomendada por ter relação direta com a qualidade do pão produzido.

O percentual do padeiro

Diferentemente das outras áreas da Gastronomia, a panificação conta com formulações extremamente precisas que garantem a padronização da qualidade e do trabalho do padeiro. Todos os ingredientes são pesados previamente, mesmo os ingredientes líquidos, como a água, o leite e até os ovos. A padronização por peso simplifica bastante o cotidiano dos padeiros, que acabam por utilizar apenas uma unidade de medida para tudo, o quilograma. Familiarizar-se com esse método é fundamental para qualquer profissional da área.

Uma forma de estabelecer uma comparação entre as receitas é relacionando a proporção de seus diferentes ingredientes. Como a farinha de trigo é o principal ingrediente utilizado na panificação, estabeleceu-se o cálculo de percentuais sobre a farinha como forma de comparação. Ou seja, o peso de cada ingrediente é expresso como uma percentagem do peso total da farinha. Esse processo torna a multiplicação e a divisão de receitas extremamente simples, visto que é possível apenas substituir o peso da farinha utilizada na receita e calcular rapidamente os outros ingredientes.

Conhecendo esses percentuais, é possível, inclusive, identificar se há um erro na receita de forma muito mais rápida. Por exemplo, se alguma receita tiver todos os ingredientes líquidos somando 40% da quantidade de farinha, é possível saber que nessa massa faltará hidratação, pois, em geral, a hidratação média dos pães é de 50% a 80% da quantidade de farinha.

As receitas a seguir serão padronizadas utilizando esse método, ou seja, em percentuais da farinha.

RECEITAS

PÃO DE FORMA INTEGRAL

Ingrediente	Quantidade	Unidade de medida	Porcentagem
Farinha de trigo	350	Gramas	100%
Farinha de trigo integral	150	Gramas	
Água	210	Gramas	60%
Manteiga	50	Gramas	14,5%
Fermento biológico fresco	16	Gramas	4,5%
Açúcar refinado	14	Gramas	4%
Sal	7	Gramas	2%
Leite em pó integral	21	Gramas	6%

Modo de preparo:

1. Misturar as farinhas de trigo branca e integral, o açúcar refinado e o leite em pó integral.
2. Dissolver o fermento biológico em uma pequena quantidade da água da receita e misturar aos ingredientes secos misturados.
3. Acrescentar cerca de 90% da quantidade de água da receita, deixando 10% para acrescentar ao final, caso haja necessidade.
4. Quando a farinha absorver toda a água, acrescentar a manteiga e bater até incorporar completamente.
5. Acrescentar o sal e bater até a massa ficar bastante lisa e elástica. Essa fase é muito importante para o desenvolvimento correto da rede de glúten. Ao final, a massa não deve mais rasgar com facilidade.
6. Deixar a massa descansar sobre superfície untada, coberta com filme de PVC, por cerca de 20 minutos em temperatura ambiente.
7. Dividir a massa em pedaços de 160 g. Modelar como um cilindro. Colocar em uma assadeira própria para pão de forma previamente untada com óleo de milho ou de soja.
8. Fermentar até dobrar de volume.
9. Assar a 180°C por aproximadamente 20 a 25 minutos.
10. Retirar do forno e resfriar sobre uma grelha.

PÃO DE ERVAS

Ingrediente	Quantidade	Unidade de medida	Porcentagem
Farinha de trigo	500	Gramas	100%
Água	300	Gramas	60%
Sal	10	Gramas	2%
Fermento fresco	20	Gramas	4%
Açúcar refinado	15	Gramas	3%
Manteiga sem sal	25	Gramas	5%
Gemas de ovos	20	Gramas	4%
Manjericão	5	Gramas	1%
Cebola desidratada	5	Gramas	1%
Alho laminado e frito	5	Gramas	1%
Orégano seco	3	Gramas	0,5%
Tomilho fresco	3	Gramas	0,5%

Modo de preparo:

1. Misturar a farinha de trigo e o açúcar refinado.
2. Dissolver o fermento biológico em uma pequena quantidade da água da receita e misturar à farinha.
3. Acrescentar cerca de 90% da quantidade de água da receita, deixando 10% para acrescentar ao final, caso haja necessidade.
4. Quando a farinha absorver toda a água, acrescentar as gemas de ovos e bater até incorporar completamente. A seguir, acrescentar a manteiga e bater novamente.
5. Acrescentar o sal e bater até a massa ficar bastante lisa e elástica. Essa fase é muito importante para o desenvolvimento correto da rede de glúten. Ao final, a massa não deve mais rasgar com facilidade.
6. Acrescentar ao manjericão previamente higienizado e picado, a cebola desidratada, o alho laminado, o orégano seco e o tomilho higienizado. Misturar para não amassar demasiadamente as ervas.
7. Dividir a massa em pedaços de 70 g.

8. Deixar a massa descansar sobre superfície untada, coberta com filme de PVC, por cerca de 20 minutos em temperatura ambiente.

9. Baixar a fermentação e modelar em bolinhas.

10. Colocar sobre uma assadeira e levar para fermentar.

11. Pincelar *eggwash*.

12. Assar em calor seco por 170°C por cerca de 10 a 15 min.

13. Retirar do forno.

14. Desenformar e resfriar sobre grelha.

FOCACCIA

Ingrediente	Quantidade	Unidade de medida	Percentagem
Farinha de trigo	500	Gramas	100%
Leite integral	350	Gramas	70%
Manteiga	50	Gramas	10%
Açúcar refinado	40	Gramas	8%
Fermento biológico fresco	20	Gramas	4%
Sal refinado	8	Gramas	1,5%
Cobertura			
Alecrim fresco	4-5	Ramos	
Sal grosso	A gosto	Gramas	
Azeite de oliva	100	Gramas	

Modo de preparo:

1. Misturar a farinha de trigo branca e o açúcar refinado.
2. Dissolver o fermento biológico em uma pequena quantidade da água da receita e misturar aos ingredientes secos misturados.
3. Acrescentar cerca de 90% da quantidade de leite da receita, deixando 10% para acrescentar ao final, caso haja necessidade.
4. Quando a farinha absorver todo o leite, acrescentar a manteiga e bater até incorporar completamente.
5. Acrescentar o sal e bater até a massa ficar bastante lisa e elástica. Essa fase é muito importante para o desenvolvimento correto da rede de glúten. Ao final, a massa não deve mais rasgar com facilidade.
6. Deixar a massa descansar sobre superfície untada, coberta com filme de PVC, por cerca de 20 minutos em temperatura ambiente.
7. Abrir a massa com o auxílio de um rolo de macarrão a uma espessura de aproximadamente 1,5 cm.
8. Colocá-la em uma assadeira bastante untada com azeite, cobrir e deixar fermentar por cerca de 20-30 min, ou até dobrar de volume.
9. Polvilhar sal grosso e alecrim por sobre a massa e, com os dedos das mãos, fazer furos em toda a massa, inserindo a cobertura dentro da massa e baixando grande parte da sua fermentação. A característica da focaccia é ser um pão de espessura fina e bastante fofo.
10. Assar em calor seco a 180°C por aproximadamente 15 minutos.

PÃO DE FUBÁ

Ingrediente	Quantidade	Unidade de medida	Porcentagem
Farinha de trigo	500	Gramas	100%
Fubá	150	Gramas	30%
Sal	10	Gramas	2%
Açúcar	60	Gramas	12%
Manteiga sem sal	50	Gramas	10%
Fermento fresco	20	Gramas	4%
Leite integral	275	Gramas	55%
Fubá para polvilhar	A gosto	Gramas	

Modo de preparo:

1. Misturar a farinha de trigo branca, o fubá e o açúcar refinado.
2. Dissolver o fermento biológico em uma pequena quantidade da água da receita e misturar aos ingredientes secos misturados acima.
3. Acrescentar cerca de 90% da quantidade de leite da receita, deixando 10% para acrescentar ao final, caso haja necessidade.
4. Quando a farinha absorver todo o leite, acrescentar a manteiga e bater até incorporar completamente.
5. Acrescentar o sal e bater até a massa ficar bastante lisa e elástica. Essa fase é muito importante para o desenvolvimento correto da rede de glúten. Ao final, a massa não deve mais rasgar com facilidade.
6. Dividir a massa em pedaços de 100 g.
7. Deixar a massa descansar sobre superfície untada e coberta com plástico.
8. Baixar a fermentação e modelar em pequenas bolinhas.
9. Umedecer os pães com água e polvilhar um pouco de fubá para decorar.
10. Colocar sobre uma assadeira untada com óleo e fermentar até dobrar de volume.
11. Com uma tesoura, cortar levemente a superfície da massa formando um "x".
12. Assar em calor seco por 180°C por cerca de 10 a 15 min.
13. Retirar do forno.
14. Desenformar e resfriar sobre grelha.

PÃO DE AZEITONA

Ingrediente	Quantidade	Unidade de medida	Porcentagem
Farinha	500	Gramas	100%
Fermento biológico fresco	12,5	Gramas	2,5%
Sal	5,5	Gramas	1%
Azeite de oliva	17,5	Gramas	4%
Água	250	Gramas	50%
Azeitonas pretas sem caroço	100	Gramas	20%

Modo de preparo:

1. Dissolver o fermento biológico em uma pequena quantidade da água da receita e misturar à farinha.
2. Acrescentar cerca de 90% da quantidade de água da receita, deixando 10% para acrescentar ao final, caso haja necessidade.
3. Quando a farinha absorver toda a água, acrescentar o azeite de oliva e bater até incorporar completamente.
4. Acrescentar o sal e bater até a massa ficar bastante lisa e elástica. Essa fase é muito importante para o desenvolvimento correto da rede de glúten. Ao final, a massa não deve mais rasgar com facilidade.
5. Acrescentar a azeitona picada e apenas misturar para não amassar demasiadamente as azeitonas.
6. Dividir a massa em pedaços de 90 g e deixar a massa descansar sobre superfície untada, coberta com filme de PVC, por cerca de 20 minutos em temperatura ambiente.
7. Modelar conforme desejar.
8. Colocar em uma assadeira untada, e fermentar até dobrar de volume.
9. Assar a 190°C por aproximadamente 10 a 15 minutos. Se desejar uma crosta mais crocante, pulverizar água por sobre a massa antes de inserir a assadeira no forno.
10. Retirar do forno e resfriar sobre uma grelha.

RECOMENDAÇÕES NUTRICIONAIS

Sob o ponto de vista nutricional, os pães fazem parte do grupo dos cereais. Esse grupo abrange também arroz, milho (incluindo grãos e farinha) e trigo (incluindo grãos, farinha e macarrão), além de outros cereais, como a aveia, o trigo, o centeio e a cevada (Brasil, 2014; Egashira et al., 2014).

Os cereais são fontes importantes de carboidratos, fibras, vitaminas (principalmente do complexo B) e minerais (Brasil, 2014). O papel fundamental dos carboidratos é o de fornecer energia (4 kcal/g) para as células do organismo, particularmente para o cérebro, único órgão dependente exclusivamente de carboidratos (Egashira et al., 2014).

O trigo é um dos cereais mais utilizados e cultivados em todo o mundo e, no Brasil, seu consumo se dá principalmente por meio da farinha de trigo, amplamente utilizada na fabricação dos pães (Brasil, 2014). No Brasil, o pão é um item consumido especialmente no café da manhã, e as maiores prevalências de consumo são observadas nas regiões Sudeste (66,9%) e Sul (73,6%). Nas demais regiões é frequentemente substituído por outros itens alimentares, como a tapioca, o cuscuz e o bolo de milho (Brasil, 2014; IBGE, 2011).

Os pães podem ser caseiros, feitos com farinha de trigo, água, sal e leveduras usadas para a fermentação. No entanto, tendo em vista as rápidas mudanças nos padrões de alimentação na grande maioria dos países e, em particular, naqueles economicamente emergentes, observa-se a substituição de alimentos *in natura* ou minimamente processados de origem vegetal (arroz, feijão, mandioca, batata, legumes e verduras) e preparações culinárias à base desses alimentos por produtos industrializados prontos para consumo (Brasil, 2014).

Os pães elaborados pela indústria podem ser processados ou ultraprocessados. São processados quando feitos com ingredientes iguais aos utilizados na preparação de pães caseiros, devendo ser consumidos em pequenas quantidades e como parte de refeições em que predominem alimentos *in natura* ou minimamente processados (Brasil, 2014).

Pães e produtos panificados que, além de farinha de trigo, água, sal e leveduras, incluem em seus ingredientes gordura vegetal hidrogenada, açúcar, amido, soro de leite, emulsificantes e outros aditivos são alimentos ultraprocessados e, como tal, devem ser evitados (Brasil, 2014).

Dados da Pesquisa de Orçamentos Familiares (POF), realizada pelo Instituto Brasileiro de Geografia e Estatística (IBGE), entre maio de 2008 e maio de 2009 sobre a alimentação dos brasileiros indicam forte tendência de aumento no consumo de alimentos processados e ultraprocessados, e os pães e sanduíches, bolos industrializados, biscoitos doces e guloseimas em geral estão entre os que fornecem mais calorias (IBGE, 2011).

Apesar desse aumento, a mesma pesquisa mostra que alimentos *in natura* ou minimamente processados e preparações culinárias feitas com esses alimentos ainda correspondem, em termos do total de calorias consumidas, a quase dois terços da alimentação dos brasileiros (IBGE, 2011).

Esses alimentos apresentam composição nutricional muito superior à do conjunto de alimentos processados ou ultraprocessados, particularmente com relação a nutrientes cujo teor na alimentação brasileira, segundo critérios da Organização Mundial da Saúde, é considerado insuficiente (como no caso de fibras e alguns minerais e vitaminas) ou excessivo (como no caso do açúcar ou de gorduras não saudáveis, gorduras saturadas e gorduras trans) (Brasil, 2014).

No que se refere especificamente ao item pão de sal (que engloba pão francês, bisnaguinha, *croissant*, pão de forma industrializado, pão de hambúrguer, pão de milho, torrada e brioche), os dados de consumo alimentar pessoal da POF 2008-2009 mostram valores ao redor de 50 g/dia *per capita* desse item alimentar, sendo as médias de consumo maiores na zona urbana (IBGE, 2011).

As atuais recomendações nutricionais enfatizam a importância do papel de cereais, raízes e tubérculos na alimentação e estimulam o consumo de suas formas integrais, de modo a garantir a manutenção do teor de vitaminas, minerais, ácidos graxos essenciais e fibras do produto original (Brasil, 2014; Egashira et al., 2014).

Cereais polidos excessivamente, como os grãos de trigo usados na confecção da maioria das farinhas de trigo, o pão branco e as massas comuns refinadas apresentam menor quantidade de fibras e micronutrientes. Por essa razão, versões menos processadas desses alimentos devem ser preferidas, como a farinha de trigo integral e os pães integrais (Brasil, 2014).

Cabe, no entanto, alertar que o pão integral pode apresentar diferentes teores de farinha de trigo integral, dependendo do fabricante, o que resulta em teores variáveis de fibras no produto final. Por essa razão, recomenda-se leitura cuidadosa do rótulo quanto ao teor de fibras (Egashira et al., 2014).

REFERÊNCIAS BIBLIOGRÁFICAS

BRASIL. Ministério da Saúde. Secretaria de Atenção à Saúde. Departamento de Atenção Básica. *Guia alimentar para a população brasileira*. 2. ed. Brasília: Ministério da Saúde, 2014.

CANELLA-RAWLS, S. *Pão*: arte e ciência. São Paulo: Editora Senac, 2003.

EGASHIRA, E.M. et al. Grupo do arroz, pão, massa, batata e mandioca. In: PHILIPPI, S.T. *Pirâmide dos alimentos*: fundamentos básicos da nutrição. 2. ed. Barueri: Manole, 2014, p.31-67.

IBGE – INSTITUTO BRASILEIRO DE GEOGRAFIA E ESTATÍSTICA. *Pesquisa de orçamentos familiares 2008-2009*: análise do consumo alimentar pessoal no Brasil. Coordenação de trabalho e rendimento. Rio de Janeiro: IBGE, 2011.

KALANTY, M. *Como assar pães*: as cinco famílias de pães. São Paulo: Editora Senac, 2012.

MCGEE, H. *Comida e cozinha*: ciência e cultura da culinária. São Paulo: Editora WMF Martins Fontes, 2014.

PINTO, A.; COUTO, C. & NEVES, P. *Temas de história*. Porto: Porto Editora, 1993.

SALES, S. *O culto do pão*. Bragança: Instituto Politécnico de Bragança, 2010.

23

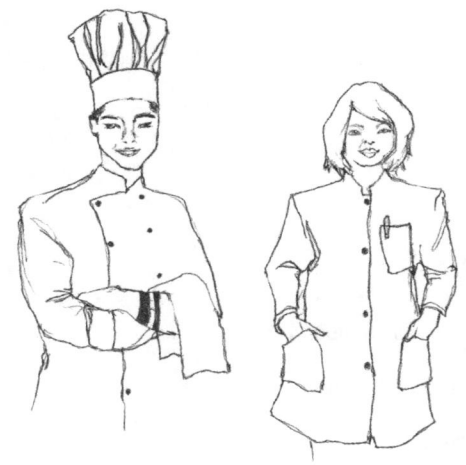

GARDE MANGER

Maurício Marques Lopes Filho

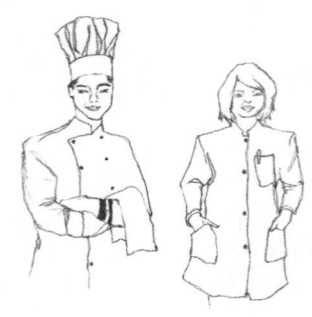

► S U M Á R I O

CONCEITO

A tradução direta do termo francês *garde manger* é "despensa". Designava, historicamente, as áreas de armazenamento e estocagem de alimentos preparados com diferentes técnicas de conservação – salga, defumação, cura, desidratação e fermentação, entre outras – com a finalidade de preservar suas características organolépticas e nutricionais.

Com o tempo, o termo passou a denominar o setor da cozinha profissional responsável pela elaboração e pelo serviço de produções frias como queijos, caviar, *foie gras*, sopas frias, saladas e molhos, *hors d'ouvres*, embutidos, charcutarias, *terrines, galantines*, patês e esculturas para ornamentação. *Garde manger* também é usado para titular o *chef* responsável por essas produções, dentro de uma brigada de cozinha.

Muitas das técnicas utilizadas ainda hoje nas preparações de *garde manger*, como a defumação, a cura e a salga, a desidratação, a fermentação e o *confit*, foram descobertas ao acaso ou por observação da natureza, quando o homem precisava prolongar a vida útil dos alimentos.

CONSERVAÇÃO DE ALIMENTOS

Para garantir sua sobrevivência, antes mesmo de dominar o cultivo de grãos, cereais e a criação de animais para abate, o homem já se preocupava com a manutenção do excedente das caças e dos vegetais coletados, preparando-se para os períodos de escassez. Os locais mais frios e escuros das cavernas eram utilizados para essa estocagem pré-histórica.

Quando o homem passou a se fixar em determinadas áreas, deixando a vida nômade para trás, o excedente de produção passou a ser mais significativo, aumentando a necessidade e a oportunidade para conservar esses alimentos para os períodos de escassez.

Foi por meio da observação da natureza que o homem percebeu o poder do frio e do calor na preservação dos alimentos. Com o fogo, aprendeu a defumar, e com o sol e o ar aprendeu a secar sua comida. Os primeiros métodos de conservação incluíam a secagem e a adição de sal e especiarias para evitar a deterioração por microrganismos. Outras maneiras de conservar comidas foram sendo desenvolvidas, como o preparo das conservas por meio da adição de conservantes naturais, como mosto, mel, vinagre, óleos e gordura animal.

Registros históricos mostram as diferentes técnicas utilizadas por vários povos: os fenícios, os egípcios e os gregos secavam e defumavam os pescados, enquanto os chineses utilizavam o frio e a salga para preservá-los. Os romanos também consumiam carnes salgadas e caças preservadas em mel.

No Brasil, os portugueses encontraram os índios nativos conservando carnes e pescados secos e armazenados em um caldo grosso de pimenta ou imersos em sua própria gordura. Em seu livro *História da alimentação no Brasil*, Câmara Cascudo descreve a técnica empregada pelos índios brasileiros para conservar carnes e peixes chamada moquém, uma espécie de defumação. As carnes eram colocadas em uma grelha de madeira sob a terra e, embaixo dela, era cavado um buraco onde faziam um fogo brando. O moquém "fixa e conserva o sabor, eliminando o teor aquoso sem perder as características sápidas", escreveu Cascudo.

Com o passar do tempo, cada região desenvolveu suas técnicas de acordo com suas necessidades e com o que lhe era nativo – assim foram surgindo carnes cozidas e processadas dentro de tripas ou em forma de *terrines* ou simplesmente salgadas e depois defumadas ou preparadas com gordura animal (porco ou pato) e armazenados nela. A interação entre os povos ampliou e aprimorou as técnicas de preservação, que, basicamente, consistem na destruição total ou parcial dos microrganismos capazes de deteriorar o alimento ou na adição de elementos que inibam seu crescimento e multiplicação.

CHARCUTARIA E *GARDE MANGER*

Durante a Idade Média, na Europa, foram criadas as guildas – associações que agrupavam indivíduos com interesses comuns (negociantes, artesãos, artistas), visando proporcionar assistência e proteção aos seus membros. A guilda dos charcuteiros preparava e cozinhava itens feitos com carne de porco, preservando suas carnes por meio da fabricação de *bacon*, presuntos, embutidos e patês.

A Revolução Francesa estremeceu as bases da nobreza, cujas famílias fugiram da guilhotina francesa, deixando para trás os serviçais. Seus cozinheiros, entre eles o *garde manger*, por serem empregados domésticos, não pertenciam a nenhuma guilda e foram buscar trabalho em hotéis e restaurantes de toda a Europa.

Quando as guildas foram abolidas, alguns charcuteiros se juntaram às equipes de *garde manger* desses estabelecimentos, em função da afinidade de suas atividades, baseadas em alimentos preservados e frios.

Na cozinha profissional moderna toda charcutaria é de responsabilidade do *chef garde manger*, que domina suas técnicas – salga, conservação, cura, fermentação, cozimento, desidratação, defumação ou até mesmo vários desses métodos juntos, de qualquer tipo de carne, como aves, peixes, bovinos, suínos e qualquer carne de caça – produzindo presuntos, salames, *terrines*, patês, mortadela, pastrame, copa, *bacon*, salsichas, linguiças, carne de sol e todas as carnes preservadas com sal, na gordura (*confit*) ou defumadas.

A charcutaria emprega várias técnicas e procedimentos na elaboração de seus produtos:

- Sais de cura: nitrito de sódio e nitrato de sódio são conservantes aplicados em muitas carnes conservadas, principalmente nas defumadas, evitando a proliferação de bactérias nocivas.
- Sal: cloreto de sódio promove um processo de osmose, salgando e liberando o excesso de água do interior da carne. Também é usado para frear e regular a fermentação de algumas produções.
- Aromatizantes: podem ser utilizados açúcar, glicose ou mel para conferir aroma, umidificar e auxiliar na obtenção de uma cor mais adequada.
- Temperos: ervas, pimentas e especiarias, aqui a única regra são a criatividade, o gosto e o bom senso.
- Fermentadores: muito utilizados em salames especiais, os fermentadores são aplicados com a salga da carne para remover a umidade, permitindo que as bactérias benéficas quebrem os açúcares em moléculas saborosas.
- Defumação: a aplicação de fumaça, tanto quente como fria, ajuda na secagem e na preservação da carne.

- Desidratação: por exposição direta ao sol, defumação quente ou defumação fria, exposição a correntes de ar ou salga.

Na cozinha profissional moderna, o *chef garde manger* continua responsável pelo preparo de alimentos processados e frios, além de outras produções que foram sendo incorporadas ao seu domínio: aperitivos, *hors-d'oeuvres*, saladas, sanduíches, sopas e molhos frios. No serviço *à la carte*, ele responde pelo preparo de saladas e entradas frias.

PRODUÇÕES CLÁSSICAS

Farces

Um dos componentes fundamentais dos produtos de charcutaria e *garde manger* é a *farce*, que consiste em uma emulsão de carne magra e gordura, obtida com a moagem dos ingredientes até a consistência de purê. Diferentes graus de moagem resultam em produções de diferentes texturas e aspectos. Contudo, para ser chamada de *farce*, não basta ser uma mistura de ingredientes; a emulsão é fundamental para garantir a manutenção da forma e da estrutura. A *farce* pode ser apresentada como patê, *terrine, quenelles, galantines* ou ser usada como recheio para diferentes produções e para embutidos em geral.

A gordura é elemento básico para a obtenção de uma boa emulsão. Para *farces* cuja base é a carne bovina, ovina, suína ou de aves, a gordura mais usualmente escolhida é a do toucinho. Já nas *farces* à base de peixes e frutos do mar, prefere-se normalmente a adição de creme de leite gordo.

De modo geral, a maioria das *farces* mantém sua estrutura apenas com a liga proporcionada pela emulsão da proteína e da gordura. Porém, em determinados casos, é necessário o uso de ligas secundárias – ovos, leite em pó ou purês ricos em amido, como batata e arroz.

Além dos ingredientes básicos (proteína, gordura e ligas secundárias, quando necessário), as *farces* podem levar guarnições que lhes conferem efeitos visuais e de textura e sabor, tornando-as mais atrativas. Esses elementos podem ser incorporados à mistura, em pedaços, ou entrar somente na fase final de montagem e preenchimento, formando belos mosaicos e desenhos que serão expostos no momento de fatiar e servir.

Um dos cuidados mais básicos no preparo das *farces* é em relação à manutenção da baixa temperatura dos ingredientes e dos equipamentos, durante todo o processo. Como os ingredientes são bastante trabalhados ainda crus, deve-se mantê-los abaixo dos 4°C, para minimizar o risco de contaminação e intoxicação alimentar. A baixa temperatura também permite ao cozinheiro obter *farces* firmes com menor teor de gordura, garantindo melhores graus de emulsão.

O mundo das *terrines* e dos patês é destaque na tradição internacional de receitas frias clássicas. Sabe-se que a origem dessas preparações remonta à época dos faraós, que já comiam fígados amassados de aves que migravam no inverno para as margens do Nilo. Eram patos e gansos selvagens, cujos fígados eram maiores e mais gordos que os normais, provavelmente em função da superalimentação natural das aves migratórias, que se preparavam para sobreviver ao inverno ou enfrentar longos trajetos. Os egípcios preparavam pastas com esses fígados gordos (*foie gras*).

Os métodos de cocção variam conforme o produto final a ser preparado. Para as *terrines*, por exemplo, usa-se a cocção em banho-maria; para preparar *galantines* e *quenelles*, a *farce* deve ser escalfada; e finalmente, para a obtenção de *pâtés en croûte*, a mistura deve ser envolta em massa de pão e assada no forno. Assim, o *pâté* é preparado com carnes transformadas em pastas (moídas ou processadas), bem temperadas e cozidas em banho-maria. O ingrediente principal pode ser único (como no patê de galinha) ou uma combinação de carnes bovina, suína, de aves, de peixes e frutos do mar e até legumes (forma de mousse). À mistura de carnes são acrescentadas ervas e especiarias e fartas porções de gorduras. Um *pâté* pode ser aveludado, para ser espalhado sobre fatias de pão ou torradas, ou pode ter uma textura um pouco mais consistente, permitindo que sejam cortadas fatias que são servidas normalmente como sofisticadas entradas.

Mas quem nasceu primeiro: o *pâté en croûte* ou a *terrine*? Segundo a *Larrousse Gastronomique*, o *pâté en croûte* derivou das *terrines*. Em 1780, o

Marquês de Contades ofereceu ao rei Luís XVI uma belíssima festa em seu castelo na Alsácia, ordenando ao seu cozinheiro Jean-Pierre Clause que criasse um prato especial para o banquete. Jean-Pierre, que contava com uma grande criação de gansos na propriedade, pensou em usar o fígado das aves de um jeito novo. Até então ele era apenas frito na manteiga ou então temperado com sal e vinho Sauternes e disposto em camadas em uma vasilha estreita e comprida, chamada *terrine*, que era levada ao forno até que o fígado assasse. Desenformado e frio, era cortado em fatias. Clause imaginou uma massa de pão em que pudesse acomodar os fígados temperados, levando-os a assar até que estivessem cozidos e a massa dourada.

Contudo, outras obras relatam que a *terrine* derivou do *pâté en croûte*, como forma de os charcuteiros driblarem as restrições impostas pelas guildas. Eles não podiam comercializar produtos envoltos em pão, exclusividade das guildas dos padeiros. Assim, para venderem seu próprio patê, inovaram acomodando a mistura em *terrines*. Originalmente, as *terrines* eram feitas de argila e terracota, devendo seu nome a essas matérias-primas. Hoje temos *terrines* dos mais diversos materiais: porcelana, alumínio, aço inoxidável, ferro esmaltado, vidro temperado e plástico refratário, disponíveis em diversos formatos e tamanhos. A preparação de *terrines* pode ser feita com qualquer tipo de carne e diferentes tipos de fígados. A gordura adicionada à preparação pode ser a banha de porco, o toucinho, o *bacon* ou o creme de leite com alto teor de gordura. O tempero é fundamental, sendo marcado por sabores pronunciados, como a noz-moscada, ervas finas, pimenta-de-caiena, cravo em pó etc. A mistura deve ser úmida, para evitar o ressecamento. O suco de limão, o conhaque, os vinhos branco ou tinto, caldos ou cremes são utilizados com essa finalidade.

As *galantines* são feitas com aves desossadas processadas em *farces* e envoltas na capa formada pela própria pele da ave. Há pelo menos duas variações: *ballotines* e *didones*. A principal diferença é que a primeira é escalfada e servida fria, enquanto a segunda é assada e servida quente. Há ainda as *roulades*, que se distinguem por serem enroladas em musseline ou filme plástico.

PÂTÊ DE CAMPAGNE

Ingredientes	Quantidades
Lombo de porco cortado em cubos pequenos	400 g
Carne de porco moída	500 g
Fígado de galinha	300 g
Cebola roxa picada	1 unidade
Alecrim	1 ramo
Tomilho	½ ramo
Alho picado	2 dentes
Sal	1 colher (sopa)
Pimenta-do-reino preta moída	1 colher (café)
Canela em pó	1 colher (café)
Noz-moscada	1 colher (café)
Pimenta-de-caiena	1 colher (café)
Farinha de trigo	1 colher (sopa)
Ovo branco	2 unidades
Creme de leite	125 mL
Conhaque, cachaça, bourbon ou uísque	1 dose

Modo de preparo

1. Preaquecer o forno a 180°C.
2. Misturar os pedaços de lombo com a carne moída e o fígado de galinha.
3. Juntar a cebola, o tomilho, o alecrim, o alho, o sal e os demais temperos e misturar bem as texturas.
4. Em outra vasilha, misturar bem a farinha, os ovos, a bebida escolhida e o creme de leite.
5. Adicionar essa mistura às carnes temperadas. Ajustar o tempero, se necessário.
6. Forrar uma *terrine* com filme de PVC, deixando sobra para poder fechar.
7. Dispor a massa, apertando bem para que não fiquem bolhas de ar.
8. Cobrir com as laterais do filme e com papel-alumínio e levar ao forno em banho-maria por aproximadamente 1 hora e 15 minutos (a temperatura interna deve chegar a 70°C).
9. Retirar do forno, descartar o líquido e deixar esfriar em temperatura ambiente antes de levar à geladeira.
10. Servir em fatias acompanhada de salada e pão.

Aspic

Aspic é uma preparação clássica em que os ingredientes principais são dispostos em gelatina, feita com caldo de carne ou *consommé*. Existem *aspics* de quase tudo, carnes, ovos e legumes.

Quando os camponeses abatiam seus animais, ferventavam a cabeça e os ossos em água para virar sopa. Assim que cozidos, retiravam-se todas as partes comestíveis. O líquido, o caldo derivado da cocção da cabeça e ossos, coagulava quando frio, por conter bastante gelatina, resultando em textura interessante. Em um determinado momento, alguém teve a ideia de dispor pedaços de alimentos nesse caldo quase endurecido, obtendo um prato de visual atrativo.

Os caldos originais gelificados de diferentes sabores (dependendo dos cortes, cabeças ou ossos usados) tinham uma grande virtude – seu alto teor proteico. Com o tempo, o refinamento da receita levou à clarificação do caldo para criar o que foi denominado posteriormente como *consommé*, uma sopa de limpidez cristalina, permitindo efeitos visuais belíssimos da decoração com cortes de hortaliças e de pedaços de carnes. Essa produção encontra-se espalhada por várias culturas, como a húngara (*kocsonya*), a francesa (*aspic en gelée*), a romena (*piftie*), a russa (*kholodet*), a escocesa (*potted hough*) e a inglesa (*jellied meat*).

A gelatina natural é na maior parte constituída por ossos, peles e cartilagens. Assim, para fazer o caldo básico são utilizadas peças ricas em gelatina: juntas, pés, asas, partes da cabeça e assim por diante. Para que o sabor fique ideal, ao redor dos ossos deve restar um pouco de carne. Idealmente, utilizam-se especiarias também, mas em proporção bem equilibrada, para não deixar que o sabor principal se perca. Alho, sal e pimenta em grãos são as especiarias mais utilizadas. Pode-se também lançar mão de hortaliças como cenouras, salsão, salsa e folhas de louro para incrementar o sabor. Para produções caseiras, quando não se pode preparar o próprio caldo gelatinoso, lança-se mão da gelatina em pó, sem sabor.

ASPIC DE OVOS POCHÉ COM MOLHO REMOULADE

Ingredientes	Quantidades
Ovos poché	4 unidades
Caldo de galinha	½ litro
Gelatina em pó sem sabor	1 ½ colher (sopa)
Aspargos cozidos em água e sal	4 unidades
Maionese	150 g
Ovo cozido	1 unidade
Suco de limão	½ colher (sopa)
Anchova	2 unidades
Raiz-forte preparada	1 colher (chá)
Mostarda	A gosto
Presunto de Parma	4 fatias

Modo de preparo

1. Para o molho, bater no liquidificador a maionese, o ovo cozido, o limão, as anchovas, a raiz-forte e a mostarda, ajustando os temperos, se necessário.
2. Amolecer a gelatina em um pouco de água e acrescentar ao caldo quente.
3. Colocar o caldo em uma forma com furo no meio e levar à geladeira até que a gelatina fique firme, mas não endurecida.
4. Dispor os ovos e os aspargos dentro da gelatina.
5. Levar à geladeira e deixar até que fique firme.
6. Desenformar. Servir com fatias de Parma no centro.

Hors d'oeuvre

O termo francês *hors d'oeuvre* pode ser traduzido como "fora do trabalho", sendo empregado para designar produções servidas à parte da refeição, em ocasiões como coquetéis, casamentos e outros eventos. Em geral, são pequenas porções saborosas e atraentes, cuja função não é saciar a fome, mas sim estimular o apetite para a refeição principal. Em restaurantes autorais são chamados de *amuse-bouche* ou degustação do *chef*.

Os *hors d'oeuvre* dividem-se em quatro categorias principais: frios, quentes, petiscos e canapés. Dessa forma, as opções variam dos itens mais simples e nada elaborados até os mais complexos e cheios de técnica: azeitonas, nozes, castanhas, frutas secas, caviar, queijos, ostras, *crudité*, defumados, embutidos, *terrines*, barquetes, quiches, canapés, profiteroles, colheres, saladas e *vols-au-vent*, entre outros.

Entre as apresentações clássicas de *hors d'oeuvre* se destacam as mousses frias salgadas, servidas em barquetes ou sobre bases de canapés, ou ainda servidas sobre folhas de verduras. As *mousses* são preparadas combinando-se três elementos básicos:

- Base: purê macio e homogêneo obtido pelo processamento de carnes, vegetais, queijos etc.
- Liga: quando necessário, a gelatina é usada para manutenção da firmeza da estrutura.
- Aerador: item que confere leveza à preparação por meio da incorporação de ar, como as claras em neve e o creme de leite batido.

BARQUETES DE *MOUSSE* DE GORGONZOLA

Ingredientes	Quantidades
Creme de leite fresco	250 mL
Iogurte natural	200 mL
Queijo gorgonzola	150 g
Ricota fresca	150 g
Gelatina sem sabor	10 g
Água morna	180 mL
Sal e pimenta-do-reino moída	Quanto baste
Sementes de romã para decorar	Quanto baste
Barquetes	50 unidades

Modo de preparo

1. Hidratar a gelatina com a água morna e reservar.
2. Bater o creme de leite levemente, incorporando bem o ar.
3. Processar no liquidificador o queijo, a ricota, o iogurte e o sal e a pimenta. Ajustar os temperos.
4. Juntar a gelatina dissolvida e continuar batendo no liquidificador.
5. Levar à geladeira para firmar.
6. Servir nas barquetes, decorando com sementes de romã.

Curados e defumados

Alimentos conservados por cura e defumação são os primeiros a serem obtidos pelo homem, de forma natural. Os peixes salmourados pela água do mar eram deixados para secar e assim eram preservados. As tribos penduravam as caças próximo às fogueiras, para evitar que fossem roubadas pelos animais carnívoros que rondavam os grupos, acabando por defumá-las acidentalmente.

O termo cura de carnes se refere à conservação por adição de sal, fixadores de cor (nitratos e/ou nitritos), açúcar, condimentos e ervas e temperos que conferem melhora das propriedades sensoriais do produto final. Acredita-se que a utilização de nitrato como fixador de cor foi descoberta casualmente em função da sua presença como impureza no sal não refinado.

A cura pode ser empregada de diferentes formas, tomando-se sempre o cuidado de distribuir a mistura por todo o produto. Uma distribuição inadequada ou irregular ocasionará o desenvolvimento de uma cor pobre, com possibilidade de deterioração nas áreas não atingidas pela mistura de cura.

A velocidade de cura em peças de carne depende da velocidade de difusão dos ingredientes de cura pelos tecidos, que depende, por sua vez, dos métodos de aplicação deles, do tamanho das peças de carne, da quantidade de cobertura de gordura e da temperatura.

Nos produtos de charcutaria, os ingredientes de cura são incorporados durante os processos de mistura e moagem. São adicionados em forma seca durante a moagem e o preparo da massa, conforme a técnica de cura direta.

O método mais antigo é a cura a seco, que se constitui na aplicação dos agentes de cura na forma seca sobre a superfície da carne. A cura por imersão em salmoura, em que as peças são submersas em uma solução formada pelos componentes de cura dissolvidos em água, também é um processo lento, levando muito tempo para a salmoura se difundir por todo o produto. Por isso, tanto a seca quanto a por imersão em salmoura não são comumente usadas em processos de cura de peças grandes como pernil e paleta, pois há consideráveis riscos de haver deterioração por microrganismos antes da penetração eficaz dos agentes de cura.

Para acelerar o processo e garantir maior uniformidade da cura, foi desenvolvida a técnica da cura por injeção de salmoura via arterial ou via intramuscular dispersa.

Pode-se utilizar a combinação das técnicas para otimizar o processo: a peça de carne é curada injetando-se a salmoura via arterial, seguido por injeção intramuscular e finalmente imersão em salmoura ou salga por cobertura.

Um exemplo de produto curado muito fácil e largamente apreciado é o *gravlax*. Conforme a lenda, esse prato de origem escandinava surgiu do hábito de pescadores cobrirem seus peixes com sal e os enterrarem na terra para que eles curassem por alguns dias. O termo *grav* significa buraco no chão e *lax* significa salmão.

A defumação passou a ser adotada pelo homem quando ele percebeu que deixando as peças de carne secando próximas ao fogo, obtinha-se uma melhora significativa dos sabores. Assim, esse método de conservação que consiste em expor os alimentos à fumaça produzida pela combustão incompleta da madeira, além de propiciar perda de água, garante também ação antimicrobiana de alguns compostos presentes na fumaça, como ácido metílico, aldeídos e cetonas que apresentam função antisséptica e também fenóis e cresóis que, além da função antisséptica, são aromatizantes e desenvolvem a coloração característica dos defumados. Antes de serem defumados, os alimentos curados devem ser secos ao ar livre, até formarem uma película protetora, viscosa, que ajuda a conservar sua umidade natural durante o processo.

Os métodos são muitos, mas se dividem basicamente em dois: defumação a frio e a quente, quando o alimento é exposto a altas temperaturas, entre 80°C e 130°C, e cozinha ao mesmo tempo.

Essa defumação pode ser feita até em casa, sem a necessidade de equipamentos próprios. Pode ser feita em uma panela de fundo grosso com tampa, que permita o encaixe de uma grelha, sob a qual será assentada a madeira (serragem). Ou ainda é possível utilizar o forno comum, dispondo-se uma assadeira com serragens de madeira na grade inferior e o produto a ser defumado na grade superior. Contudo, é necessário muito cuidado no controle do tempo de cocção. A fumaça deve ser proveniente de madeiras secas de árvores que contenham resina, como as frutíferas. Podem ser utilizados gravetos, serragens ou folhas finas de madeira.

O processo de defumação a frio consiste na introdução de fumaça no alimento, sem cocção, por meio de uma pistola própria para isso.

Hoje, a defumação é aplicada em uma enorme gama de produtos, desde carnes e peixes, passando por vegetais, frutas, queijos e caldos e até em *drinks*. Quando aplicada em legumes e frutas, a defumação ajuda a preservar suas características de textura e cor naturais, além de conferir um sabor especial. Molhos e caldos também podem ser defumados, criando-se novas variações.

DEFUMAÇÃO EM PANELAS

- Forre uma panela de fundo grosso com papel alumínio e disponha a serragem sobre o forro, evitando que a madeira queime e grude no fundo da panela. Acrescente ervas (tomilho, louro, alecrim) ou especiarias (cravo, canela em pau), harmonizando-os com o alimento a ser defumado. Coloque uma grelha sobre a serragem a mais ou menos 10 cm de altura.
- Acenda o fogo, espere a serragem começar a queimar, coloque o alimento sobre a grelha e tampe a panela. Deixe a fumaça agir por alguns minutos – o tempo deve ser determinado em função do tipo de alimento (carnes demoram um pouco mais, vegetais levam uns 10 minutos).

DEFUMAÇÃO NO FORNO

- Coloque os gravetos secos ou serragem em uma assadeira forrada com alumínio. Acrescente ervas ou especiarias e leve ao forno a 250°C na grade inferior. Deixe fechado até que a fumaça comece a ser liberada.
- Coloque o alimento a ser defumado na grade superior, virando-o na metade do tempo. Após mais ou menos 10 minutos, retire a assadeira com a madeira e termine a cocção do alimento no forno.

GRAVLAX

Ingredientes	Quantidades
Salmão com a pele	1 kg
Sal refinado	2 colheres (sopa)
Açúcar mascavo	2 colheres (sopa)
Açúcar	1 colher (sopa)
Pimenta branca triturada	1 colher (sopa)
Endro fresco picado (ou funcho, ou erva-doce)	1 maço grande
Limão espremido (suco)	½ unidade
Azeite	1 colher (sopa)

Modo de preparo

1. Em um *bowl*, misturar o sal, o açúcar, o açúcar mascavo, a pimenta, metade do endro picado e reservar. Essa mistura servirá para curar o salmão.
2. Em outro recipiente, misturar o suco de limão e o azeite.
3. Dispor o salmão, com a pele para baixo, sobre um filme de PVC com o dobro do tamanho do peixe, e pincelar o tempero de limão por toda a superfície.
4. Espalhar o endro e a mistura de cura, cobrindo-o bem. Embrulhar o salmão. Virar o peixe com a pele voltada para cima e fazer vários furos pequenos no filme, atravessando a pele do peixe, por onde será drenado o líquido que o salmão vai soltar no processo.
5. Forrar uma assadeira com papel-toalha e acomodar o salmão com a pele voltada para baixo. Colocar um peso sobre o peixe para prensá-lo e levar à geladeira. A cada 6 horas, trocar o papel-toalha e verificar se o líquido está sendo drenado. Deixar marinar por 48 horas.
6. Após o período da marinada, desembrulhar o salmão e retirar o excesso do tempero, raspando com cuidado.
7. Cortar o salmão em tiras bem finas, descartando a pele. Servir com o molho.

Molho

Misturar bem 2 colheres (sopa) de mostarda *ancienne* (ou de Dijon) com os ingredientes abaixo.

Ingredientes	Quantidades
Mel ou melaço	1 colher (sopa)
Açúcar mascavo	1 colher (café)
Limão espremido	1 unidade
Endro picado	1 colher (chá)

TOMATES DEFUMADOS

Ingredientes	Quantidades
Tomates maduros, ainda firmes	5 unidades
Madeira, carvão vegetal ou serragem e ervas da Provence	Quanto baste

Modo de preparo – na panela

1. Cortar os tomates ao meio, retirando as sementes.
2. Dispor os tomates sobre a grelha quando a madeira e as ervas já estiverem liberando fumaça. Deixar até os tomates começarem a soltar a casca.
3. Podem ser servidos ainda quentes, salpicado com sal defumado (basta forrar a grelha com papel-manteiga e espalhar o sal por cima, defumando-o por 10 minutos).
4. Se preferir, esperar esfriar e acondicionar os pedaços de tomate em recipiente de vidro coberto de azeite, ervas aromáticas e dentes de alho. Podem ser servidos como guarnição, em saladas ou para preparar molhos.

Confits

Trata-se de um método clássico de conservação, em que o alimento é fervido em gordura derretida, preferencialmente a sua própria, quando for possível. O processo deve ser lento e em baixa temperatura (sempre controlada abaixo dos 100°C) para preservar as fibras do alimento. A técnica de confitar confere maciez, textura e sabor ao alimento. Pode ser utilizada em carnes, aves e legumes. A mais conhecida é o *confit* de pato, iguaria francesa muito apreciada.

Os pedaços do alimento devem ser acondicionados em recipientes com tampa, sendo completamente cobertos pela gordura, que promoverá sua selagem, evitando seu contato com o ar. O tempo mínimo de marinada nessa gordura é de uma semana antes de se consumir.

CONFIT DE LEGUMES

Ingredientes	Quantidades
Azeite extravirgem	1 L
Tomate-cereja	100 g
Minilegumes – cebola, cenoura, berinjela, chuchu	200 g
Batata bolinha	100 g
Couve-de-bruxelas	100 g
Coentro em grão	1 colher (sopa)
Zimbro	2 colher (sopa)
Pimenta-da-jamaica	1 colher (sopa)
Tomilho, sálvia, louro	2 colheres (sopa)
Sal grosso	1 colher (sopa)

Modo de preparo

1. Lavar e secar bem os vegetais.
2. Misturar o azeite de oliva com todas as especiarias e ervas e levar ao banho-maria em fogo baixo por 30 minutos. Controlar a temperatura constantemente com termômetro próprio – não deixar ultrapassar os 100°C.
3. Acrescentar os legumes, exceto o tomate.
4. Deixar cozinhando por uma hora. Adicionar os tomates e cozinhar por mais meia hora.
5. Deixar esfriar, acondicionar em potes herméticos.

REFERÊNCIAS BIBLIOGRÁFICAS

GARLOUGH, R.; CAMPBELL, A. *Modern garde manger*: a global perspective. 2. ed. New York: Delmar Cengage Learning, 2011.

LAROUSSE, D.P. *The professional garde manger*: a guide to the art of the buffet. New York: Willley, 1996.

SEBESS, M. *Técnicas de cozinha profissional*. 3. ed. Rio de Janeiro: Senac, 2010.

THE CULINARY INSTITUTE OF AMERICA (CIA). *Garde manger*: a arte e o ofício da cozinha fria. São Paulo: Senac, 2008.

WRIGHT, J.; TREUILLE, E. *Le cordon bleu*: todas as técnicas culinárias: mais de 200 receitas básicas da mais famosa escola de culinária do mundo. 7. ed. São Paulo: Marco Zero, 2008.

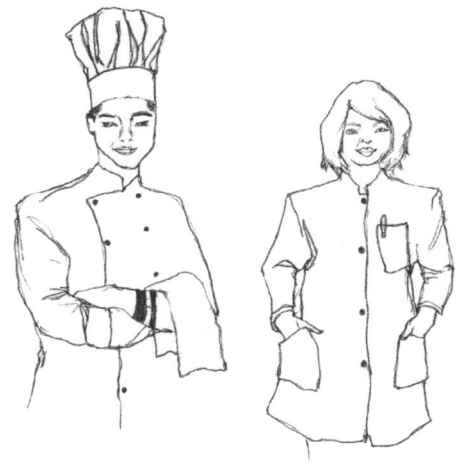

24

COZINHA INTERNACIONAL

Camila de Meirelles Landi

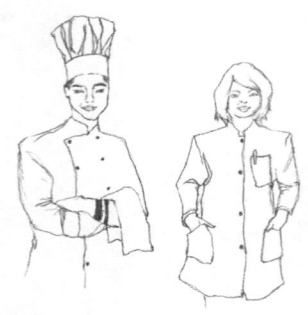

► SUMÁRIO

INTRODUÇÃO

Falar sobre a "cozinha internacional" é, antes de qualquer coisa, entender como ela é formada, como ela nasce, como ela era e como ela está. Pode soar estranho dizer que ela não é estática, visto que, inicialmente, temos em mente conceitos básicos: italianos comem massa, franceses comem pães, queijos e *foie gras*, alemães comem salsichão, batata e joelho de porco, japoneses comem peixe cru, argentinos comem *parrilladas*, e americanos... Os americanos comem produtos industrializados. Está correto?

A resposta está no contexto de sua abordagem. Pode-se pensar a cozinha internacional de diversas formas e este capítulo pretende, além de apresentar "as cozinhas internacionais", mostrar como ela deve ser entendida nas diversas vertentes em que aparece e pode ser estudada.

Inicialmente, uma pequena apresentação da cozinha internacional compreendida além de sua execução prática: em seu contexto histórico, social e antropológico.

A comida constitui tema de estudo da Antropologia e da Sociologia, por meio dela torna-se possível o reconhecimento de um grupo. Da Matta (1984, p. 56) destaca que a comida não é apenas uma substância alimentar, mas é também um modo, um estilo e um jeito de alimentar-se. A forma como comemos define não só o que é ingerido, como também aquele que o ingere. A alimentação constitui um código, uma linguagem, é a tradução de uma cultura. Pode-se pensar a cozinha como um meio de comunicação que lhe permite "compreender os mecanismos da sociedade à qual pertence, da qual emerge e a qual lhe dá sentido" (Maciel, 2004, p. 26). O comer, portanto, não envolve apenas uma pessoa, mas sim faz parte da socialização das pessoas, inclusive o seu ritual de preparo. Carneiro (2005, p. 71) observa que:

[...] comer não é um ato solitário ou autônomo do ser humano, ao contrário, é a origem da socialização, pois, nas formas coletivas de se obter a comida, a espécie humana desenvolveu utensílios culturais diversos, talvez até mesmo a própria linguagem.

A cozinha apresenta, em forma de alimento, a identidade cultural, religiosa, social e econômica de um povo. Dessa forma, nada mais justo do que associá-la à sua linguagem, pois a alimentação nada mais é também do que uma forma de se comunicar. Portanto, se por um lado na história da cultura alimentar o alimento tem o papel de identificar uma região, uma população, sua história e geografia, por outro a história da Gastronomia tem evoluído desde o início da civilização até os dias atuais, e deve ser analisada pelas suas origens, heranças culturais e sociais, fusões entre culturas e pela sua simbologia, que é influenciada e modificada em razão dos fatores sociais e locais. Parafraseando Revel (1996, p. 27): "A cozinha é uma linguagem que também tem suas modas".

As influências, as colonizações e as imigrações influenciaram e adaptaram antigas receitas, o que de certa forma "fornece vida" aos alimentos. Montanari (2009, p. 15) relata que na Idade Média existiam inúmeras receitas semelhantes, "com nomes iguais ou análogos", que geralmente mais pareciam "empréstimos" das realidades regionais: "prato à romana", "à genovesa", "à catalã", "à alemã", que se repetiam nos textos dos séculos XIV e XV. Transpondo esse relato para o Brasil, muitos pratos brasileiros têm a terminação "à brasileira". Esse estilo de nome que surge então nos séculos XIV e XV deu início a uma mania nacional, que se tornou modismo, mas que na realidade mostrava as diferenças regionais existentes em cada região. Esse "modismo" na Idade Moderna era entendido como sinal de pobreza, de limitação econômica e cultural. Atualmente, o que podemos observar é justamente esse resgate, porém visto de outra forma: a valorização do que é nosso de origem: nossa terra, nossa história, nossa biodiversidade.

Na história, os camponeses mantinham tal dieta por não encontrarem alternativas, enquanto os ricos, os poderosos ostentavam suas refeições com produtos originários de todas as regiões, de todas as partes do mundo (Montanari, 2009, p. 15).

Nos dias atuais, sem que percebamos, vivemos ainda com essa visão econômica: as pessoas mais pobres ainda comem o tradicional, a comida regional, do dia a dia, como o famoso arroz com feijão, carne e verdura, prato que também sofreu suas influências iniciais de colonizações, porém tornou-se um clássico paulista. E a classe alta, até mesmo a classe média hoje em dia, já ostenta uma alimentação mais refinada e variada, com diferentes tipos de carnes, peixes, massas, molhos e risotos, entre outras receitas que entram normalmente no dia a dia dessas pessoas, por conta do fácil acesso aos produtos internacionais em grandes redes de supermercados ou em lojas especializadas.

Olhando por esse mesmo prisma econômico, pode-se dizer que o que conhecemos da cozinha internacional está associado à cultura a que temos acesso: na praça de alimentação de um *shopping center* (pura imagem da globalização), veremos o que o mundo vende como cozinha internacional; nas prateleiras dos supermercados, o que a economia nos fornece atualmente no seu processo de "trocas e intercâmbios" comerciais – o que é interessante, pois é por meio disso que surgem possibilidades de interligação com outras culturas, hábitos, e sua divulgação e/ou reprodução, criando um mosaico cultural; com possibilidade de viagens internacionais, conhecer *in loco* como determinada população se alimenta – é importante salientar que não será dentro dos grandes restaurantes que se terá acesso a essa cultura alimentar, mas sim na comida de rua, nos botecos, nas feiras, nos pratos feitos, ou seja, na comida do dia a dia, como o nosso "arroz e feijão"; e, por fim, com um conhecimento mais amplo de História e Geografia, a compreensão da formação da sociedade (geografia local, movimentos migratórios e guerras, entre outros), ter a visão completa do processo de construção da cozinha de um país.

Compreender a origem dos alimentos é então determinante para a compreensão do termo "cozinha internacional", bem como compreender a evolução da cozinha e da Gastronomia, junto com sua história, o que naturalmente fez com que essa cozinha sofresse mudanças. As tradições alimentares são conservadoras, mas não estáticas. As identidades podem ser recriadas, redefinidas a todo o momento: a partir de movimentos de migrações e imigrações, de intercâmbios culturais, e de intervenções políticas e/ou religiosas.

Os maiores livros de cozinha são fruto da busca, da invenção. São reflexos das trocas, dos intercâmbios, e – em sua maioria – não da rotina. A leitura desses livros remete à cozinha identitária, que permite inclusive a compreensão da origem dos alimentos.

Concluindo, a cozinha nada mais é do que a representação da própria imagem marcada com todos os seus traços de interferências. "Mesmo sendo resultante de um processo de cruzamento entre diferentes culturas" (Fournier, 2009, p. 161), e existindo tipologias distintas de cozinhas (Revel, 1996), "a cozinha não pode ser resumida a um único prato ou produto" (Fournier, 2009, p. 161).

Neste capítulo, as cozinhas do mundo serão apresentadas por meio de suas principais características, pautadas em seus aspectos históricos, culturais e geográficos, de caça, pesca, colheita e fabricação de materiais, até os dias atuais.

ORIENTE MÉDIO

Considerado o berço da civilização e grande detentor de técnicas de preparo, cultivo e armazenamento de alimentos, teve grande influência em diversos países e culturas espalhadas pelo mundo. A cozinha do Oriente Médio é dividida em quatro grandes regiões, sendo elas: a Península Arábica (Iraque, Síria, Líbano, Jordânia, Egito, Arábia Saudita, Iêmen, Omã e Emirados Árabes), com a liberdade de incluir nessa região a Turquia, com seus países limítrofes; a comida de origem persa (Irã e Afeganistão); Israel, em razão de suas raízes judaicas, com influências vindas da Europa; e a região do Magreb (África do Norte), com os países Marrocos, Argélia e Tunísia (CIA, 2012).

O termo "Oriente Médio" é proveniente da visão europeia, e mais amplamente são considerados os países que se limitam com o leste e sudeste do mar Mediterrâneo, e os países asiáticos do sudoeste da Ásia. Em termos geográficos, trata-se de uma região fértil, com alimentação parte mediterrânea e parte por influência dos beduínos. Possui ingredientes comuns em suas cozinhas, os quais são sempre associados à cozinha árabe.

Ao longo da história, esses países invadiram – e foram invadidos – por outros povos em busca de conquistas de terras, o que fez disso uma marca da cozinha árabe pelo mundo: diferenças étnicas e religiosas. Encontram-se vestígios de todas as correntes civilizatórias que o atravessaram, desde a Idade da Pedra até nossos dias.

No Brasil, a cozinha árabe propagada foi a sírio-libanesa, vinda no final do século XIX com os imigrantes que chegaram da região refugiados da invasão do Império Otomano (por essa razão portavam o passaporte turco). Os sírio-libaneses trouxeram em suas bagagens temperos e receitas adotadas e adaptadas pelos brasileiros. Essa cozinha une heranças mediterrâneas, europeias e orientais, e é conhecida por sua abundância em carnes, legumes, grãos e frutas, e pelo forte traço da hospitalidade, uma herança beduína trazida do deserto: a comunhão do alimento, o cuidado, a generosidade, a alimentação em grupo.

Reúne como elementos comuns, entre os grãos, a cevada, os diferentes tipos de trigo, o arroz, a lentilha, as favas e o grão-de-bico. Há quem diga que o grão-de-bico, a lentilha e o trigo são elementos encontrados em praticamente todos os pratos, junto com seus principais legumes, que são a berinjela, a abobrinha, o pepino, e os advindos de outros países, como a batata e o tomate, que se adaptaram muito bem ao cultivo da região.

Por se tratar de uma região muito antiga, não existem registros de métodos de conservação, o que deu origem às técnicas naturais de conserva, a maioria presente até os dias de hoje: as flores e as folhas viraram águas que perfumam e conservam pratos. As frutas e as sementes foram secas, as carnes conservadas em sua gordura. As folhas de uva e repolho "envolveram" os grãos e as carnes e formaram os "charutinhos", uma prática antiga da região e dos países do Extremo Oriente de "levar os alimentos à boca" na ausência de talheres. É incrível como a sociedade se adapta e, com essas adaptações, nascem os pratos que aderem ao catálogo de receitas regionais. Os árabes costumam dizer que é fácil fazer sua comida, pois um único prato reúne todos os elementos para uma refeição completa. Exemplo disso são seus charutos de folha de uva, que contêm dentro da folha (hortaliça) a carne (fonte de proteína animal) e o arroz (fonte de carboidrato). Ou a abobrinha recheada, que tem como base a abobrinha (legume), e em seu recheio o arroz (carboidrato) e a carne (proteína).

A carne é muito consumida, bem como o leite, que é transformado em iogurte, queijo, coalhada e manteiga. Por um tabu religioso, a carne mais consumida é a de ovinos, caprinos e de camelo, sendo proibido o consumo da carne suína pelos praticantes do islamismo, que a consideram impura. Como consequência, os produtos derivados de leite são feitos com o leite desses animais.

Entre outras características marcantes, cita-se a conservação das carnes, que nesses países sempre foi feita com o uso da gordura dos próprios animais, ou no azeite: um método de conservação antigo, que ainda hoje dá sabor aos seus principais pratos.

Os *kibbes*, originalmente feitos com carne de cordeiro, são servidos crus, fritos ou assados. As *kaftas* nada mais são do que um bolo de carne bem temperado, no espeto ou assado. Suas saladas, da mesma forma, compõem uma refeição completa. Quase em sua totalidade são feitas com grãos, legumes e hortaliças, além de seus temperos tradicionais, regadas com muito azeite e limão.

A perfumada cozinha árabe conta com inúmeros condimentos típicos, como a *bhaar* (pimenta síria), uma mistura de especiarias variadas como canela, gengibre, pimenta-do-reino preta e branca, noz-moscada e cravo em pó, muito usada no preparo das carnes e dos mais variados pratos com arroz; o *snoobar* (conhecido como pinoli na Europa) utilizado em recheios e saladas; o *zaáhtar* (condimento salgado obtido da mistura de folhas secas de tomilho moídas, sementes de gergelim e sumagre); o *sumac* (condimento de cor avermelhada e sabor ácido, extraído das frutas do arbusto do mesmo nome); a *tahine* (pasta de sementes de gergelim), utilizada como tempero, em molhos e pastas como o *hommus* (pasta de grão-de-bico) e o *babagnuj* (pasta de berinjela); e *miski* (uma resina vegetal de cor clara, que possui forte sabor e é utilizada para aromatizar doces).

As oleaginosas, em especial as amêndoas e os pistaches, fazem-se presentes em produções doces e salgadas, agregando sabor, gordura e textura. Da mesma forma, os frutos são consumidos secos e frescos.

Os doces árabes são famosos por sua nota extremamente doce, por conta do excesso de mel ou açúcar, e comumente se apresentam associados a massas (folhadas, de sêmola ou trigo).

Seus pães são famosos e consumidos em todas as refeições. Tradicionalmente chatos, sem fermentação, eram assados nas paredes dos fornos de argila. Ainda hoje, nos bairros mais tradicionais, as famílias dividem um forno comunitário para assar seus pães, que além de guarnecer os pratos são substitutos dos talheres nas refeições.

Conclui-se, portanto, que a cozinha do Oriente Médio, de modo geral, é composta de pratos com vegetais frescos, muita carne, regada de azeite, perfumada e muito temperada. O sabor da coalhada, da pimenta síria, do *zaáthar*, da *tahine* e do hortelã é o que mais a identifica.

A cozinha do Magreb, países da África do Norte, faz parte do continente africano, porém acabou ficando isolada do resto do continente em razão da cadeia de montanhas e do deserto do Saara. Com isso, dividem mais semelhanças geográficas, econômicas e históricas com o Mar Mediterrâneo do que com os demais países do continente africano. Essa cozinha é muito conhecida no mundo inteiro e também é considerada cozinha árabe, por ter a maioria de sua população seguindo o islamismo. Ela se apresenta um pouco diferente da cozinha da Península Arábica. Muito refinada, colorida e extremamente perfumada, é composta por ricas especiarias, e pela marca da fusão de suas especiarias com sabores doces e salgados, como carnes e frutas, o que é uma característica persa. Suas frutas são mundialmente famosas e de extrema qualidade, tendo a laranja como um bom exemplo, e suas tâmaras são consideradas "as melhores tâmaras do mundo".

Os países que compõem a região do Magreb possuem muita similaridade entre si, porém cada uma com seu estilo culinário, com influências muçulmanas, judaicas e cristãs. Entre as similaridades têm-se as *tajines* (prato tradicional que leva o nome do recipiente no qual é cozido – tradicionalmente de barro queimado em forno, que resiste a altas temperaturas, e possui sua marca: tampa cônica específica que faz com que o vapor volte para o fundo da panela), e o cuscuz, feito com grãos de sêmola.

Outra característica dessa região são as longas cocções em baixas temperaturas, feitas sobre pedras quentes ou brasas, que resultam em carnes tenras e pratos suculentos.

EUROPA

A Europa, grande berço da Gastronomia mundial, possui fama e *glamour*.

Europa mediterrânea

A grande região do Mediterrâneo concentra os países, ou parte deles, que ladeiam o mar, os quais diferem na cultura, religião, língua e política, porém ao mesmo tempo compartilham muitas semelhanças. Suas quatro grandes áreas geográficas são: regiões sul da Espanha e da França, sul e central da Itália e ilhas; a região do Magreb (norte da África), com os países: Tunísia, Argélia, Líbia e Marrocos; a região que compreende partes da Turquia, Grécia e Eslovênia, incluindo as pequenas ilhas e também Chipre e Creta; e a região do Levante Árabe: Síria, Líbano, Israel, Egito e Jordânia (CIA, 2012). É importante salientar que, por mais que Portugal não seja banhado pelo mar, também será inserido nessa região, pois possui os mesmos traços demográficos e sua alimentação tradicional tem as mesmas características.

As trocas comerciais e culturais entre esses povos contribuíram para a propagação de suas culturas, tradições e seus hábitos alimentares, em especial o uso do azeite, o grande consumo de cereais, legumes e frutas, e a onipresença do vinho nas refeições. Dessa forma, a primeira nota dessa região é a base de sua alimentação, que permeia na trilogia do azeite, do pão e do vinho, ou ainda, da azeitona, do trigo e da uva.

Associados aos alimentos dessa fértil região, temos ainda os que vieram do Oriente Médio por meio das invasões territoriais ao longo da história, e os alimentos que vieram das Américas ("Novo Mundo"), no período das grandes navegações. Esses últimos foram mais tardios, porém de extrema importância para a consolidação da dieta dos países da região.

Citemos do Oriente, em especial, o arroz, que deu base para pratos emblemáticos dessas cozinhas, como a *paella* na Espanha e os mais variados tipos de arroz com carnes, embutidos e leguminosas que são servidos em Portugal; o limão, o alho-poró; o alho, que é onipresente nesses países; e a berinjela. É possível imaginar uma cozinha italiana sem berinjela? Ou na França um *ratatouille* ou *tian* de legumes sem ela? Ou ainda, na Espanha, um *pisto manchego* que não tenha berinjela? A propósito, se notarem as produções citadas com berinjela nesses países, e incluirmos ainda a *caponata siciliana* (Itália), são mínimos os detalhes que os diferem.

Dos alimentos vindos das Américas, registra-se, em especial, o feijão; o tomate, que é sem dúvida um item indispensável na alimentação dessa região, em especial na Itália; a batata, que foi "absorvida" por toda a Europa, sendo um ingrediente tão indispensável nessas dietas que muitos até esquecem que ela é originária da América; e o milho.

A alimentação dessa região sempre terá, em sua maioria, base nesses alimentos. Pratos com grãos (como o arroz, o trigo e a cevada), vegetais (como abobrinha, alcachofra, aspargo, batata, berinjela, brócolis, cebola, cogumelos, espinafre, pepino e tomates, entre outros), leguminosas (favas, feijão, grão-de-bico, lentilha), frutos secos e sementes (amêndoas, avelãs, nozes, pinolis, pistaches e gergelim), frutas frescas (ameixas, damascos, figos, laranjas, limões, pêssegos, romãs, tâmaras e uvas, entre outras), o mel como o principal adoçante, e suas ervas, que perfumam e temperam esses deliciosos pratos.

As carnes mais consumidas são as de ovinos e caprinos, coelho, javali, porco, aves como a codorna, frango, pato, pombo, galeto, peixes como anchovas, atum, robalo, sardinha e frutos do mar como camarão, lula, caranguejo, mariscos, ostras, polvos e lagostim. Os pescados são de qualidade indescritível e seus mercados são uma amostra de sua imensa variedade.

Como consequência da presença desses animais, seus laticínios serão derivados do leite do animal mais presente em cada região (iogurte e queijos de cabra, ovelha, búfala e vaca).

Esses países, apesar da similaridade de produtos, também possuem diferenças culturais e regionais, traços significativamente observados na alimentação. A Espanha do norte não tem o mesmo sabor que a Espanha central, nem a Espanha do sul. O norte da Itália é o berço da polenta, dos *risottos*, do uso da manteiga e do creme de leite, enquanto o centro da Itália já nos apresenta massas com carnes suínas, muitos legumes, ervas e o azeite, que vêm de suas colinas, ao passo que no sul da "bota" encontramos pratos com muitos legumes, azeite, pizzas, massas... Massas, essas últimas presentes na Itália inteira, com características regionais que as diferem.

A Grécia possui um traço particular que merece ser mencionado: sua simbiose entre a culinária do Mediterrâneo oriental e as influências italianas e balcânicas. Essa característica é marcante no cardápio do país, mais do que em qualquer outro da região, por conta da invasão do Império Otomano, o que fez com que houvesse um cruzamento dessas tendências culinárias. Os gregos e os turcos, portanto, possuem semelhanças entre suas cozinhas, observadas no charutinho com folhas de uva ou de repolho, no alto consumo de iogurte, nos *kebabs*, que na Grécia aparecem com carne suína e de cordeiro, e na mistura de elementos doces e salgados.

Como igualar a França? Impossível? Cada uma de suas províncias registra seus notórios queijos, que diferem no leite, na textura e na maturação. Seus embutidos, suas carnes de pato, ganso, sua mostarda, seus pães emblemáticos. Sua torta de ameixa, de peras, seus cogumelos... Enfim, é possível escrever um livro de cada país citado neste capítulo. O importante é lembrar que estudar um país é estudar cada região dele, que vem com seus traços históricos e geográficos que determinarão suas diferenças culinárias.

Europa central

Na Europa central, os países alpinos (Suíça, Alemanha, Lichtenstein, Áustria e Eslovênia), a República Tcheca e a Eslováquia compartilham histórias de cooperação e de conflito, e têm uma cultura influenciada por importantes contribuições de minorias judaicas e romanas (CIA, 2012).

Como os demais países do continente, sua extensão geográfica é pequena, o que torna as similaridades entre eles – em especial aos países que fazem fronteira – muito mais notáveis do que suas diferenças, que são marcadas por traços maiores ou menores de influências de processos históricos, como invasões e guerras.

Ao elencar os ingredientes que são base para a maioria dos pratos desses países, a relação fica pequena, pois sua maioria tem os grãos (em especial a cevada e o trigo), a batata (que aparece de diversas maneiras: bolinhos, panquecas, cozidas, assadas e fritas, entre outros), os legumes e as hortaliças de climas frios (como beterraba, cenoura, couves e rabanetes), a carne suína e de caça, pois deve-se lembrar que se trata de países pequenos e montanhosos, o que faz com que a criação de animais de grande porte fique inviável na maioria das regiões. Exceção para a Suíça, que tem em seus pastos e montanhas rebanhos bovinos de altíssima qualidade que dão marca e sabor aos seus chocolates, queijos e outros produtos derivados do leite, que tem a característica de ser mais gorduroso (isso vale para os países que criam gado e possuem clima muito frio).

Sobre seus queijos, nota-se uma grande variedade e "fama mundial" dos países europeus mais frios. Poucos são os que sabem atualmente que essa característica nasce de uma necessidade de conservação da qualidade do leite advinda desses pastos montanheses extremamente frios, para o consumo no inverno.

Os países da Europa central reúnem a característica de servir, em suas robustas refeições, pratos considerados completos, como sopas fartas que compõem uma refeição única, peixes de corredeiras e lagos, servidos com molhos espessos e acompanhados em sua maioria de algum tipo de alimento feito com batata, trigo ou cevada.

Europa central: países altos

Reunidos nesse subitem estão os países do Reino Unido (Inglaterra, Escócia, Irlanda e País de Gales) e da Península Escandinava (Noruega, Suécia, Finlândia – alguns incluem ainda a Dinamarca e a Islândia), que, atualmente, ganharam bastante representatividade no cenário gastronômico mundial, com restaurantes e *chefs* estrelados.

Partilham de algumas semelhanças geográficas que determinam a similaridade de suas cozinhas, em especial o clima. Localizados no extremo norte da Europa, a temperatura desses países é a maior característica de sua gastronomia marcada pelo frio, que define a vida e o prato de seus habitantes durante muitos meses do ano. A cozinha dessas terras, portanto, segue o ritmo dos produtos de inverno: uma culinária que se origina do campo, da floresta e do mar, além de suas particularidades regionais determinadas por processos históricos (Larousse, 2005a).

Países frios têm mares, rios e lagos de águas geladas, hortaliças e legumes, em especial a batata, o nabo e a couve, que se reproduzem em baixas temperaturas em seu período de cultivo, ou – atualmente – em grandes estufas e que, na maioria das vezes, passam por processos de conserva para seu armazenamento e consumo em todas as estações do ano,

402 NUTRIÇÃO E GASTRONOMIA

principalmente fermentados. De seus bosques e florestas são consumidos: frutas vermelhas, maçãs, frutos silvestres e espécies de cogumelos.

As gorduras mais utilizadas vêm do leite que, como mencionado anteriormente, é mais gorduroso e cremoso. Portanto, os pratos são feitos à base de queijos e de manteiga, nata e creme de leite, que dão origem aos "cremes azedos" que acompanham a maioria dos pratos.

Como consequência do clima frio que favorece o leite de qualidade diferenciada, a confeitaria desses países foi fonte de grande inspiração da confeitaria norte-americana. Muito variada, conta com biscoitos amanteigados, massas folhadas e a presença do creme de leite. Da cevada e do trigo derivam sobremesas e pães de altíssima singularidade, bolos, tortas, empadas e compotas de maçã, que são produzidas com as frutas mais tradicionais da região, já mencionadas.

Seus grãos, que vão além dos já citados trigo e cevada, são utilizados para a produção dos mais variados tipos de pães e biscoitos (tradicionais desde o Mediterrâneo, passando pela Alemanha até os mais nórdicos dos países). Pesados, claros e escuros, saborosos e extremamente ricos nutricionalmente, são referência mundial. Receitas clássicas mostram sua representatividade e fartura, sendo servidas separadamente, guarnecendo pratos ou recheados de peixes e carnes em conserva ou frescas. Desses grãos, nota-se outra marca singular desses países europeus, que são suas cervejas. Densas ou encorpadas, claras e escuras, as cervejas são bebida nacional e têm o título de bebida mais consumida nesses países, com exceção da água. As cervejas dividem com os licores feitos à base dos frutos do bosque, e com as aguardentes produzidas em especial pela fermentação e destilação de raízes como a batata, o título das principais bebidas alcoólicas da região.

Seus pescados e frutos do mar vêm das águas frias. Do mar, temos salmão, robalo, arenques, badejo, sardinha e salmão, entre outros. Dos peixes de água doce, os mais consumidos são as enguias, as trutas e as carpas. E dos frutos do mar, lagostins e camarões. Dos peixes temos suas ovas, amplamente consumidas nos países frios, sendo as ovas do esturjão (espécie de peixe do hemisfério norte) de extremo valor gastronômico.

O hábito de conservar as carnes (de peixes e de caça, em especial) é antigo e está diretamente ligado a uma forma de obter alimentação conservando um excedente de produção para consumo nos períodos de escassez. Por meio da observação, o homem descobriu diversas maneiras de conservá-las (hábitos esses notados tanto no ocidente quanto no oriente). Como processo de conservação desses peixes vindos de águas gélidas, registramos o *gravlax*, uma especialidade da culinária escandinava, também difundida em outros países, tradicionalmente feito com salmão, que consiste no processo de marinar o peixe durante alguns dias em uma mistura de sal grosso, açúcar e endro (dill). Outros métodos famosos são o de secagem e a salga, que dá origem ao tão consumido bacalhau, processo originalmente feito com a espécie *Cod Gadus Morhua*, conhecido internacionalmente como *cod*, sendo o mais famoso dos peixes de águas frias do mar do Atlântico Norte. Sua carne é consumida em todo o mundo (fresca, defumada ou salgada e seca). Atualmente, outros peixes passam pelo processo de secagem e salga e são vendidos como outras espécies de bacalhau, e as carnes são usualmente conservadas em gordura.

A preferência no consumo das carnes muda de um país para outro. Na Escandinávia, por exemplo, os suecos elegem o boi e o porco; os noruegueses, a rena e o cordeiro; já no Reino Unido, as caças, o porco, boi e cordeiro. Carnes e embutidos são consumidos no café da manhã, que costuma ser farto, com itens que vão desde feijão, bacon e linguiças no Reino Unido, até peixes na Escandinávia. Portanto, conclui-se que o cardápio tradicional será determinado por ingredientes típicos do clima da região, com suas características regionais. Como exemplo, o Reino Unido, com forte influência dos hábitos trazidos de suas colônias da América do Norte (Estados Unidos e Canadá), a Inglaterra com a marca das influências da América do Norte e da Índia, como em seus *curries*, e a Península Escandinava com a herança vinda dos *vikings*, grandes agricultores, com refeições simples e saborosas e preocupação com a preservação do meio ambiente.

Europa oriental

Será tratado como "Europa oriental" o lado da Europa que compreende países como Polônia e Hungria ao oeste, e se estende para o

404 NUTRIÇÃO E GASTRONOMIA

leste pela Federação Russa, que se prolonga por todo o norte da Ásia (CIA, 2012). Esses países possuem muita tradição culinária por meio do seu clima frio, relevo variado, planícies, rios, riachos, florestas e cordilheiras.

A alimentação tradicional dessa região será então representada pelos alimentos de clima frio, com produções de alto valor energético, com uma comida rica, substanciosa e relativamente alta em gorduras, feita com grãos cultivados, alimentos em conserva, raízes de inverno, frutas verme- lhas e muitos dos ingredientes ou produções conservadas como picles, conservas, salga e secagem, entre outros. Além da cerveja e da vodca, fa- mosas também por sua qualidade, outra bebida figura nesse cenário com grande apreço e notoriedade: o hidromel, uma bebida destilada do mel.

Nesses países nota-se a predileção pelo sabor azedo (originário das conservas), evidenciada em seus cremes azedos e produtos fermentados, um forte apreço pela carne, o consumo de peixes de águas frias, a pre- sença da batata em suas diversas apresentações (bolinhos, panquecas, massas e pães), o trigo, aveia e cevada, e a forte presença dos cogumelos. Apesar das similaridades, cada país tem seu destaque em algum traço histórico e/ou geográfico.

A Polônia, um dos principais pontos de perseguição aos judeus pe- los nazistas, conta com numerosos pratos da cozinha judaica. Com uma mistura de tradições e influências, notam-se em sua cozinha influências turcas, alemãs, húngaras, judaicas, russas, francesas e de sua cozinha colonial. Por se tratar de uma refeição muitas vezes completa em único prato, utiliza uma grande variedade de ingredientes para uma única produção, com muita carne e muitos temperos.

A Hungria possui o título de "cesta de alimentos da Europa" pela qualidade de seus produtos agrícolas vindos de suas terras férteis, com montanhas e planícies onde correm os rios com grandes fluxos, pelo seu excelente clima para a viticultura (o que garante uma boa safra de vi- nhos). Com o excesso de sua produção, a saída é exportar, o que garan- te uma representatividade do país no ramo econômico. Seus pratos são famosos pelo forte e picante tempero, em especial de sua páprica, pela presença da carne suína, gansos, javali e embutidos. Com grande in- fluência turca, mantém em seu cardápio folhas de uva recheadas, berin- jelas gratinadas e sobremesas condimentadas.

Os doces húngaros também são famosos pelas mesmas razões da Europa central: qualidade singular do leite e derivados vindo dos animais criados em clima frio, representatividade dos grãos de cultivo e suas tradições na pastelaria, o que permite a produção de bolos, tortas e cremes com grande fama gastronômica.

A Rússia, com seus longos invernos e a consequente estação de "crescimento" curta, tradicionalmente é uma cozinha que nasce de poucos ingredientes. Um país extremamente "gelado", com a característica de refeições que forneçam energia e calor para suportar o inverno, com base nos carboidratos e nas gorduras, e não em proteínas. Costuma-se colher alimentos silvestres e conservá-los, e empregar as técnicas de conservação em seus peixes. Da mesma forma que os países vizinhos, tem no creme azedo, nos grãos, nas raízes de frio, nos cogumelos e nos frutos silvestres sua marca gastronômica.

Esses países, em especial a Hungria e a Rússia, apresentam no cenário gastronômico uma tendência ao resgate dos seus sabores antigos e tradicionais, para dar origem a pratos "mais leves", o que vem ao encontro da tendência mundial.

ÁSIA

A Ásia, continente de uma cultura ancestral incrível, ganha cada vez mais notoriedade no cenário da Gastronomia. Em especial, a cozinha asiática "de raiz", não aquela que foi propagada ao ocidente representada simbolicamente por sushi e sashimi, yakissoba, frituras como rolinho primavera e tempurás, e os lámens industrializados. Mesmo com uma colônia de japoneses e chineses espalhada pela América, durante muito tempo foram esses os pratos vendidos na maioria das praças de alimentação.

A nascente fértil do Rio Amarelo é o foco irradiativo da população chinesa, e a nascente fértil do Rio Indo, da população indiana. É possível categorizar "as culturas" asiáticas, com base nos países de maior representação gastronômica, em três grandes blocos: China, Japão e Coreia; Tailândia, Malásia, Laos, Camboja, Vietnã, Indonésia e Filipinas; Índia e Paquistão.

China, Japão e Coreia

A China é berço de uma cultura milenar, com sua marca do período feudal, de diversas dinastias e doutrina que impuseram regras presentes até hoje em sua nação. Sua cozinha, comumente pautada no dualismo, tem experiência estética, com a constante combinação de aromas, sabores e cores, e contrastes de texturas e consistências. A ideia de contraste (doce-salgado, frio-quente, macio-crocante) é permanente, e o equilíbrio desse conceito é mencionado com frequência. Essa teoria é reflexo da concepção dualista do universo, que dá marca a algumas culturas orientais: "A existência de duas partes opostas trabalhando em sentido contrário e ao mesmo tempo buscando coexistência harmoniosa" (Franco, 2001).

O "comer" chinês nasce da escassez relativa, da pobreza e da fome. Sua nação teve de ser inventiva e flexível para superar suas dificuldades. Dessa teoria nasce sua variedade de pratos e diversidade de alimentos consumidos (brotos, bambus e insetos, entre outros), métodos de cocção e utensílios, como a lenha, que inicialmente escassa dá início às preparações de rápida cocção e aos cortes pequenos, que além do pouco tempo de cozimento para otimizar combustível, preservavam os sucos naturais, aproveitando melhor os nutrientes dos alimentos – enfatizando a concepção medicinal chinesa. Essa é a origem da panela *wok*, que por ser grande, côncava e de ferro, aquece rapidamente e possibilita uma cocção rápida e igual.

Como base nessas cozinhas asiáticas, o arroz e a soja são dois pilares. O arroz, cultivado em charcos, fornece alimento, bebida e abrigo, e a soja tornou-se uma forma de suprir a carência proteica da população e um meio mais econômico e eficiente de se obter proteína do que a criação de animais para corte. Como temperos básicos, há o sal, o molho de soja, o vinagre e o gengibre (Franco, 2001; Holland, 2015).

A cerimônia do chá, ritual antigo, também é tradição dos chineses, que acreditam que os chás têm benefícios medicinais.

Nessa cultura, os doces não são consumidos após o término das refeições como "sobremesa", mas sim no início ou durante o ritual. Existem poucos registros de doces. Atualmente, eles são mais consumidos e certos doces ocidentais entraram na lista das preferências dos orientais. Também se observa a incorporação de outros hábitos ocidentais, como o aumento na ingestão de gordura e carnes vermelhas.

A China, portanto, é uma das grandes influências de seus vizinhos, em especial o Japão e a Coreia. Vale ressaltar que sua extensão geográfica é imensa, e que existem, portanto, vários estilos de cozinhas chinesas, que serão determinados principalmente pelos aspectos geográficos. Entre as cozinhas chinesas, a mais propagada mundialmente foi a cozinha do sul, por conta do fácil acesso geográfico de trocas comerciais entre os países do oriente e do ocidente.

A Coreia, localizada entre esses dois países, é um país de climas extremos e possui uma comida quente e nutritiva, com o uso de muita pimenta, em especial a vermelha e bem picante, do alho e do gergelim (em semente, óleo e pastas) que, misturados, proporcionam sabores fortes e marcantes.

Tradicionalmente, suas refeições são sopas com carnes, pescados, brotos, raízes como o nabo, a couve e o pepino. O consumo de vísceras é comum e, muitas vezes, preferido em substituição às peças de carne. Os métodos de cocção mais utilizados são os grelhados e os guisados.

A soja aparece como uma boa fonte de proteínas, em grão, pastas, molhos e queijo, e o feijão *azuki* constitui a base de muitas sobremesas coreanas.

Uma refeição coreana clássica tem o arroz branco sempre presente. O principal acompanhamento chama-se *kimchi* (uma couve cortada, salgada e temperada com *piripiri* picante, sal, pimenta e alho e guardada em gigantescos jarros para fermentar). A fermentação é outra tradição asiática para a conservação de alimentos, que na Ásia tem a adição de camarões ou peixes secos, o que ativa a ação.

Já o Japão possui a influência-base da China, com a marca histórica de um longo período de reclusão evitando a propagação da cultura ocidental – em especial a do catolicismo, levada pelos portugueses – que ameaçava o sistema feudal. No período de reclusão a cozinha japonesa se consolida, e nascem o que hoje são considerados os valores supremos da culinária tradicional japonesa. Os pratos mais tradicionais vêm desse período de reclusão (Franco, 2001).

A cozinha japonesa valoriza o natural, o equilíbrio dos alimentos (estéticos e nutricionais), suas formas e cores. Procura reter os sabores orgânicos, trabalhar com a sazonalidade dos ingredientes e utiliza quantidades mínimas de processos artificiais, como molhos fortes e gordurosos. As influências ocidentais surgem tardiamente, apenas após o século XIX, quando finda o período de reclusão.

A soja e o arroz constituem a base da alimentação japonesa, que atualmente conta também com os inúmeros pratos de massa – os chamados *lámens* – servidos dentro de caldos, com ingredientes como carnes de boi, de suínos, de pato, camarão, algas e cogumelos, entre outros. Comumente vendidos nas ruas, são considerados comida de trabalhador: rápida, barata e nutritiva. No oriente, as massas podem ser feitas a partir do trigo, do arroz, do feijão, da soja, e possuir diversos tipos e espessuras.

Até pouco tempo atrás, o consumo de carne era pequeno, em razão do Budismo, que pregava a proibição de carnes de animais de quatro patas.

Tailândia, Malásia, Laos, Camboja, Vietnã, Indonésia e Filipinas

As cozinhas desses países dividem influências trazidas da China e da Índia. Da forte herança chinesa, apresentam uma cozinha com bases medicinais, equilíbrio nos pratos, abundância de brotos (bambu, feijão e soja), espécies de cogumelos, legumes e frutas. Em suas similaridades, apresentam ainda o uso de molhos e pastas condimentados, feitos com a base de algum peixe ou fruto do mar fermentado, como o peixe bonito, camarões e ostras. A pimenta varia, porém a mais utilizada é a vermelha, conhecida como malagueta ou *piripiri*, que confere picância e cor às produções. Uma raiz conhecida como *galanga*, da família do gengibre, também é bastante utilizada, bem como folhas de limão *kaffir*, capim--limão e outras folhas.

O arroz glutinoso, cultivado nas encostas encharcadas (característica do arroz asiático), figura como principal elemento à mesa, sendo o acompanhamento presente em todos os pratos. Existem algumas espécies, mas os mais consumidos são o de jasmim, o *basmati* e o glutinoso. No Oriente, o arroz é cozido sem tempero em imersão em água (em alguns casos, no vapor) e não está presente a técnica do "refogado" tradicional, herdada dos portugueses. O arroz se apresenta como um acompanhamento neutro nas refeições. Dele, se produzem espécies de "bolinhas" de arroz recheadas ou não, que acompanham as refeições, obtém-se macarrão de arroz, e a folha de arroz, utilizada nos rolinhos tailandeses e vietnamitas.

Com passado budista, ainda dão preferência às carnes de caça, aos frangos e porcos. O consumo de carne bovina existe e, recentemente, cresce por conta da influência ocidental. Nos países asiáticos, a maior fonte de proteína animal tem origem nos peixes e frutos do mar; a carne sempre teve menor importância nas refeições. Os molhos mais utilizados são feitos à base de peixes fermentados – denominados *nam pla*.

Como particularidade, a cozinha tailandesa tem fama mundial pelo aroma, sabor e aparência, sendo considerada uma das mais condimentadas do mundo. O comércio de seus legumes e frutas – em barcos pelos rios e em feiras de rua – é propagado pelo mundo e apresenta a beleza natural de sua fauna e flora. A cozinha tailandesa é conhecida como bastante colorida e exótica, com sabores clássicos representados na combinação do picante, do doce, salgado e ácido, com um pouco de sal, açúcar e óleo. Seus molhos ricos em condimentos e especiarias (*curries*) são suavizados pelo leite de coco, fruta presente nos pratos da região.

Ao norte da Tailândia fica Laos, um país que tem como principal característica o fato de não ser banhado pelo mar. Dessa forma, seus principais alimentos nascem nas margens do rio que corta a cidade, o rio Mekong, de onde vêm seus peixes de água doce. Ao sul de Laos, e ao sudoeste da Tailândia, fica Camboja, um país que oferta grande quantidade de crustáceos e moluscos e tem uma grande diversidade de peixes de água doce. Como seus vizinhos, sua cozinha é marcada pelo uso de legumes, ervas e pimentas, pela cremosidade do leite de coco que acompanha seus peixes em molhos e pelo tradicional arroz branco.

A cozinha vietnamita se difere das demais apenas no que se refere ao uso de ervas frescas, em especial a hortelã e o manjericão, utilizadas conjuntamente na mesma preparação, em grande quantidade. A presença do amendoim – tostado, amassado, picado ou seu óleo – é muito grande, e a substituição do molho de soja pelo *nuoc-mâm* (condimento preparado à base de peixe fermentado) é também notável. O período de ocupação francesa no país deixou como legado os hábitos de tomar café e consumir pão (ao estilo francês). Os vietnamitas, como seus vizinhos, costumam "embrulhar" sua alimentação em folhas de alface ou *banh trang* (papel de arroz comestível), fazendo pequenos pacotes que levam à boca após passá-los em molhos.

A cozinha da Indonésia reúne influências indianas e chinesas, mas, como principal marca, tem a presença do islamismo. De acordo com a Embaixada da Indonésia (2016), essa é a religião predominante no país, representada por cerca de 80 a 90% de sua população. Como consequência, é baixo o consumo de carne suína e de bebidas alcoólicas (tabu religioso). O amendoim também marca presença de diversas formas, em especial com o molho *sambal kacang* (molho de amendoim fresco, torrado ou de sua manteiga, com leite de coco, coentro, sementes de cominho, *kencur* – outra raiz da família do gengibre – e capim-limão, entre outros). Possui grande diversidade de frutas e o costume de consumir muita carne, pois os indonésios consideram "inaceitável" uma alimentação sem carne.

Já a cozinha filipina reúne influências da Malásia, da China e da Espanha. Essa última marca sua presença nos pratos tradicionais do país, como seus *adobos* (guisados), em fritadas, *pucheros* e tapas. Seus molhos têm como base leite de coco, berinjelas ou batatas. Além de todas as semelhanças com suas vizinhas, a cozinha filipina é famosa pela presença de uma qualidade singular de palmito, e pela variedade de bolos, biscoitos e sobremesas, como pudim de farinha de arroz, inhame, sagu, tapioca, leite condensado, banana, coco e o ágar-ágar (alga marinha), que se combinam de diversas formas, e produzem pratos coloridos e doces.

Índia e Paquistão

Dos vales férteis do rio Indo nasce a Índia, com cada região tendo sua culinária moldada pelas influências agrícolas, históricas e religiosas.

Conhecida mundialmente pela riqueza e variedade de suas especiarias, tem sua culinária marcada pela presença de seus *masalas* – mistura de especiarias frescas ou secas –, *curries* – molhos feitos a partir da *masala* – e *chutneys* – pastas condimentadas feitas a partir de legumes ou frutas. A partir desses itens, compõem-se pratos com carnes, arroz (*basmati* ou glutinoso), pães, laticínios, vegetais e leguminosas e seus óleos extraídos das sementes. As receitas locais variam, conforme a região, em relação à quantidade de especiarias utilizada, intensidade de sabor, e principais acompanhamentos e fontes de gordura.

Seus famosos *masalas* – cada família tem a sua mistura – são elementos fundamentais dessa culinária e são preparados diariamente com ingredientes locais (grãos, legumes e outros vegetais), que diferem principalmente entre as regiões norte e sul do país.

Ao norte do país há uma concentração maior de muçulmanos, que, por sua vez, seguem os preceitos do alcorão, não consumindo carne suína e bebidas alcoólicas. Entre as regiões centro e sul, nota-se a predominância de hinduístas. Os hindus na sua origem eram vegetarianos, portanto a grande maioria das comidas não possui proteína animal. Porém, atualmente os hindus não consomem a carne de vaca por princípios religiosos, pois a consideram um animal sagrado. Sendo assim, os pratos com proteínas animais são sempre feitos com outra carne.

A influência religiosa na Índia é um de seus principais traços na alimentação. Com sua grande totalidade de hinduístas (concentrados nas regiões central e sul), o que mais se propaga pelo mundo como comida indiana está ligado ao princípio religioso de restrição ao consumo da carne de vaca, e a valorização dos produtos derivados do seu leite. Os queijos, o iogurte e sua manteiga clarificada (*ghee*) são representativos dessa cozinha.

Ao norte, há uma região com longos e rigorosos invernos, grande cultivo de trigo, frutos secos, frutas vermelhas, hortaliças de frio e açafrão. Seus pratos são mais requintados, com influências de técnicas vindas do Oriente Médio e, das influências muçulmanas, advêm os utensílios de metal (como a *thal*, uma bandeja). As refeições dessa região são comumente mais ricas, elaboradas e energéticas, com pratos à base de carne de ovinos e caprinos, geralmente guisados com molhos espessos, acompanhados de arroz e pão (elemento fundamental na refeição). Seus *masalas* são feitos com especiarias secas (moídas e fritas antes de serem adicionadas), e as gorduras mais utilizadas são a manteiga clarificada *ghee* (no preparo das carnes) e o óleo de mostarda (no preparo de vegetais). O coco é um elemento presente nas preparações doces e salgadas.

Já mais ao sul, as iguarias são dispostas em folhas de bananeira, o clima é mais ameno e tropical, o que se traduz em uma cozinha mais leve e picante. Sua base é o arroz, utilizado no preparo de panquecas, bolinhos e massas, legumes, frutas e farinhas feitas à base de lentilhas, grão-de-bico, feijão, milho ou arroz. Nessa região, as plantações de especiarias são fartas, portanto seus *masalas* são feitos com especiarias frescas. De sua vasta costa, peixes e frutos do mar são amplamente consumidos. Seus *curries* são suavizados com o leite de coco, e a pimenta realça o sabor da culinária vegetariana picante. A *ghee* é muitas vezes substituída pela gordura do coco e do óleo de gergelim. Seus pães são assados no forno *tandoor* (forno de argila), colocado diretamente sobre as brasas, ou em suas paredes, no caso de "pães chatos", sem fermentação. Ao centro, cozinham-se os pratos. Como traço particular, a região de Goa (mais ao Sul) é marcada pela influência portuguesa, portanto nota-se uma cozinha distinta, de sabor único, com a presença de carne suína (Holland, 2015).

Quanto às técnicas de cocção, a Índia resumidamente possui técnicas clássicas asiáticas como a cocção a vapor, do Oriente Médio como assados e grelhados, e bem típicas, como a *korma*, que é uma técnica de braseado que dá nome a algumas produções, e a *baghar*, uma técnica de aquecimento em *ghee* ou óleo para intensificar o sabor. Sem dúvida, uma cozinha ímpar do continente asiático, que reúne em seus pratos um sabor próprio aliado aos fortes princípios religiosos.

A cozinha paquistanesa é bem próxima à cozinha da região norte da Índia, porém um pouco menos condimentada, e com traços bem próximos aos da cozinha árabe.

ÁFRICA

A cozinha africana é dividida, resumidamente, entre o norte, região mediterrânea, região do Magreb, e a África subsaariana. Como divisor natural está o deserto do Saara.

Segundo a observação do geógrafo George Kimble (em *Africa Today: Lifting The Darkness*, apud Holland, 2015): "A parte mais obscura sobre a África tem sido nossa própria ignorância sobre ela", inclusive quando relacionada à sua alimentação.

Desse continente, a comida do norte da África é a mais propagada pelo mundo, porém difere muito das demais cozinhas encontradas no restante do continente. Essa região, banhada pelo Oceano Atlântico e pelo mar Mediterrâneo, possui características físicas e humanas semelhantes às do Oriente Médio, abordado anteriormente neste capítulo (CIA, 2012).

Os países abaixo do deserto ocupam a maior parte do continente, com uma concentração populacional maior e uma notável diversidade cultural em razão de seus diferentes grupos étnicos. Essa cozinha africana é uma cozinha de certa forma "desconhecida" em grande parte do ocidente, com fortes raízes na agricultura. Os europeus introduziram cultivos que não existiam, como o café, o chá, a cana-de-açúcar e o cacau, e encontraram vestígios de vários cultivos que não eram domesticados pelo homem, como alguns tipos de cereais (arroz, milho e sorgo – esse último sendo o cereal de sustento da população).

Por ter feito parte da rota marítima, muitos foram os colonizadores que por lá passaram, deixando marcas de diversas partes do mundo, misturadas com os alimentos já inseridos nos costumes do continente.

Sua cozinha tem a mulher como "figura central", pois tradicionalmente o "cozinhar" é uma função designada para elas – plantio, colheita, cocção e serviço. Os pratos africanos têm como base seus legumes tropicais, em especial o inhame e a batata-doce, servidos cozidos, como acompanhamento dos guisados de carnes, e como a base de um dos mais tradicionais acompanhamentos dessa cozinha, chamado de *fufu* – fonte de carboidrato mais usada no oeste da África, que consiste em uma espécie de "massa" feita de banana, inhame, batata ou outro tubérculo, em formato de massa, ou mais mole, como uma espécie de purê (Holland, 2015).

O jerimum, o quiabo, a mandioca e a guando (um tipo de ervilha) também fazem parte dos principais ingredientes dessa cozinha forte e temperada, com a marca da pimenta malagueta. Frutas são muito utilizadas nas produções salgadas e também servidas como sobremesa (Larousse, 2005).

Tradicionalmente, as casas africanas possuem o fogão no ambiente externo ou em uma construção separada. As preparações são feitas em fogão a lenha ou em panelas que ficam sobre pedras e a cocção é lenta, resultando em guisados, ensopados e em sopas ricas e completas. Uma comida típica africana é muito temperada, preparada com carne, grãos e vegetais.

Nessa cultura, o que mais impressiona é a valorização da comensalidade em sua população, marca herdada dos povos do deserto (beduínos). Uma mostra é o provérbio etíope: "Os que comem do mesmo prato não traem uns aos outros". Portanto, a alimentação africana envolve o preparo de porções de comida para alimentar o outro, um símbolo de confiança e afeição, que se traduz em uma relação de cuidado e afinidade, conhecida como *gursha* (Holland, 2015).

AMÉRICA

Conhecida como "Novo Mundo" por conta de seu recente descobrimento, a América é um continente que pode ser descrito como uma "colcha de retalhos", pois, resumidamente, é uma porção grande de terra de geografia e clima bastante diversificado, habitada inicialmente por tribos indígenas com a forte influência de imigrantes – não necessariamente colonizadores –, os quais moldaram a alimentação de cada país com seus traços de influência. Portanto, o continente americano tem em sua culinária tradições indígenas com os traços de interferências de seus imigrantes, que fizeram desse continente um mosaico cultural (Holland, 2015).

Entre seus países, de norte a sul, existem elementos comuns nesse imenso continente, porém com diferentes espécies alimentares. Montanari (2009) menciona que cada continente adotou um cereal como base para sua alimentação em razão de seus aspectos históricos e geográficos. Nesse contexto, o da América é o milho.

Os vestígios mais antigos mostram que o cultivo do milho teve início no México e posteriormente foi levado para a América Central e

América do Sul, onde se transformou em um dos mais importantes produtos dos povos americanos. Ele é a base da *tortilla* no México (espécie de pão chato sem fermentação), das *arepas* na Colômbia, Venezuela e Panamá (pão feito de farinha de milho branco sem fermentação), das *humitas* na Argentina, Chile, Equador, Bolívia e Peru (uma variação da pamonha brasileira, com pequenas diferenças por país), dos cereais e do uísque nos Estados Unidos, essencial nos cozidos da América em geral, base da sopa paraguaia, do cuscuz, da pamonha, do curau, do bolo de fubá... Diversas são as receitas típicas da América com milho!

A América soube sabiamente mesclar seus componentes naturais com os trazidos pelos imigrantes, em especial os europeus, e com isso fez de sua cozinha uma verdadeira mescla de sabores e aromas.

Dos "presentes" da América para o mundo, além do milho, também conhecido como *choclo*, *maíz* ou *elote*, têm-se a mandioca; o abacate – que é base para receitas doces e salgadas, como o *guacamole* –; diversas espécies de batatas, em especial no Peru e na Bolívia, com espécies brancas, amarelas, alaranjadas, pequenas, médias e grandes; as mais variadas pimentas, também conhecidas como *ají*, *chile* ou *pimiento*, concentradas principalmente na região do México e dos países andinos; os grãos, como quinoa, chia, amaranto; o cacau – base para bebidas, chocolates e molhos –; variedades de abóboras; frutas exóticas, como a chirimoya, a lúcuma e o maracujá; bebidas como a *chicha* – produzida com a fermentação do milho –, e a *tequila* e o *méscal* – produzidos com variações da planta agave; o tomate (talvez uma das maiores contribuições, junto com a batata, da América ao mundo); a fava de baunilha originária do México; e os feijões, entre outros.

Também foram incorporados à alimentação americana o arroz, o café, a cana-de-açúcar, especiarias como o cravo e a canela, o trigo, frutas como a framboesa, o coco, manga e uva, e as oliveiras. Algumas regiões, por conta das características do solo da topografia e do clima da região (*terroir*), foram mais propícias para seus cultivos. Dessa fusão, nasceram produções regionais como cozidos, que unem técnicas de preparo ancestrais, com ingredientes nativos e com ingredientes vindos com outros povos. Os assados, também muito apreciados, tiveram outros elementos incorporados como acompanhamento.

A cozinha norte-americana, que por muitos é tida apenas como uma cozinha de industrializados, possui uma cultura culinária muito rica e ancestral, baseada principalmente em produtos recolhidos da natureza. Sua base está na alimentação indígena, que se desenvolveu integrando-se aos ciclos naturais locais. A carne sempre teve importância à mesa. Frutos silvestres, milho, feijão e abóbora são elementos comuns, sendo os três últimos muito consumidos ainda hoje, incorporados na cozinha dos colonos e posteriormente nas cozinhas europeias. Sua cozinha é marcada por regionalismos, e por diferentes culturas e etnias em cada área ocupada (CIA, 2012).

É tradição americana mesclar influências internacionais. Foram diversas as influências de imigrantes que contribuíram para o desenvolvimento de sua cozinha.

Nos Estados Unidos, os índios norte-americanos, depois os imigrantes chineses e italianos e os escravos da África, entre outros imigrantes, contribuíram para o desenvolvimento dos alimentos consumidos até os dias atuais. Segundo Rosengarten (2014), isso pode ser atribuído à ausência de uma realeza, historicamente motivadora da inventividade culinária em outros países, e o gosto pela exploração típica do norte-americano, que talvez tenha dificultado a criação de uma cozinha refinada em seu início. Os alimentos trazidos por "ondas de imigrantes" resultaram em uma comida rica e diversificada, com diversos estilos: *soul food* (fusão norte-americana e africana), sino-americana (fusão norte americana e chinesa), ítalo-americana (fusão norte-americana e italiana), *cajun* (fusão norte-americana e francesa inicialmente, e depois espanhola, africana), *creole* (fusão norte-americana com caribenhos, africanos e espanhóis) e a *tex-mex* (fusão entre Califórnia, Novo México, Arizona e Texas) (CIA, 2012; Rosengarten, 2014; Klie, 2003).

A cozinha mexicana reúne características gastronômicas típicas da América Central, uma herança do Velho Mundo: receitas e técnicas culinárias, catolicismo, leis romanas e ritmos ibéricos misturados às culturas indígenas e dos escravos africanos (Holland, 2015). Considerada como resultado de diversas misturas (maias, astecas, olmecas, espanhóis e ameríndios), a cozinha mexicana se baseia principalmente em milho, feijão, ervas, pimentas, tomates e abacates, que dão cor e sabor aos mais diversos pratos quando somados às contribuições espanholas, em especial a carne, o arroz e os ovos (Larousse, 2005; CIA, 2012; Holland, 2015).

Da região dos Andes, que concentra Bolívia, Colômbia, Equador, Peru, Venezuela e Chile, estão presentes produtos únicos nascidos de um *terroir* ímpar, com diversas espécies de milhos, batatas, grãos andinos, feijões e pimentas, entre outros que dificilmente são encontrados em todas as suas espécies em outras regiões da América.

O Peru possui sua gastronomia com base na costa (mar), na serra e na selva. Possui uma ampla variedade de produtos que, unidos aos produtos trazidos pelos seus principais imigrantes (europeus, japoneses e chineses), deram origem a diversos tipos de cozinhas dentro de um único país. A cozinha *chifa*, por exemplo, apresenta a fusão entre o Peru e a China, a cozinha *nikkei* entre o Peru e o Japão, a *crioula* entre os europeus, africanos e peruanos. Dessa mistura de ingredientes e técnicas, temos a cozinha peruana: uma cozinha autêntica e cheia de sabores.

O Chile, além de sua forte influência europeia, apresenta traços de influências orientais, porém não com a mesma intensidade de seu país vizinho Peru. Seus pratos são uma amostra de uma gastronomia de mar e montanha.

A Argentina e o Uruguai possuem a fama de suas carnes por conta da região conhecida como "pampas", que possui um excelente *terroir* para a criação de bovinos. Com a vinda de ingredientes e técnicas europeias, suas *parrilladas* (churrascos que possuem todos os cortes da carne, inclusive os miúdos) ganharam acompanhamentos distintos. A Itália possui uma grande influência nesses países, além da Espanha e de outros países na Europa em razão do *número de imigrantes vindos desse país no pós-guerra*. Muitas regiões desses países ainda mantêm acesa a cultura indígena, tanto em seus pratos como nas técnicas de cocção utilizadas por seus ancestrais.

Técnicas como os assados em brasa e o curanto (assado feito sobre pedras quentes, em um buraco cavado no chão) ainda são encontradas em várias regiões da América, em especial nas que têm tribos indígenas.

A região da Patagônia, mais fria, conta com ingredientes típicos que são base para suas receitas. As carnes bovinas dão espaço para as carnes de ovinos e caprinos por conta do terreno acidentado e montanhas. Os peixes vêm do Pacífico (salmões, *congrios*, *centollas*, lulas, variados moluscos, entre outros) e dos rios, em especial a truta. São consumidas frutas como cerejas, mirtilos, framboesas e rosa mosqueta, entre outras.

A confeitaria da América do Sul é marcada pelo contraste de doces feitos com ingredientes locais, como abóboras, milhos e frutas, com muito açúcar, sob influências trazidas da Europa, visíveis nos doces com massas folhadas, cremes, amêndoas e ovos.

A América não tem, portanto, uma única cozinha, mas várias cozinhas. Cada uma com suas próprias características relacionadas com a diversidade de climas do continente, a presença de diversos povos indígenas, vários idiomas, e as fusões culturais e gastronômicas que se descobrem na miscigenação entre índios, negros, imigrantes chineses, japoneses, africanos, árabes e europeus.

CONCLUSÃO

Na história da cultura alimentar, o alimento tem um forte valor: identificar uma região, uma população, sua história e a geografia. A história da alimentação e da Gastronomia tem evoluído desde o início da civilização até os dias atuais, e deve ser analisada por suas origens, heranças culturais e sociais, fusões entre culturas e por sua simbologia, que é influenciada e modificada em razão dos fatores sociais e locais. A cozinha nunca foi e nunca será estática, ela será constantemente inovada e reinventada por conta de todas as mudanças que ocorrem no mundo, que impactam a forma de pensar, de agir e de comer.

REFERÊNCIAS BIBLIOGRÁFICAS

BAKHTIN, M. *Cultura popular na Idade Média e no Renascimento*. São Paulo: Edunb, 1999.

BELLUZZO, R.; HECK, M. *Cozinha dos imigrantes*: memórias e receitas. São Paulo: DBA/Melhoramentos, 1999.

BERNAND, C.; GRUZINSKI, S. *História do Novo Mundo*: da descoberta à conquista, uma experiência europeia (1492-1550). São Paulo: Edusp, 1997.

BESSIS, S. *"Avant-propos"*. Autrement. Mille et une bouches: cuisines et identités culturelles. Série Mutations/Mangeurs, n. 154, mar. 1995.

CARNEIRO, H. S. Comida e sociedade: significados sociais na história da alimentação. *História: questões & debates*, Curitiba, v. 42(1), p. 71-80, 2005.

CASCUDO, L. C. *História da alimentação no Brasil*. São Paulo: Editora Global, 2004.

CIA – Instituto Americano de Culinária. *Chef profissional*. Tradução Renata Lucia Bottini. São Paulo: Senac Editoras, 2012.

DA MATTA, R. *O que faz o Brasil, Brasil?* Rio de Janeiro: Rocco, 1984.

FAUSTO, B. (Org.) *Fazer a América*. São Paulo: Edusp, 2000.

FOURNIER, D. A cozinha da América e o intercâmbio colombiano. In: MONTANARI, M. *O mundo na cozinha*: história, identidade e trocas. São Paulo: Estação Liberdade, 2009.

FRANCO, A. *De caçador a Gourmet*: Uma história da gastronomia. 2. ed. São Paulo: Editora SENAC, 2001.

HOLLAND, M. *O atlas gastronômico*: uma volta ao mundo em 40 cozinhas. Tradução Elenice Barbosa de Araújo. 1. ed. Rio de Janeiro: Casa da Palavra, 2015.

KLIE, V. *Not just hamburgers*. São Paulo: Disal, 2003.

Larousse da cozinha do mundo: Mediterrâneo e Europa Central. São Paulo: Larousse do Brasil, 2005a.

Larousse da cozinha do mundo: Américas. São Paulo: Larousse do Brasil, 2005b.

Larousse da cozinha do mundo: Oriente Médio, África e Índico. São Paulo: Larousse do Brasil, 2005c.

MACIEL, M. E. Uma cozinha à brasileira. *Estudos Históricos*, Rio de Janeiro, n. 33, p. 25-39, jan.-jun. 2004.

MONTANARI, M. *Comida como cultura*. São Paulo: Editora SENAC, 2008.

MONTANARI, M. *O mundo na cozinha*: história, identidade e trocas. São Paulo: Estação Liberdade, 2009.

EMBAIXADA DA INDONÉSIA. Religião. Disponível em: <http://www.embaixada-daindonesia.org/>. Acesso em: 20 ago. 2016.

REVEL, J.F. *Um Festín em Palabras* – Historia literária de la sensibilidade gastronómica desde de la Antiguedad hasta nuestros días. Barcelona: Tusquets Editores, 1996.

ROSENGARTEN, D. Somos o que comemos: somos uma nação de imigrantes! *Portal Correio Gourmand*. São Paulo: VB BUREAU DE PROJETOS E TEXTOS, 2014. Disponível em: <http://correiogourmand.com.br/info_01_cultura_gastronomica_03_cozinhas_do_mundo_norte_americana.htm>. Acesso em: 15 mar. 2018.

25

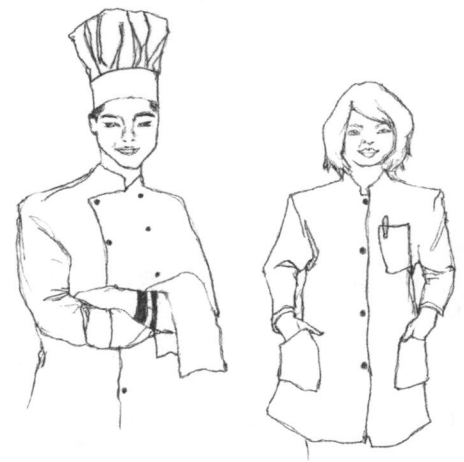

COZINHA REGIONAL BRASILEIRA

Graziela Milanese
Juliana Bonomo

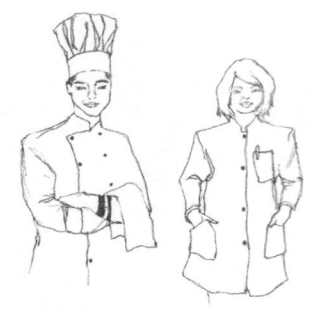

► SUMÁRIO

Para entender a alimentação de um povo, é necessário entender o emaranhado de heranças culturais que o compõe e levar em consideração não somente sua formação histórica, mas a relação do homem com seus bens naturais.

O recorte deste capítulo será o contexto geográfico em que as "cozinhas" do Brasil estão inseridas e como os recursos naturais são utilizados nessa construção.

É evidente que nessa visão não trataremos somente dos recursos nativos de cada região, mas também daqueles que foram inseridos ao longo do tempo e que já não é possível destituir dessa cultura. Dessa forma, o capítulo será subdividido em biomas brasileiros em uma abordagem que favoreça o entendimento de todos os amantes da Gastronomia.

SOBRE O CONCEITO DE BIOMA E DO USO E DA VALORIZAÇÃO DOS RECURSOS NATURAIS E REGIONAIS

O território brasileiro é vasto e estudá-lo não é das tarefas mais fáceis. Para simplificar a abordagem, ele pode ser subdividido em: Amazônia, Caatinga, Pantanal, Cerrado, Mata Atlântica e Campos Sulinos (ou Pampas).

A definição de bioma, segundo o IBGE (Instituto Brasileiro de Geografia e Estatística), é:

[...] um conjunto de vida vegetal e animal, constituído pelo agrupamento de tipos de vegetação contíguos e que podem ser identificados em nível regional, com condições de geologia e clima semelhantes e que, historicamente, sofreram os mesmos processos de formação da paisagem, resultando em uma diversidade de flora e fauna própria (IBGE, 2016).

Ainda segundo o IBGE (2016), a costa litorânea brasileira abriga diversos tipos de ecossistemas, e a Mata Atlântica ocupa grande parte; ao longo do litoral, encontram-se manguezais, restingas, dunas, praias, ilhas, costões rochosos, baías, falésias, recifes de corais e outros ambientes ecológicos, todos apresentando diferentes espécies animais e vegetais, que neste capítulo serão abordados como Mata Atlântica, baseando-se na Figura 1.

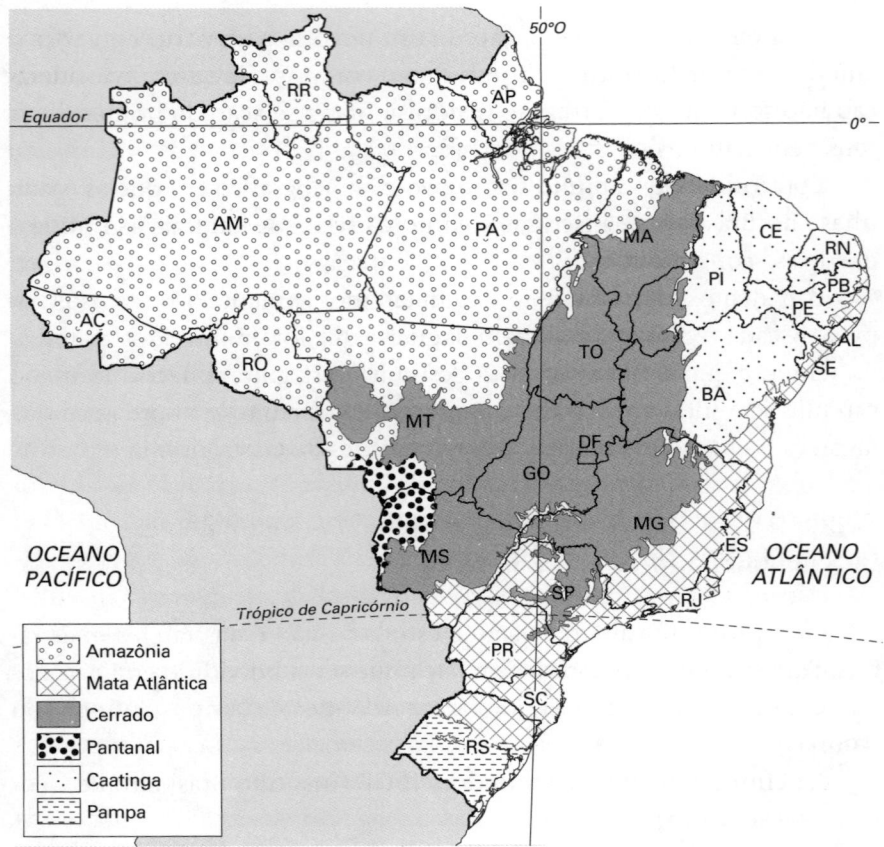

FIGURA 1 – Os biomas brasileiros.

Pode-se então pensar em uma dimensão gigantesca de variedades de flora e de fauna existentes em território nacional e quanto estudo esse assunto merece, já que hoje é possível trabalhar os recursos pensando no desenvolvimento sustentável do espaço rural, no manejo e na valorização do bioma, ampliando a possibilidade de muitas famílias trabalharem com recursos naturais, orientadas pelo Ibama (Instituto Brasileiro do Meio Ambiente e dos Recursos Naturais) ou outros órgãos e gerando renda a muitas comunidades.

A Empresa Brasileira de Pesquisa Agropecuária (Embrapa), por exemplo, mantém pesquisas constantes nas diversas áreas com o intuito de ordenar, monitorar, gerir e valorizar os biomas brasileiros e também cuidar das produções agropecuária e florestal sustentáveis.

Pensando em um recorte geográfico com características únicas de solo, relevo e clima, o estudo humano consegue detectar áreas e condições que não são encontradas em nenhum outro local. Pode-se dizer, consequentemente, que a geografia determina as características das matérias-primas que são produzidas.

Existe um material divulgado pelo INPI (Instituto Nacional da Propriedade Industrial) e pelo Sebrae (Serviço Brasileiro de Apoio às Micro e Pequenas Empresas) que cataloga as Indicações Geográficas Brasileiras (I.G.), que são ferramentas coletivas de valorização de produtos tradicionais vinculados a determinados territórios (Giesbrecht et al., 2014).

Definem, assim, o território e a história onde cada uma está inserida:

O sistema de Indicações Geográficas deve promover os produtos e sua herança histórico-cultural, que é intransferível. Essa herança abrange vários aspectos relevantes: área de produção definida, tipicidade, autenticidade com que os produtos são desenvolvidos e a disciplina quanto ao método de produção, garantindo um padrão de qualidade. Tudo isso confere uma notoriedade exclusiva aos produtores de área delimitada (Giesbrecht et al., 2014).

As Indicações Geográficas Brasileiras (I.G.) distinguem-se em Indicação de Procedência (I.P.) e Denominação de Origem (D.O.) conforme a Lei da Propriedade Industrial.

Indicação de Procedência (I.P.): valoriza a tradição produtiva e reconhecimento público de que o produto de uma determinada região possui uma qualidade diferenciada. É caracterizada por ser área conhecida pela produção, extração ou fabricação de determinado produto. Ela protege a relação entre o produto e sua reputação, em razão de sua origem geográfica específica (Giesbrecht et al., 2014).

Ou seja, em uma indicação de procedência, os produtos originais ganham legitimidade em relação ao reconhecimento comercial daquilo que produzem e vendem, sendo únicos e com características específicas. Em relação à produção de insumos alimentares, o Brasil tem algumas indicações de procedência muito importantes, como as mudas de café produzidas na região de Alta Mogiana, em altitudes privilegiadas, e toda a tecnologia empregada que faz dessa região uma das melhores produtoras de café do mundo (Giesbrecht et al., 2014, p. 26).

Segundo Flandrin e Montanari (1998), as mudas de café não são nativas do Brasil. Ele é originário da Etiópia e do Iêmen, sendo introduzido na Europa pelos turcos, conquistando os italianos e depois sendo produzido nas diversas colônias europeias por sua valorização no mercado europeu. E foi assim que os portugueses começaram a produzi-lo no Brasil, onde ele encontrou um solo apropriado para o seu desenvolvimento, fazendo parte da economia do país de forma considerável.

Um outro produto está sendo desenvolvido no Brasil há anos na região que hoje é considerada uma indicação de procedência, Pinto Bandeira, com vinhos tinto, branco e espumantes. Mas os produtores locais já estão se organizando há algum tempo para que consigam melhores resultados, a fim de padronizar o desenvolvimento da produção de espumantes locais, vislumbrando assim ser obtida a primeira Denominação de Origem para produção de espumantes do Novo Mundo até 2018.

As regiões da Campanha Gaúcha e do Vale do São Francisco (BA e PE) estão com processos em andamento para conseguir a I.P.

Sobre as regiões vinícolas que passaram por processo de reconhecimento, a reportagem publicada em 13/07/2016 no caderno Paladar do jornal *Estadão* esclarece:

Hoje o Brasil tem cinco regiões vinícolas com indicação geográfica, certificação concedida pelo INPI e criada para conferir reputação, valor e identidade a um produto. São quatro com a indicação de procedência (I.P.), que demarca a origem das uvas e da produção, todas no Rio Grande do Sul: Altos Montes, Monte Belo, Pinto Bandeira e Farroupilha, a mais recente da lista (Lima, 2016).

Apenas o Vale dos Vinhedos tem Denominação de Origem no Brasil, o que dá padrões até para a identidade visual de seus vinhos. A uva que melhor se adaptou ao solo dessa região é a tinta Merlot, uma espécie de videira que não é nativa da região. Segundo Johnson e Robinson (2014), o Vale dos Vinhedos consegue melhores resultados plantando essa uva nessa sub-região da Serra Gaúcha, mas destacam que é em Bordeaux, na França, que seu amadurecimento precoce a torna mais fácil de ser cultivada, e é amplamente cultivada também no Chile.

Para melhor entendimento, segue a definição de denominação de origem, conforme a Lei da Propriedade Industrial:

> Denominação de Origem (D.O): É a espécie onde as características daquele território agregam um diferencial ao produto. Define que uma determinada área tenha um produto cujas qualidades sofram influência exclusiva ou essencial por causa das características daquele lugar, incluídos fatores naturais e humanos. Em suma, as peculiaridades daquela região devem afetar o resultado final do produto, de forma identificável e mensurável (Giesbrecht et al., 2014).

Devemos destacar, ainda, que há um movimento recente no país de valorização do sabor, da sustentabilidade e a preocupação com o meio ambiente, influenciado por um pensamento da nova geração de cozinheiros e *chefs* do mundo. Os brasileiros já compartilham essa ideia como uma forma de evidenciar o potencial do solo e dos produtores brasileiros. Assim, existem muitos nomes de profissionais do país e de suas equipes que vislumbram essa possibilidade, mas vale também pensar no papel do consumidor em relação a essa questão. Ao refletirmos sobre o que é a cozinha brasileira, um mosaico de peças se encaixa, ligando essa geografia a todo o contexto histórico e de como ela foi e é aproveitada. Com esse pensamento em mente, propusemos, para as páginas a seguir, uma breve apresentação dos biomas brasileiros, seguida de uma descrição sobre um ingrediente ou um fenômeno típico de cada região e de uma receita que ilustre a utilização de um elemento local.

AMAZÔNIA

Segundo o *site* do Ministério do Meio Ambiente, a região é a maior reserva de madeira tropical do mundo, e seus recursos naturais incluem enormes estoques de borracha, castanha, peixes e minérios.

A região abriga também grande riqueza cultural, incluindo o conhecimento tradicional sobre os usos e a forma de explorar esses recursos naturais sem esgotá-los nem destruir o habitat natural (MMA, 2016a). Perante essa imensidão, vemos o açaí como uma árvore de frutos e palmito nutricionalmente muito importante para a população local.

Açaí: guardiã

Base da alimentação dos indígenas desde os tempos pré-colombianos e alimento básico dos habitantes da Região Norte do Brasil até os dias de hoje, o consumo da polpa do açaí é tão importante que faz parte da identidade local, confirmado no ditado popular que diz: "Quem foi ao Pará, parou, tomou açaí, ficou".

Encontrada nos estados do Pará, Tocantins, Amapá, Amazonas, Acre, Rondônia e Maranhão, a palmeira do açaí, o *açaizeiro*, é uma frutífera que pode ser cultivada ou não (Lorenzi et al., 2006). O açaizeiro nasce em touceiras, podendo chegar a uma altura de 30 metros do chão. Dessa palmeira, além da fruta, tudo se aproveita: as folhas são usadas para cobrir casas, as fibras são utilizadas no artesanato e na fabricação de cestas, cujo tamanho-padrão equivale a 20 kg da fruta, e a madeira do seu estipe, quando seca, torna-se resistente às pragas e aos insetos, sendo muito utilizada na construção de casas.

Das frutinhas redondas, de um roxo quase preto, extrai-se uma polpa encorpada, consumida, na Região Norte, sem açúcar, que acompanha peixes, frutos do mar, farinha de tapioca e farinha d'água. A crença popular de que, nessa região, "dificilmente se morre do coração por causa do consumo de açaí" já nos indica a sua importância nutricional.

Os estudiosos da fruta argumentam que o seu valor nutricional é tão alto que até parece ter sido criada em laboratório sob encomenda da "geração saúde". Rica em fibras, cálcio, cobre, magnésio, potássio e antioxidantes, o sucesso do açaí vai muito além do seu sabor. Comparado com o leite, ele tem 4 vezes mais valor energético, 3 vezes mais lipídios, 7 vezes mais carboidratos, 118 vezes mais ferro, 9 vezes mais vitamina B1 e 8 vezes mais vitamina C. Não é à toa que, na década de 1990, o açaí ultrapassou as fronteiras do Norte para se tornar o alimento perfeito para os praticantes de atividades físicas no Sudeste e Sul do Brasil (Severiano, 2009).

É um fruta rica em nutrientes, saborosa, generosa e presente na mesa dos nortistas durante o ano inteiro. Como destacou o cantor e compositor Djavan na música "Açaí", ela é a fruta "guardiã". Guardiã não só da saúde, mas também da memória da população do Norte do Brasil, que encontra em torno do açaí reminiscências de lendas indígenas, contos ribeirinhos e histórias de família passadas de geração em geração.

BRIGADEIRO DE AÇAÍ

Ingredientes

200 g de polpa de açaí
400 g de leite condensado
20 g de manteiga sem sal
50 g de castanha-do-brasil

Modo de preparo

1. Passar a polpa do açaí por uma peneira fina e descartar os resíduos. Reservar a polpa.
2. Assar as castanhas-do-brasil por 3 minutos no forno a 180°C. Picá-las grosseiramente.
3. Em uma panela média, misturar o leite condensado e manteiga. Levar ao fogo baixo, mexendo sempre até que comece a desgrudar do fundo. Acrescentar a polpa do açaí e mexer continuamente até atingir novamente o ponto de brigadeiro.
4. Levar à geladeira.
5. Quando o brigadeiro estiver firme, enrolar as bolinhas e passar pela castanha picada.

CAATINGA

O gado foi empurrado para lá, já dizia Darcy Ribeiro em *O povo brasileiro* (2006). E foi na Caatinga, no sertão do Nordeste, que começou uma aventura humana das mais incríveis do Brasil, a do vaqueiro.

Segundo o IBGE (Instituto Brasileiro de Geografia e Estatística), a Caatinga é:

> o ecossistema predominante no Nordeste do Brasil. Sua vegetação típica é seca e espinhosa, por causa da falta de chuvas durante grande parte do ano. Porém, quando chega o período de chuvas, as folhagens voltam a brotar e a paisagem fica mais verde. Alguns animais que fazem parte da caatinga são os lagartos (como o teiú), serpentes (como a cascavel e a jararaca) e aves como a siriema, pomba-de-bando, quenquém e juriti (IBGE, 2016).

Nesse ecossistema se desenvolveu a cultura do homem sertanejo, com períodos longos de estiagem, utilizando a inteligência para sobreviver e criar os seus filhos em um dos ambientes mais hostis do Brasil.

A seca e a "chuva de imbu"

Nas quebradas nordestinas mais secas, encontra-se o umbuzeiro, definido por Euclides da Cunha, em *Os sertões* (2009, p. 101), como a "árvore sagrada do sertão, sócia fiel das horas felizes e dos longos dias amargos dos vaqueiros". Com sua copa larga, que se estende horizontalmente por 10 metros, ele oferece sombra e sacia a sede dos sertanejos.

Em tempos de seca, as raízes do umbuzeiro, conhecidas como "batatas do umbu", armazenam água. Cada uma dessas raízes chega a fornecer 250 mL do líquido. Por causa disso, os indígenas batizaram essa árvore de "imbu" ou "ambu", que significa "árvore que dá de beber". Segundo a medicina popular, essa água não só sacia a sede, como tem propriedades medicinais, sendo utilizada para curar diarreias e verminoses. Embora a ciência não confirme essa teoria, os cientistas reconhecem que a água da batata do umbu é rica em sais minerais e, principalmente, em vitamina C (Silva; Tassara, 2005).

Os pequenos frutos dessa árvore, os umbus, são parentes do cajá e do cajá-manga e o seu sabor varia de ácido a doce, dependendo da ocorrência de chuvas na pré-safra. A "chuva do imbu" é referência, na sabedoria popular, para indicação de ano de fartura ou não (Suassuna, 2010).

O umbu pode ser consumido ao natural ou ser utilizado para o preparo de doces, sucos e sorvetes. A umbuzada, receita típica da região, não é saboreada pelos mais pobres nas grandes secas em razão da falta de dois ingredientes essenciais: o leite e o açúcar. Durante a safra do umbu, a produção é abundante e as pessoas consomem os frutos no pé e aqueles maduros que caem no solo à noite. Quando não é possível colher os melhores frutos à mão, as pessoas balançam os galhos e os umbus caem aos montes.

Segundo Silva e Tassara (2005, p. 287), infelizmente, na última década, os umbuzeiros têm sido substituídos por extensos canaviais comerciais. Verdadeiro símbolo da resistência no sertão nordestino, ao lado da figura do sertanejo, é preciso tomar a lição do umbuzeiro e ser forte para resistir às vontades da natureza e à mão destruidora do homem.

UMBUZADA

Ingredientes

500 g de umbus com bastante polpa
100 g de açúcar
Leite a gosto

Modo de preparo

1. Ferver os umbus em pouca água até a casca sair do caroço e passá-los pela peneira. Deixar esfriar.
2. Adicionar o açúcar e o leite frio, aos poucos, até obter a consistência desejada.
3. Servir frio ou quente, como sobremesa, prato de ceia ou lanche.

CERRADO

Segundo o *site* do Ministério do Meio Ambiente (MMA), o Cerrado é o segundo maior bioma da América do Sul, indicando que sua área contínua incide sobre os estados de Goiás, Tocantins, Mato Grosso, Mato Grosso do Sul, Minas Gerais, Bahia, Maranhão, Piauí, Rondônia, Paraná, São Paulo e Distrito Federal, além dos encraves no Amapá, Roraima e Amazonas.

O MMA ainda cita que neste espaço territorial encontram-se as nascentes das três maiores bacias hidrográficas da América do Sul (Amazônica/Tocantins, São Francisco e Prata), o que resulta em um elevado potencial aquífero e favorece a sua biodiversidade (MMA, 2016c).

Perante a riqueza e biodiversidade, nota-se que as árvores fruteiras fazem parte desse cenário que risca o mapa do Brasil, mas, como todo bem natural, são fonte esgotável e passível de extinção: o pequi, o murici, a cagaita, a mama-cadela, o araticum, a castanha de baru e o buriti são alguns dos exemplos da diversidade de frutos locais.

A denominação de origem mais famosa é a Região do Cerrado Mineiro, que produz café de alta qualidade. Sabe-se que a "perfeita definição das estações climáticas, com verão quente e úmido e inverno ameno e seco", além da altitude, é referência das produções da região que foi reconhecida como I.P. no ano de 2005, sendo a primeira região cafeeira do Brasil, e em 2013, como Denominação de Origem. Isso garante qualidade e rastreabilidade ao produto (Giesbrecht et al., 2014, p. 233).

A seguir, falamos sobre o pequi, um dos aportes nutricionais mais importantes para as populações locais desde tempos imemoriais, e que também está em risco de extinção.

Pequi: um símbolo em extinção

A árvore do pequi, o pequizeiro, é encontrada em todo o Brasil central, principalmente nos estados de Minas Gerais, Goiás, Mato Grosso, Mato Grosso do Sul, Tocantins, Bahia, Maranhão, Piauí, Ceará e Distrito Federal. Com um alto valor calórico, a polpa do pequi contém 60% de óleo comestível, sendo muito rica em vitamina A e proteínas. Além de ser um alimento de importância significativa na nutrição das comunidades onde ele ocorre, o pequi é utilizado em vários pratos típicos da culinária regional.

Os mais desavisados devem ter cuidado ao comer o pequi pela primeira vez, pois, no núcleo do caroço, encontram-se espinhos finos, minúsculos e penetrantes, sendo necessária muita cautela e prática ao roer a polpa da fruta. Inclusive, o nome do pequi vem do tupi-guarani, onde "*py*" quer dizer casca ou pele e "*qui*", espinhento.

Segundo Silva e Tassara (2005, p. 245), por muitos séculos, o pequizeiro foi abundante no Brasil central. Contudo, nos últimos anos, os exemplares dessa árvore nativa têm diminuído muito por conta do fogo das caieiras e das queimadas. Para termos uma ideia, hoje, na parte nordestina do Cerrado brasileiro, só se tem conhecimento de pequizeiros produzindo nas áreas protegidas da Chapada do Araripe (CE) e da Chapada Diamantina (BA). E não só o pequizeiro vem sendo devastado, mas também a vegetação nativa do Cerrado de uma maneira geral, que, desde a década de 1980, vem sendo vítima da instalação de grandes pastagens para a pecuária extensiva e lavouras de grãos, como soja e milho. Junto a isso, a derrubada do pequizeiro, que deixa de produzir frutos para se transformar em matéria-prima para a produção de carvão vegetal.

Na tentativa de barrar a destruição dos pequizeiros, os técnicos do Embrapa Cerrados (Planaltina/DF) têm desenvolvido vários estudos buscando a domesticação do pequizeiro e de várias outras espécies do cerrado e o desenvolvimento de técnicas para a sua produção em lavouras comerciais. Além disso, eles estão trabalhando na produção e na distribuição de mudas de outras espécies nativas, como a mangabeira e o baru.

Enfim, embora o pequi seja um símbolo da cultura das populações residentes no Cerrado brasileiro, há que se cuidar para que ele não fique somente na memória dos tempos de outrora, quando, no fim do ano, época da sua safra, famílias inteiras se deslocam para fazer a "*panha*" do fruto, que se desprende facilmente dos cachos das belas árvores nativas.

ARROZ COM PEQUI

Ingredientes

50 mL de óleo de pequi
30 g de polpa de pequi picada
100 g de cebola picada
5 g de alho picado
100 g de arroz lavado e escorrido
Cheiro-verde a gosto
Sal a gosto

Modo de preparo

1. Em uma panela média, aquecer o óleo de pequi e refogar a cebola, o alho e a polpa de pequi.
2. Acrescentar o arroz, temperar com sal e cozinhar com água quente.
3. Depois de cozido, salpicar com o cheiro-verde picado e servir.

PANTANAL

Manoel de Barros é conhecido como o *"poeta do Pantanal"*, mas jamais gostou desse título. Preferia ser chamado de "o poeta que veio do chão". Usou a palavra em seus versos, com licença de filho da terra:

> As águas são a epifania da criação. / Agora eu penso nas águas do Pantanal. E um pouco adiante: Penso com humildade que fui convidado para o banquete dessas águas. Porque sou de bugre. Porque sou de brejo. Mas não é à beira d'água ou no brejo que o poeta mora, e sim numa casa de muros de tijolos na zona norte de Campo Grande, de quase nenhum quintal. (Piza, 2010)

Escreveu com maestria em sua vida de poeta, seu orgulho de origem, tendo a profissão estabelecida tardiamente, já quando podia "financiar o ócio". Faleceu em 2014, deixando um legado à vida simples, e com certo tédio dizia: "uso as palavras para compor o meu silêncio".

A imagem do pantaneiro aos olhos do público pode nos remeter a alguns contextos. Está ligada também à pecuária extensiva de gado de corte, da vida do gado nos campos alagados.

No Pantanal, encontra-se uma das maiores biodiversidades do mundo. Segundo o IBGE, faz parte de quase 2% do território nacional, sendo a ligação entre o Cerrado (no Brasil central), o Chaco (na Bolívia) e a região amazônica (ao Norte do país) (IBGE, 2016).

A fama da carne e da mandioca de qualidade é notória, daí o nascimento de pratos à base desses dois ingredientes. Mas nessa composição a diversidade fala bem alto; e na alimentação humana, a variedade aparece nos peixes, como a piranha, o pintado, o dourado, o pacu e o curimbatá, entre outros. Para dar cor aos pratos usa-se muito urucum, palavra de origem indígena que significa vermelho.

Nesse pequeno pedaço de terra brasileiro, a identidade está nessa dimensão, aqui retratada pela figura do homem da comitiva de gado.

Lá vem a comitiva

No início do século XVII, os bandeirantes portugueses chegaram no Pantanal, expulsando os espanhóis, que deixaram para trás o gado *vacum* que criavam até então. Abandonado, esse gado multiplicou-se e passou a viver de forma selvagem, originando histórias como a do Boi Bagual e do Boi Marruá, o boi bravo, que somente os homens corajosos poderiam laçar. O aprendizado do manejo desse gado no Pantanal foi se formando aos poucos, juntamente com os povoados (Sigrist, 2000).

Assim, foi instalando-se uma forte relação entre o homem pantaneiro e o seu produto cultivado – o boi. Nos dias de hoje, o touro é um símbolo da identidade regional, sendo tema de composições musicais, de textos literários e das artes plásticas. Ao seu lado, está a figura emblemática do peão boiadeiro, o bravo peão de comitiva, montado em seu cavalo, conduzindo a sua imensa boiada por longas distâncias.

A condução do gado pela comitiva dura muitos dias. Nessa longa viagem, o cozinheiro segue à frente, guiando a tropa de burros que levam nas suas costas carnes salgadas e alimentos crus, como o arroz, o feijão e o café. Ao longo do trajeto, colhem-se abóboras, mandioca e outros alimentos frescos. Tradicionalmente, o cozinheiro da comitiva para em um local previamente combinado com o chefe, arma o seu fogão e prepara o almoço ou o jantar. Entre os pratos mais consumidos nessas viagens está o arroz de carreteiro, acompanhado de feijão, carne cozida no feijão e mandioca cozida. Como sobremesa, estão as frutas que aparecem ao alcance das mãos: banana, mangaba, carambola e bocaiúva (Sigrist, 2000).

Com toda essa simplicidade, o peão boiadeiro vai atravessando o Pantanal, mantendo viva a tradição que faz parte da base da culinária local: a carne bovina. É importante destacarmos que a maior parte das receitas dessa região vem dos hábitos alimentares das comitivas. Por meio desse exemplo, em que há a clara intervenção do homem na natureza, enfatizamos a crença que nos motivou a escrever esse texto tendo os biomas como pano de fundo: a cultura alimentar de um povo, de uma comunidade, como o resultado do cruzamento entre os seus processos históricos, culturais e a sua localização geográfica.

CARIBÉU

Ingredientes

300 g de carne-seca dessalgada

15 mL de óleo de soja

60 g de cebola

5 g de alho

200 g de mandioca sem casca

100 g de tomate sem pele e sem semente

25 g de pimentão verde picado

Cheiro verde a gosto

Sal a gosto

Modo de preparo

1. Picar a cebola, o alho, a mandioca, o tomate, o pimentão e o cheiro-verde.
2. Cortar a carne seca em cubos grandes.
3. Em uma panela média, aquecer o óleo e refogar bem o alho, a cebola, o pimentão e os tomates.
4. Juntar a carne-seca e a mandioca, cozinhando em fogo alto, pingando água fervente aos poucos, com a panela tampada. Cozinhar até que a mandioca e a carne estejam macias e o caldo espesso.
5. Acertar os temperos e finalizar com o cheiro-verde picado.

MATA ATLÂNTICA

Sabe-se que a Mata Atlântica é o bioma brasileiro que mais sofreu devastação, e que faz parte do território que está estendido no litoral e no interior do país. Calcula-se que "atualmente existe cerca de 7% da área original do bioma que se estende do sul da Bahia até o Rio Grande do Sul. Diante de tamanha supressão, surgiram inúmeras iniciativas de recuperação, entre elas o Pacto pela Restauração da Mata Atlântica" (Rodrigues, 2009, p. 5).

Segundo o material, é interessante notar que a reunião de informações técnicas ajuda proprietários rurais, comunidades tradicionais, cooperativas e associações, integrando esforços e recursos para a conservação da biodiversidade, gerando trabalho e renda na cadeia produtiva de restauração.

No que diz respeito ao homem e sua alimentação, o bioma é uma fonte de recursos e de rendimento que só sobreviverá se depender de ações sérias do governo e da comunidade. Há muito se tem pouco, e a partir de então estudiosos contemplam o tema na tentativa de resgate e valorização da natureza.

Além da palmeira nativa juçara, descrita a seguir, são muitas espécies nativas, como o fruto do cambuci, do gravatá, o pinhão da Floresta das Araucárias.

Ainda associados a esse bioma, pode-se observar os mangues e as restingas onde vivem animais como os caranguejos e os siris, além de peixes e moluscos locais, como a ostra de Cananeia.

É crucial para a sobrevivência da biodiversidade do país, pois esse ecossistema atravessa os rios São Francisco, Doce, Paraíba do Sul, Tietê, Paraná, Ribeira do Iguape e Paranapanema (Embrapa, 2010).

A indicação de procedência muito famosa na cidade de Vitória, região de mangues, vem de uma das capitais mais antigas do Brasil e foi reconhecida no bairro de Goiabeiras (sendo um hábito de herança cultural de indígenas e afrodescendentes, residentes ali há mais de 300 anos); é a produção artesanal das panelas de barro. Nelas são elaborados pratos famosos como as moquecas e a torta capixaba, e vão muito além de simples panelas. A matéria-prima é extraída no Vale do Mulembá, feita pelos chamados tiradores de barro (Giesbrecht et al., 2014, p. 72).

Um dos símbolos da restauração da Mata Atlântica é o palmito juçara, que inclusive deve ser integrante obrigatório da torta capixaba.

Juçara: alimento e esperança para a Mata Atlântica

A Mata Atlântica é a casa da palmeira juçara. Planta nativa desse bioma, de nome científico *Euterpe edulis Mart.*, o fruto da juçara se parece muito com o seu primo açaí (*Euterpe oleracea Mart.*). Provedora de alimento para os homens e para os animais, a palmeira juçara tem uma extrema importância para a biodiversidade da Mata Atlântica, pois os seus frutos alimentam mais de 70 espécies de animais e aves. Inserida nesse contexto, ela é considerada uma espécie-chave para a conservação de várias espécies desse bioma.

O suco do seu pequeno fruto é delicioso e tem praticamente as mesmas propriedades do açaí, sendo, inclusive, mais energético do que o seu parente amazônico. Segundo a Embrapa, a juçara tem antocianinas e componentes fenólicos, sendo, portanto, um excelente antioxidante. A fruta ainda apresenta um ótimo rendimento: cada 4 kg de fruta podem render até 5 litros de suco e cada palmeira produz mais de 10 kg por frutificação. Além da fruta, a palmeira também fornece um palmito liso, de consistência mole, de sabor suave e sofisticado, rico em ferro, potássio, cálcio e fibras (Silva; Tassara, 2005, p. 179)

Em meio a tantas qualidades, nas últimas décadas, o palmito da juçara passou a ser o produto não madeirável mais explorado da Mata Atlântica. Com isso, a corrida para obtê-lo acarretou o extrativismo predatório e ilegal do palmito, fazendo com que a planta entrasse em risco de extinção. Foi por isso que, em 1990, preocupada com a situação, a Assembleia Legislativa do Estado de São Paulo determinou a proibição da exploração não sustentada do palmito doce. Contudo, isso não foi suficiente para coibir as incursões clandestinas nas matas preservadas (Silva; Tassara, 2005, p. 179).

Outra solução mais efetiva para remediar essa situação foi transformar o pequeno fruto da juçara em fonte de renda alternativa para as populações das regiões de ocorrência da palmeira. Como exemplo, temos o *Projeto Juçara*, proposto pelo IPEMA (Instituto de Permacultura e Ecovilas da Mata Atlântica) em parceria com o AKARUI (Associação para a Cultura, Cidadania e Meio Ambiente). O projeto vem sendo realizado nos municípios de Ubatuba, São Luiz do Paraitinga e Natividade da Serra, que integram as áreas do Parque Estadual da Serra do Mar (PESM), nos núcleos Picinguaba e Santa Virgínia. Estão envolvidos no projeto as comunidades tradicionais (quilombolas e caiçaras) e proprietários rurais (agricultores familiares, propriedades de veraneio, fazendas produtivas).

Com uma visão empreendedora, o projeto busca envolver os participantes em todas as fases dos empreendimentos, para que eles tenham uma visão completa de toda a cadeia produtiva. Como objetivos principais, estão a recuperação e o monitoramento da juçara, além de diversas ações de divulgação e comunicação do projeto e seus resultados.[1] No município de São Luiz do Paraitinga, a polpa da juçara foi introduzida na alimentação escolar como uma das ações previstas do projeto. O novo produto, desconhecido pelas crianças, foi introduzido após um teste de aceitabilidade. As novas receitas aprovadas por

---

1 Para maiores detalhes, ver a página do Projeto Juçara: <www.projetojucara.org.br>.

unanimidade pelas crianças foram o suco e o bolo com juçara, receita que disponibilizamos a seguir. A receita foi desenvolvida por três merendeiras de Natividade da Serra: Lourdes Maria dos Santos Alves, Francisca Arinilce Freires da Silva e Sebastiana Alves dos Santos. Para manter a sua fidedignidade, mantivemos as medidas dos ingredientes em copos e colheres.

BOLO DA MERENDA[2]

Ingredientes

Para a massa:
3 copos (requeijão) de farinha de trigo
1 ½ copo (requeijão) de açúcar cristal
1 ½ copo (requeijão) de polpa de juçara
1 colher (sopa) de fermento
3 ovos
1 colher de sopa de óleo
Para a cobertura:
3 colheres de sopa de achocolatado em pó
2 colheres de sopa de açúcar
1 colher de sopa de manteiga
4 colheres de sopa de água

Modo de preparo

1. Massa: misturar todos os ingredientes secos e reservar. Em outro recipiente, mexer os ovos, o óleo e a polpa de juçara. Acrescentar os ingredientes secos e mexer bem. Despejar em forma média e assar em fogo médio, preaquecido, por 20 a 30 minutos.
2. Cobertura: misturar todos os ingredientes e levar ao fogo médio, mexendo sempre. Quando engrossar, retirar do fogo e despejar sobre o bolo ainda quente.

---

2 Ministério da Cultura. Fundação Biblioteca Nacional. *Culinária Juçareira/* Concepção Ipema e Akarui. Ubatuba, SP: Ipema, 2012.

CAMPANHA GAÚCHA OU PAMPAS

Ainda utilizando informações do *site* do Ministério do Meio Ambiente, vemos a importância dos Pampas para a formação da figura do gaúcho, tratando-se de um patrimônio natural, genético e cultural de importância para o Brasil e para o mundo.

A economia local se desenvolveu em tempos coloniais, a partir do século XVIII, por causa da pecuária extensiva de gado de corte, o chamado ciclo do charque, dando início às charqueadas na região.

Ainda no meio da Campanha, pode-se observar a figura do campeiro e de sua família, com a produção de seus alimentos para consumo próprio e a criação de ovelhas para leite, lã e carne.

A carne do Pampa gaúcho, da Campanha Meridional, é uma especialidade produzida lá. A pecuária na região foi iniciada com a colonização do Brasil, tendo um ambiente favorável aos rebanhos; ficou conhecida como a "terra do churrasco", e é a única carne brasileira com Indicação de Procedência, exclusivamente das raças Angus e Hereford, com alimentação exclusiva de pastagens nativas, em um regime de criação extensivo, no qual os animais são rastreados desde o nascimento (Giesbrecht et al., 2014, p. 103).

Além do gado e dos churrascos característicos da região, uma erva faz o papel de "símbolo da paz, da concórdia, do completo entendimento – o mate!", segundo Avé-Lallemant apud Cascudo (1977).

O seu nome científico é *Ilex paraguariensis*, e faz a infusão de chá mais famosa do Rio Grande do Sul – o chimarrão, sendo amplamente difundido pelos tropeiros que saíam de Viamão (RS) e viajavam pelo Brasil fazendo comércio pelos locais por onde passavam.

Erva-mate, a bebida do Deus Tupã

Quando os colonizadores espanhóis e portugueses chegaram à América, os índios guaranis já consumiam a bebida à base da erva-mate, o "caá-y" (água de erva saborosa). Ao que tudo indica, a erva-mate nativa da Bacia do Prata não era cultivada sistematicamente até a chegada dos colonizadores.

Os primeiros a fazerem uso da erva-mate foram os índios Guaranis, que habitavam a região definida pelas bacias dos rios Paraná, Paraguai e Uruguai, na época da chegada dos colonizadores espanhóis. Da metade do século XVI até 1632 a extração de erva-mate era a atividade econômica mais importante da Província Del Guairá, território que abrangia praticamente o Paraná, e no qual foram fundadas três cidades espanholas e 15 reduções jesuíticas (Museu Paranaense, 2016).

Algumas lendas da cultura guarani e que depois foram adaptadas pelos jesuítas mostram a importância da planta para quem a consumia. Teria então sua origem na crença ao Deus Tupã, e era servida em um "porongo" e bebida com um canudo de taquara. Nessas lendas, o Deus Tupã, que era pagão aos olhos dos europeus, fez com que a bebida fosse considerada uma droga.

Após proibir o uso, os jesuítas voltaram atrás, percebendo o valor econômico da bebida, que já era amplamente difundida na cultura local.

Foram os primeiros a conseguir produzir mudas de erva-mate e desenvolveram processos para sua produção junto às reduções, criando a "Caá-mini", espécie de pó grosso da erva-mate, que diferia da erva utilizada até então (Bouvie, 2010)

Se quiser fazer parte da cultura gaudéria e for convidado para uma roda de chimarrão, aceite. Esse é o símbolo da hospitalidade local, da divisão e da comunhão. O dono da casa ou da roda toma o primeiro gole, aquele primeiro que vem cheio de pó de chá, e depois o "porongo", ou seja, a cuia, é passado de mão em mão, aquecendo os corpos nos dias de frio, e as amizades nos dias de calor.

ARROZ DE ESPINHAÇO

Ingredientes

250 g de espinhaço de ovelha
50 g de arroz agulhinha
15 g de alho roxo picado
50 g de cebola picada
Colorau a gosto
15 mL de óleo de milho
Sal a gosto
Pimenta-do-reino a gosto
Manjerona fresca a gosto

Modo de preparo

1. Cortar o espinhaço e temperar com sal.
2. Em uma panela média, dourar o espinhaço e depois cozinhar em água quente até ficar macio.
3. Juntar os demais ingredientes e o arroz. Se necessário, acrescentar mais água quente.
4. Acertar os temperos e servir.

REFERÊNCIAS BIBLIOGRÁFICAS

BOUVIE, C. Os mistérios ocultos no chimarrão. Cantinho Gaúcho, 17 dez. 2010. Disponível em: <http://cantinhogaucho.blogspot.com.br/2010/12/os-misterios--ocultos-no-chimarrao.html>. Acesso em: 02 set. 2016.

CASCUDO, L.C. *Antologia da alimentação no Brasil*. Rio de Janeiro: Livros Técnicos e Científicos Editora S/A, 1977.

CUNHA, E. *Os sertões*. (Campanha de Canudos). São Paulo: Editora Martin Claret, 2009.

EMBRAPA. A Embrapa nos biomas brasileiros. Brasília: Embrapa, 2010. Disponível em: <http://www.cienciaanimal.ufpa.br/CA_selecao/M/2010/biblio/Prod/complem/laminas-BIOMAS.pdf>. Acesso em: 07 set. 2016.

FLANDRIN, J.L. MONTANARI, M. *História da alimentação*. São Paulo: Estação Liberdade, 1998.

GIESBRECHT, H.O. et al. *Indicações geográficas brasileiras.* Brasília: SEBRAE, INPI, 2014.

IBGE. Biomas brasileiros. *7 a 12.* Disponível em: <http://7a12.ibge.gov.br/vamos--conhecer-o-brasil/nosso-territorio/biomas.html>. Acesso em: 02 set. 2016.

JOHNSON, H.; ROBINSON, J. *Atlas mundial do vinho.* Rio de Janeiro: Globo Editora, 2014.

LIMA, I.M. Pinto Bandeira: a primeira Denominação de Origem para espumantes do Novo Mundo. *Estadão*, Paladar, 13 jul. 2016. Disponível em: http://paladar.estadao. com.br/noticias/bebida,pinto-bandeira-a-primeira-denominacao-de-origem-para--espumantes-do-novo-mundo,10000062711. Acesso em: 15 mar. 2018.

LORENZI, H. et. al. *Frutas brasileiras e exóticas cultivadas.* São Paulo: Instituto Plantarum de Estudos da Flora, 2006.

MMA – Ministério do Meio Ambiente. Amazônia. Disponível em: <http://www. mma.gov.br/biomas/amaz%C3%B4nia>. Acesso em: 02 set. 2016a.

MMA – Ministério do Meio Ambiente. Pampa. Disponível em: <http://www.mma. gov.br/biomas/pampa>. Acesso em: 02 set. 2016b.

MUSEU PARANAENSE. *Histórico da erva-mate.* Disponível em: <http://www.museu-paranaense.pr.gov.br/modules/conteudo/conteudo.php?conteudo=62>. Acesso em: 02 set. 2016.

PIZA, D. Manoel de Barros, o poeta que veio do chão. *Estadão*, 13 mar. 2010. Disponível em: <http://cultura.estadao.com.br/noticias/geral,manoel-de-barros-o--poeta-que-veio-do-chao,523717>. Acesso em: 07 set. 2016.

RODRIGUES, R. et al. *Pacto pela restauração da Mata Atlântica*: referencial dos concei-tos e ações de Restauração Florestal. São Paulo: LERF/ESALQ, Instituto BioAtlântica, 2009. Disponível em: <http://www.mma.gov.br/index.php/legislacao/biomas/category/27-mata-atlantica>. Acesso em: 07 set. 2016.

SEVERIANO, M. *Em se plantando, tudo dá.* Belo Horizonte: Editora Leitura, 2009.

SIGRIST, M. *A cultura popular de Mato Grosso do Sul.* Campo Grande: Saber, 2000.

SILVA, S.; TASSARA, H. *Frutas Brasil*: frutas. São Paulo: Empresa das Artes, 2005.

SUASSUNA, A.R.D. *Gastronomia sertaneja*: receitas que contam histórias. São Paulo: Editora Melhoramentos, 2010.

26

PLANO ALIMENTAR

KCAL	GRAMAS	PORÇÕES
		E
S	S	D
E	O	A
Õ	T	D
Ç	N	I
I	E	T
E	M	N
F	I	A
E	L	U
R	A	Q

BEBIDAS

Rodrigo Libbos Gomes do Amaral

PLANO ALIMENTAR

KCAL	GRAMAS	PORÇÕES
REFEIÇÕES	ALIMENTOS	QUANTIDADE

► SUMÁRIO

Neste capítulo, abordaremos os assuntos ligados à área de bebidas, em especial as principais categorias de bebidas no mundo, entre elas as fermentadas (principalmente a cerveja), as destiladas, as bebidas com cafeína e os refrescos.

ASPECTOS HISTÓRICOS E CULTURAIS

Inicialmente, é importante definir a importância da bebida para os seres humanos. A sede é a necessidade que os seres humanos têm de se hidratar por meio da ingestão de líquidos, pois todo líquido contém água, e ela acontece em paralelo à necessidade da alimentação. Contudo, cabe destacar que o ser humano consegue sobreviver um período maior sem ingerir alimentos do que sem beber água (Standage, 2006). Portanto, se a água é uma necessidade para o ser humano – representa cerca de 70% do peso da maioria dos organismos (Desái, 2000, p. 13) –, daí até a descoberta de novos sabores e misturas foi algo natural. Sucos, coquetéis, bebidas fermentadas e destiladas, entre outras, são parte deste ramo da Gastronomia e Nutrição.

DEFINIÇÃO DE BEBIDA

Pode-se definir bebida como um líquido que se bebe ou, ainda, qualquer líquido alcoólico, pronto para beber (Michaelis, 2002, p. 105). Isso nos leva a crer que a bebida é vista como um líquido preparado, pré-misturado, como um suco, um refrigerante, um fermentado, um destilado ou, ainda, um coquetel alcoólico.

CATEGORIZAÇÃO DAS BEBIDAS

Para melhor compreensão e organização, as bebidas serão categorizadas da seguinte forma neste capítulo: bebidas fermentadas, sendo as mais populares a cerveja e o vinho (que é abordado em outro capítulo exclusivo neste livro); destilados à base de uvas, cevada, cana-de-açúcar e raízes; bebidas com cafeína como café e chá; além de refrescos originários dos xaropes, como *sherbets*, sodas italianas e refrigerantes, entre outros. A ideia é abordar as bebidas mais populares no mundo.

Fermentados

A história das bebidas fermentadas inicia-se com o hidromel. Foi a primeira bebida "descoberta" pelos seres humanos, pois acontecia inicialmente de forma espontânea na natureza quando os açúcares do mel fermentavam dentro da própria colmeia (chuva e um pedaço de colmeia quebrada eram o suficiente para isso ocorrer), transformando esse líquido em uma bebida com certa acidez e álcool. Como era uma bebida que dependia muito da escassa quantidade de mel que existia ou que era possível coletar, não conseguiu ser popularizada na mesma medida da cerveja, à base de cereais como cevada e trigo ou do vinho de uva (Standage, 2006, p. 15). Segundo Oliver (2012, p. 51), "os ursos já se deliciavam com o hidromel há, no mínimo, 100 mil anos".

Cerveja

A cerveja é, basicamente, a primeira bebida desenvolvida pelo ser humano. Além do mais, ela possuía a vantagem de alimentar os seres humanos, pois derivava de cereais que continham açúcares, proteínas, vitaminas e minerais.

A produção da cerveja era feita em paralelo à de pão. Ao serem deixados de molho, os grãos de cevada, sorgo ou trigo germinavam e enzimas transformavam seus amidos em malte, um tipo de açúcar. Esses grãos úmidos eram misturados, triturados ou moídos em forma de um mingau e fervidos em água – o que evitava doenças e melhorava a doçura do mosto, em que as enzimas, por conta da temperatura mais alta, convertiam ainda mais amidos do cereal em açúcares, resultando em uma fermentação melhor e um rendimento maior do processo para a obtenção de álcool (Standage, 2006, p. 15).

O mesmo tipo de profissional (o antigo mestre cervejeiro) cuidava desse mingau para torná-lo um pão líquido – a cerveja – ou assá-lo em forma de um disco massudo e também fermentado – o pão que conhecemos. Essa cerveja da Antiguidade ainda é encontrada até hoje no Egito com o nome de *buza* ou no Sudão com o nome de *merissa* (Tallet, 2005, p. 177).

Surgimento e popularização da cerveja

A bebida surgiu na região conhecida como crescente fértil, entre a Mesopotâmia (atual Iraque) e o Egito, local onde os grãos de trigo e cevada, ainda selvagens, se espalharam em torno de 10.000 a.C. Por volta de 6.000 a.C., os seres humanos começaram a domesticar os cereais, no início do desenvolvimento da agricultura, quando não era mais necessário procurar pelos cereais selvagens, mas sim arar o campo, plantá-los, colhê-los e estocá-los para futuro uso. Agora os seres humanos não necessitavam mais do nomadismo e de deslocar-se de uma região para outra em busca de alimentos – eles podiam se desenvolver no mesmo local em que viviam, transformando pequenos grupos em ajuntamentos, depois vilas, até chegarem às cidades.

A mais antiga receita escrita do mundo foi encontrada há 4.000 a.C. na antiga Suméria (atual Iraque) e celebrava a deusa da cerveja Ninkasa em forma de música ou poesia, descrevendo a elaboração da cerveja, por meio de um pão de cevada fermentado e assado duas vezes, *bappir*, que era posteriormente demolhado, torcido (até tâmaras e ervas podiam ser agregadas) e coado antes de cair em potes de barro, onde fermentava. Ao ser fermentado, as pessoas os bebiam com canudos de junco (ou de ouro e lápis-lazúli, no caso da realeza) que possuíam um pequeno filtro na ponta, evitando as impurezas e os pedaços de cereais, frutas ou ervas residuais (Tallet, 2005).

Da Idade Antiga até a Idade Média, a cerveja era produzida sem lúpulos, uma flor que confere amargor e atua como conservante para a cerveja. As cervejas, nessa nova etapa da história, popularizaram-se nos países frios da Europa, onde a produção de uvas e o vinho não vingavam. Era costume misturar-se ervas, especiarias, frutas e até mel nessa bebida fermentada. Nos dias de hoje, temos as cervejas mais desejadas feitas à base de cevada ou trigo e lúpulos, mas também temos as de baixo custo feitas com cereais mais baratos como as de milho misturadas à cevada ou ao trigo.

Outros fermentados populares

Outras bebidas fermentadas populares e comuns no mundo ou ao longo da história são a *sidra*, um fermentado de maçãs, principalmente na Inglaterra e países ou regiões mais frias da Europa; o fermentado de arroz, popular por vários países de toda a Ásia como o *saquê* japonês; a *chicha*, bebida considerada a cerveja de milho, e sua versão à base de mandioca, *cauim*, ambas de origem indígena das Américas e que utilizam a saliva humana para iniciar o processo de fermentação. Por último, destacam-se os *vinhos de palma*, consumidos na África e na Ásia e preparados com a seiva das palmeiras.

Destilados

Neste tópico serão destacadas as principais bebidas destiladas do mundo e a história das bebidas destiladas, que está relacionada ao descobrimento do processo de destilação. São creditados aos árabes, ainda antes do século X, o descobrimento e o desenvolvimento do seu processo a partir do vinho. A destilação, em si, era um processo conhecido desde a antiga Mesopotâmia, Grécia e Roma e utilizada para fazer perfumes, porém os árabes iniciaram, a partir dos experimentos do químico Jabir Ibn Hayyam – que viveu entre 721 a 815 d.C. –, melhorias em equipamentos e nesse processo, para uso posterior na Medicina (o *Alcorão*, livro sagrado muçulmano, não permite a ingestão de álcool por aqueles que o seguem ao pé da letra). Os europeus e cristãos absorveram esse conhecimento desenvolvido pelos árabes e iniciaram seu uso para "purificar" ou potencializar suas bebidas fermentadas, principalmente o vinho de uva e a cerveja de cevada por volta de 1200 d.C. (Standage, 2006).

Palavras como "alambique" e "álcool" são traduções do árabe para as línguas latinas e o objetivo inicial, tanto no mundo árabe/islâmico como no europeu/cristão (inclusive em mosteiros), era infusionar e conservar ervas e especiarias consideradas medicinais (SANTOS, 2010, p. 16). Dificilmente alguma bactéria ou levedura sobrevive em um meio com mais de 15% de álcool (Standage, 2006, p. 99).

Da destilação da uva, temos bebidas como *brandy*, *grappa*, *bagaceira*, *cognac* e *armagnac* (nomes em inglês, italiano, português e francês, para os últimos dois). Inicialmente, por conta da concentração de álcool e seu poder de inflamar e pegar fogo, recebeu o nome em latim de *aqua ardens*, mas com o tempo as pessoas que consumiam de forma medicinal essa "aguardente" sentiam uma sensação de "bem-estar", surgindo assim o nome de *aqua vitae* ou "água da vida". Da destilação da cerveja à base de cevada maltada, surgiu a *aqua vitae* com o nome gaélico de *uisge beatha*, traduzindo para seu nome moderno, o uísque (*whiskey* ou w*hisky*). A grande vantagem das bebidas destiladas era a sua durabilidade perante as fermentadas. Era possível transportá-las e vendê-las por toda a Europa em razão do poder do álcool em suas garrafas. Não demoraria muito para se tornarem essenciais no período das grandes navegações a partir do século XV e do posterior descobrimento das Américas como bebida e moeda de troca do comércio mundial.

A cachaça brasileira teria sido a primeira bebida destilada do Novo Mundo. Fontes indicam que o início da sua produção, feita por meio dos alambiques trazidos de Portugal, teria sido entre 1516 e 1522, em Pernambuco, na ilha de Itamaracá, segundo o *Jornal do Commércio* (Guarda, 2016), de Recife, ou em 1533 produzido na capitania de São Vicente (na atual cidade de Santos, estado de São Paulo), por Martim Afonso de Souza (Santos, 2010, p. 26). Popularizada na versão feita do suco da cana, a garapa fresca, fermentada e destilada tornou-se a bebida nacional, a contragosto da metrópole portuguesa, que tinha intenções de exportar a bagaceira para a colônia, e não o contrário. Com a cachaça, os portugueses se embebedavam durante as longas navegações, distraindo e alimentando seus marinheiros durante as longas viagens, bem como os escravos negros vindos das rotas comerciais entre África, Europa e Américas. A cachaça tinha até mesmo valor de moeda de troca na compra de produtos e escravos. A vantagem de uma bebida destilada no comércio internacional, perante as fermentadas (vinho e cerveja), estava na durabilidade e no menor espaço que ocupavam em relação ao poder alcoólico que possuíam.

Depois de mais de 100 anos da invenção da cachaça, a tecnologia portuguesa de produção de açúcar, fermentação e destilação da bebida foi levada para a ilha de Barbados, primeiro colonizada por espanhóis e depois tomada pelos britânicos, por volta de 1627. Ao contrário do Brasil, que preparava a aguardente de cana com a garapa, em Barbados, a opção foi pelo melaço de cana, opção mais fácil e barata para produzir a bebida chamada *rum*, que se transformou na grande bebida da era das navegações, uma moeda de troca produzida desde a costa leste dos Estados Unidos e por toda a América Central e o Caribe. Enquanto isso, no interior dos Estados Unidos, longe do litoral, a bebida dos novos colonizadores, muitos escoceses e irlandeses que rumavam para o sudoeste americano, perto do século XIX, era o uísque à base de milho e/ou centeio, produto típico até hoje no sul do país (Standage, 2006).

Por último, uma das principais bebidas do mundo ocidental, também muito ligada à coquetelaria moderna por conta de seu sabor mais ameno, é a vodca, que teria sido inventada na época dos primeiros destilados europeus, como o conhaque e o uísque, vindo do Leste Europeu e do mundo eslavo (Rússia e Polônia garantem ser os pioneiros da bebida), com o significado de "água querida". Para sua produção, não existe uma padronização mundial e podem ser usados quaisquer grãos, como trigo e centeio e até mesmo raízes como a batata ou frutas como a uva, dependendo do país (Santos, 2010).

Café

Do café, aproveitam-se os frutos, em forma de baga (como uma uva), suas folhas e suas cascas, que podem ser infusionadas em água. Sua utilização, muito antes de se popularizar, era feita comendo ou mascando os grãos, bem como fervendo seus grãos verdes em água. Foi somente no século XV, segundo pesquisas, que os grãos de café foram torrados pela primeira vez pelos árabes. De origem etíope (da região de Kaffa), o hábito de tomar café e o seu comércio fizeram parte da rota que havia entre a Península Arábica (na atual Arábia Saudita e Iêmen, onde foi plantado em região montanhosa e tornou-se região produtora), Sudão e Egito, onde mercadores árabes propagaram o seu consumo, como um estimulante não alcoólico (novamente, o álcool era proibido pelo Islã). Em árabe, café ou *kawha* significa vinho (Galland, 2011).

Portanto, da Etiópia e do Iêmen, locais de plantio e produção de café se espalharam por cidades como Meca, Medina, Cairo, Bagdá, Damasco e Constantinopla na forma da bebida torrada e moída (a moagem mais fina possível), fervida em água e sofrendo uma infusão, por meio de pequenas panelinhas (já com açúcar, em geral), e tomadas em casa ou em cafeterias (chamadas de *Kaveh Kanes*), as primeiras do mundo e vistas como um novo local de convívio social dessas cidades (Standage, 2006).

O café teria chegado na Europa em 1615, por meio dos venezianos da atual Itália (Pascoal, 2006, p. 12). Sua expansão para a Europa e o ocidente do mundo deve-se coincidentemente à expansão do Império Otomano, na medida em que esse império foi se espalhando pelo antigo mundo romano/bizantino e Leste Europeu, bem como era o responsável por guiar o mundo islâmico (o centro do poder havia mudado do Cairo para Constantinopla – atual Istambul). O comércio que os otomanos mantinham com navegadores e comerciantes venezianos e genoveses, bem como a tentativa frustrada de invadir a cidade de Viena, atual Áustria – quando deixaram para trás muitas sacas de cafés ao fugirem da cidade, ajudou na propagação do café e das cafeterias pela Europa, até mesmo pela admiração desse local de convívio, que foi largamente copiado em vários países (Andreotti, 2012).

No final do século XVII, com a expansão das navegações pelo mundo e a quebra do monopólio do café produzido e comercializado pelos árabes e otomanos (os holandeses começaram a produzir café em Java, na Indonésia), o custo do café começou a diminuir e novos locais passaram a receber o produto, cafeterias ou "cafés" foram abrindo nas cidades europeias da atual Itália, França, Holanda e Alemanha. A Inglaterra chegou a ser, no século XVIII, o maior consumidor de café no mundo – hábito que mudou com a posterior popularização do chá em terras britânicas.

A chegada do café no Brasil se deve aos franceses. Estes, ao lado dos holandeses (que plantaram no atual Suriname), trouxeram o cultivo dos pés de café para a América Central e o Caribe. Os primeiros foram os franceses, que por volta de 1720 plantaram as mudas de café em locais como Martinica e o atual Haiti (antiga Saint-Domingue). Em 1727, a planta teria chegado contrabandeada da Guiana Francesa pelo oficial do exército brasileiro Francisco de Melo Palheta, e introduzida na região do atual Estado do Maranhão. A partir de 1760, com sua chegada ao Rio de Janeiro, começou a se alastrar pelo Sudeste brasileiro, em especial o Vale do Paraíba e interior de São Paulo. Em 1830, o Brasil tornou-se o principal produtor mundial de café, lugar que ocupa até hoje. Com o ciclo do café, finda o ciclo do trabalho escravo no Brasil e ocorre o nascimento da República (Andreotti, 2012).

Chás

O nome "chá" está relacionado apenas e especificamente à espécie do arbusto *Camellia sinensis*. Sua história inicia-se na China, por volta de 2737 a.C. pela lenda de Sheng Nong, um estudioso de plantas medicinais que, ao ferver água embaixo de uma árvore, caiu no sono e, ao acordar, notou que folhas de chá teriam voado e caído nesta água, que ele experimentou e achou revigorante e estimulante. Durante e até o fim da dinastia Tang (618-907 d.C.), o chá era bebido na forma de um caldo, junto com cebolas, gengibre, água do mar e até arroz. Ele era moldado em forma de tijolo, e para seu uso era necessário pilar as folhas secas com ou sem outros ingredientes. Durante a dinastia Song (960-1279 d.C.), a moda era comercializar o chá pilado em forma de pó, para ser batido em uma tigela com um batedor de bambu e água fervida, tornando-o cremoso, exatamente na época e da forma em que a *Camellia sinensis* foi introduzida no Japão por monges budistas e é utilizada até hoje. A partir da dinastia Ming (1368-1644 d.C.), iniciou-se o preparo e o consumo do chá da forma como é preparado e consumido até hoje na China, infusionando folhas secas de chá em água quente. Nessa mesma época houve o desenvolvimento de vários utensílios para chás, como chaleiras, xícaras e tigelas específicas (Gascoyne et al., 2016).

Em 1570, segundo Griffiths (2007), os portugueses já comercializavam o chá, produto naquele momento considerado popular na corte portuguesa. Segundo o mesmo autor, teria chegado na corte inglesa pelas mãos de Catarina Henriqueta (ou Catarina de Bragança, como ficou conhecida na Inglaterra) em 1662. De acordo com Standage (2006, p.185), os holandeses trouxeram, por meio da Companhia Holandesa das Índias Orientais, o chá chinês para a Holanda em 1596 e começaram a comercializar pequenos lotes do produto com a França em 1630 e os ingleses em 1650 (que eram primeiro grandes tomadores de café até o fim do século XVIII).

Apenas na última dinastia chinesa, a Qing (1644-1914 d.C.), a Companhia Inglesa das Índias Orientais quebrou o monopólio chinês na produção e comércio de chá no mundo ao incentivar e fazer parte da implantação dele em Assam, Darjeeling e Nilgiri, na Índia, em 1860. A Inglaterra passou a ser a maior consumidora de chá na Europa no século XIX. Em 1908, Thomas Sullivan, em Nova York, inventou os saquinhos individuais de chá (Gascoyne et al., 2016).

Por volta de 1800, em outros pontos do mundo, por meio da invenção russa do Samovar, um *boiler* que mantém a água quente no compartimento de baixo, como um banho-maria com as folhas de chá concentradas infusionando em água no compartimento de cima, se populariza a cultura do chá em todo o Irã, Turquia, Afeganistão e partes da Índia e Paquistão. Ainda no século XIX, o Marrocos tornou popular beber chá-verde com hortelã e açúcar no norte da África.

Dos refrescos às sodas e refrigerantes

No início dos tempos, a mistura de mel, frutas frescas ou frutas secas para adoçar, ervas e especiarias, além de água (quente ou em temperatura ambiente), bastava para a criação de uma bebida. No entanto, e muito provavelmente, os primeiros registros de refrescos escritos estão relacionados a um tipo de limonada (na realidade feita com uma variedade diferente da família dos *citrus*, chamada *citron*, não exatamente nosso limão siciliano atual, muito menos o limão-tahiti, considerado uma lima), adoçada ou misturada com tâmaras e/ou mel – podia ser também fermentada e considerada um vinho de tâmaras (Wright, 2016).

Na era do Império Romano até o início do cristianismo, o mel era utilizado como principal conservante doce para frutas e ervas medicinais, entre outros usos. Porém, sabe-se que os indianos, por volta de 500 a.C., já refinavam a sacarose, o açúcar de cana (Smith, 2015) e este levava enorme vantagem sobre o mel, pois, além do rendimento (de grande poder adoçante) e durabilidade, podia ser transportado em pó, granulado ou cristalizado. Em 600 d.C., a cana-de-açúcar começa a crescer na Mesopotâmia, atual Iraque, ainda antes do nascimento do Islã, em 632 d.C. Em 641 d.C., os árabes conquistam a região e iniciam o cultivo, a produção e o refino de açúcar por todos os seus domínios no Mediterrâneo.

Xarope

Ao aquecer água com açúcar, temos a criação da calda de açúcar ou xarope de açúcar, ou *sharab*, em árabe, considerado uma invenção dos árabes utilizado na Medicina da época e popularizado em todo o Mediterrâneo e Europa, posteriormente. Com o açúcar ou xarope de açúcar, por conta da pressão osmótica (assim como o sal), é possível conservar um ingrediente por muito mais tempo – seja uma fruta, especiaria ou erva, entre outros ingredientes. Inicialmente, o uso do xarope era muito importante para a Medicina, contudo, misturado à água, originou os primeiros refrescos de frutas da região, chamados também de *sharabs*. Misturados a gelo ou neve, deram origem à "raspadinha", a primeira forma de sorvete de que se tem registro, originando posteriormente o *sorbet* francês.

Entre outras razões, mas também por conta da aversão do Islã ao álcool, durante a era medieval, os *sharabs* foram popularizados nas versões feitas à base de águas de rosas, flor de laranjeira, frutas como amoras, limão siciliano e damascos ou ainda ervas e especiarias. Durante o Império Otomano (a partir de 1299 d.C.), havia o domínio turco e muçulmano do comércio em todo o Mar Mediterrâneo, além do acesso e monopólio ao açúcar produzido pelos árabes no comércio com o mundo cristão europeu. Os refrescos da época eram chamados por estes de *sherbet* e foram ainda mais popularizados desde a antiga Pérsia, bem como o norte da África, a Península Ibérica e Grã-Bretanha (Isin, 2013, p. 83).

Sodas

Em 1767, o britânico Joseph Priestley inventou uma forma de gaseificar artificialmente a água (com dióxido de carbono) para fins medicinais. Na cidade de Genebra (Suíça), em 1797, o mecânico Nicholas Paul e o investidor Jacob Schweppe (origem da marca Schweppe's) abrem a primeira empresa capaz de produzir e exportar de forma eficiente água carbonatada (Standage, 2006, p. 228), chamada de *soda*. Nos Estados Unidos, por influência europeia, a água com gás se populariza de forma mais comercial, como uma bebida "refrescadora" para o consumo humano, e muito provavelmente, o primeiro refrigerante, feito à base de limonada e água com gás, é inventado. Nessa época, também a mistura de vinho e água com gás se inicia, chamada de *Spritz* (palavra alemã, de origem austríaca). A partir de 1830, também nos Estados Unidos, inicia-se a mistura de água gaseificada artificialmente com xaropes, responsáveis por saborizar a bebida – inicia-se aí o consumo e a popularização dos refrigerantes no mundo, à base de cola, limão, laranja e guaraná, entre tantos outros.

PRINCIPAIS ALIMENTOS/INGREDIENTES

Água

Segundo Desai (2000, p.13), a água é:

A molécula básica da vida, formando o ambiente natural das células. Constitui uma interface para trocas que ocorrem entre as áreas vivas e mortas, ligando assim o mundo físico com o biológico. A água é amplamente distribuída no seu estado sólido, líquido ou gasoso e é um constituinte predominante de alimentos e bebidas, tais como frutas e legumes (cerca de 90%), leite (87%), a carne (60-75%) e frutas secas (20-30%).

Portanto, esse é o ingrediente essencial para a composição de qualquer bebida, seja ela à base de frutas, legumes, hortaliças, cereais ou laticínios.

Bebidas fermentadas

Um fermentado pode ser feito de qualquer ingrediente que contenha açúcar, seja ele um cereal e seu grão, uma raiz ou fruta. Até mesmo um laticínio que contém açúcares na forma de lactose pode ser fermentado e originar uma bebida láctea ou iogurte.

Bebidas destiladas

São aquelas bebidas fermentadas, como cerveja e vinho, entre tantas outras, que passaram por um processo de destilação e tiveram seu conteúdo alcoólico potencializado para se tornar um uísque ou *brandy*, por exemplo.

Café

São duas as variedades comerciais mais importantes de café e que pertencem ao mesmo gênero, a arábica (*coffea arábica*) e a robusta (*coffea canéfora*). A variedade arábica, considerada a melhor em termos de complexidade em aromas e sabores, tem origem etíope e oferece frutos melhores quando colhida em altitudes maiores (acima de 800 m). Já a variedade robusta possui origem entre Uganda e Sudão e é mais resistente às pragas, às variações climáticas e a temperaturas mais altas, porém resulta em uma bebida mais simples, adstringente e amarga (Andreotti, 2012).

Ao contrário das uvas para produção de vinho, o café é mais bem produzido em regiões tropicais e adaptou-se muito bem à Mata Atlântica brasileira, sendo Minas Gerais, Espírito Santo, São Paulo, Bahia, Rio de Janeiro e Paraná os grandes produtores do país e do mundo. Segundo a especialista Isabella Raposeiras, a maior parte dos grãos do tipo arábica brasileiro são da variedade típica ou Bourbon. Por meio da mistura ou desenvolvimento dessas duas variedades encontramos no Brasil novas variedades como: Mundo Novo e Catuaí (os mais plantados no Brasil), Caturra, Maragogipe, Icatu e Catucaí (Andreotti, 2012).

Chá

De acordo com Gascoyne et al. (2016, p. 19):

> A planta do chá é uma árvore perene do gênero *Camellia*, um dos 30 membros da família *Theaceae*. No seu estado selvagem, a árvore do chá pode atingir uma altura de 30 metros e embora também produza flores e frutos, somente a folha é usada para produzir o chá, de cor verde escura e forma elíptica, folhas de chá têm bordas com ameias e podem medir de 5 mm a 25 centímetros de comprimento.

São 200 as espécies de *Camellia theaceae*, porém, para o chá que conhecemos, descoberto e desenvolvido pelos chineses, estamos falando apenas da variedade *Camellia sinensis* – que ainda pode ser encontrada

como *Camellia sinensis var. Sinensis* – a mais antiga e popular no mundo
– ou *var. Assamica* ou ainda *var. Cambodiensis* (Gascoyne et al., 2016).
Essa árvore cresce melhor em regiões tropicais ou subtropicais e úmidas
do mundo, em baixas ou altas altitudes (que no caso resultam em óti-
mos e aromáticos chás, como na região montanhosa de Darjeeling, no
norte da Índia, aos pés do Himalaia). Da infusão de folhas da *Camellia
sinensis* temos então o nome oficial para a bebida chá, sendo as outras
ervas e frutas no mundo utilizadas para infusões, erroneamente chamadas de chá. Na realidade, todas estas são consideradas, tecnicamente,
apenas pelo nome de *infusão*, como no caso de nossa erva-mate, ou seja,
essa é uma infusão de erva-mate, não é um chá de erva-mate.

Refrescos

Ingredientes: pode ser mistura de sucos de frutas (visão moderna,
em liquidificador, centrífuga, espremedor) ou xaropes ou frutas com
xaropes, água com ou sem gás, leites, iogurtes, ervas, especiarias, legumes e hortaliças.

TÉCNICAS E PROCESSOS

Fermentação alcoólica

Segundo Sousa (2000, p. 261), é basicamente "a transformação de
açúcares em etanol, com geração de gás carbônico". Tal fenômeno é resultado da ação de fermentos, que são seres vivos também conhecidos
como leveduras.

Entre as leveduras, a variedade mais comum para a fermentação alcoólica é a *Saccharomyces cerevisiae*. Essas leveduras convertem os açúcares de certos ingredientes que conhecemos, como glucose (também
chamada de glicose ou dextrose – encontrada no mel, em algumas frutas
ou vegetais), sacarose (de cana ou beterraba) e frutose (açúcar de frutas)
em bebidas como cervejas e vinhos.

No caso das cervejas, a forma moderna de fermentação pode utilizar
a cepa de levedo *Saccharomyces cerevisiae*, que resultará em uma "alta

fermentação" entre 15° e 24° no topo do tacho de fermentação; pode ainda levar a cepa de levedos *Saccharomyces pastorianus*, para uma "baixa fermentação", que ocorre primeiro entre 4° e 10° e ocorre no fundo do tacho, método usado na produção de cervejas tipo *lager*. Também podem ser utilizadas bactérias lácticas, que aumentam a acidez da cerveja, típica, por exemplo, na cerveja *Berliner Weiss* (Oliver, 2012).

Tipos de cerveja e fermentação

Com base no excelente trabalho de Garett Oliver (2012), a seguir são descritas as classificações de cerveja europeias, que possuem diferenças no processo de fermentação dos tipos de leveduras ou uso de bactérias lácticas e nos cereais misturados ou não:

- *Lambics*: de origem belga (do distrito de Pajottenland), são cervejas feitas à moda antiga, quando não havia ainda o domínio da técnica de cultivo de leveduras específicas. É um tipo de fermentação espontânea, realizado por leveduras (a cepa de leveduras *Brettanomyces* está sempre presente, entre outras) e bactérias selvagens, como sempre foi feito desde o início da história da cerveja. Essa cerveja possui um sabor mais ácido, uma mistura de trigo não maltado e cevada maltada, bem como lúpulos mais velhos, que possuem a capacidade de conservar a bebida sem amargá-la. Além disso, as *lambics* possuem uma versão que pode ser frutada (com cerejas azedas do tipo ginja ou framboesas), que é feita há muitos séculos.
- Trigo: misturadas em geral com cevada, as cervejas de trigo são em geral de alta fermentação e podem ser encontradas na Alemanha e na Bélgica.
- *Ales*: termo genérico e moderno para cervejas de alta fermentação. Na realidade, é como os britânicos chamavam e chamam a cerveja, que pode ser uma *bitter* (tradução: amargo, são as cervejas de barril), com pouca carbonatação, encontrada pelos *pubs* britânicos da Inglaterra, Escócia, País de Gales e Irlanda do Norte, além da vizinha Irlanda. Historicamente, as *ales* britânicas sempre foram escuras, até a descoberta de novas tecnologias para torra mais clara do malte, bem como torra muito escura e até preta (para cervejas tipo *porter*).

- Uma *bitter* pode ter entre 3,5% e 5,5% de álcool e ser levemente amarga a muito amarga, levando os seguintes nomes de acordo com sua "força": *ordinary bitter*, *best bitter*, *special bitter*, *extra special bitter* e *premium bitter*. A partir de 5,5%, temos a *old ale* e *strong ale*, mais amargas e alcóolicas.

- As "marrons" e escuras (a cor tradicional das cervejas britânicas até o século XVII em razão da secagem do malte no calor das fogueiras à lenha) ainda são produzidas na região como sendo do tipo *brown ale* e *mild ale*.

- As *british pale ales* (tradução: malte pálido, sinônimo de filtradas e engarrafadas) surgem no século XVIII, de maltes mais claros por conta da tecnologia de fornos de maltagem a carvão. Muito populares atualmente entre os estilos de cervejas artesanais produzidas no Brasil, possuem a variação da *india pale ale*, inventada em 1790, para atender os colonos britânicos nas colônias indianas, onde se descobre que ao aumentar-se a quantidade de lúpulos na cerveja é gerado um amargor ainda maior, bem como essa planta vai conservar por mais tempo uma cerveja, ainda mais na época das grandes navegações e às altas temperaturas e umidade durante as viagens.

- Por último, temos as cervejas tipo *porter*, bem escuras no início do século XVIII, feitas inicialmente da mistura de três *ales* diferentes, mas que no fim ganharam uma receita específica, com maltes de cevada mais torrados do que as *brown ales*. Popularizaram-se na Inglaterra e na Irlanda, e neste segundo país foi inventado o malte preto pela cervejaria *Guinness*, recebendo primeiro o nome de *stout porter* (tradução: *porter* robusta) e mais tarde apenas *stout*. Essa mesma cervejaria inventou a tecnologia do *widget* na década de 1960, uma bolinha de nitrogênio dentro das latas que libera seu conteúdo quando aberta para aumentar a cremosidade da cerveja.

- *Scottish ale:* cervejas escuras de fermentação mais longa, em razão das baixas temperaturas da Escócia, geram bebidas mais doces e utilizam menos lúpulo, gerando menor amargor.

- *Ales* belgas: a Bélgica possui tradicionais cervejas feitas por monges cristãos, como as trapistas e de abadia, como as *Saison* (tradução: da estação), rústicas e claras, e possuem uma nomenclatura por tradição *Blond* (loira e clara), *Dubbel* (escura), *Tripel* (dourada) e *Quadrupel* (mais escura).

– *Biérre de garde:* nome da cerveja no norte da França que significa "cerveja para estocar".

* *Lagers*: com registros desde 1420 e descoberta na região da Baviera, atual sul da Alemanha, quando as cervejas fermentavam durante o verão em cavernas para não estragarem, a temperaturas mais baixas do que o método tradicional. Com o tempo, notou-se que as leveduras que sobreviviam gostavam de temperatura baixa e levavam mais tempo para fermentar, pois a cerveja precisava passar por longos períodos de estocagem para se tornar saborosa e maturar, por isso o nome *lager* (tradução: *estocar*, em alemão) e, ao fim do processo, desciam para o fundo do barril. Isolada, a levedura chamava-se *Saccharomyces uvarium* (depois sofreu hibridização e a *Saccharomyces pastorianus* passou a ser utilizada). As *lagers* podem passar por uma segunda fermentação, onde ficam estocadas a uma temperatura próxima a 0°C, fermentando lentamente.

– *Pilsen:* cerveja clara e dourada de malte de cevada, de origem tcheca (feita em 1842 por um monge bávaro) e aperfeiçoamento alemão, que segue a lei da pureza *Reinheitsgebot* até hoje (que estabeleceu, desde 1516, pelo rei Guilherme VI, da Baviera, que a cerveja só poderia ser composta por malte de cevada, lúpulo e água; e fermento anos depois). Detalhe: anteriormente todas as cervejas eram escuras e turvas naquela região.

– *Helles:* outra cerveja clara de Munique, Alemanha, menos amargada e lupulada e mais clara que a *pilsen*. Criada para competir com a *pilsen* da Boêmia, República Tcheca.

– *Dortmund exporter*: criada por volta de 1870, segue a linha das cervejas *pilsen*, de cor um pouco mais escura.

– *Dunkel* (*lager* escura): mais popular que a *helle* e a *pilsen* até a década de 1950, na Baviera alemã.

– *Bock*: originária da cidade de Einbeck, também na Alemanha, forte, com sabor de malte de cevada evidente, pouco amargor e com graduação alcoólica entre 6% e 7% (as outras cervejas possuem em geral por volta de 4,5% a 5% de graduação alcoólica). Sua versão ainda mais forte é chamada de *Doppelbock*.

Destilação alcoólica

Os destilados são bebidas de teor alcoólico entre 36% e 47% em geral, e podem chegar a 60%. Seu processo ocorre tradicionalmente em um *alambique* (nome árabe que vem originalmente do grego e significa o vaso usado na destilação) em que se submete a bebida fermentada ao calor, vaporizando seu álcool (que é mais volátil e vaporiza-se antes da água) e posterior condensação (resfriamento) dele como forma de separar os constituintes da bebida original, purificando e potencializando o álcool, que possuirá três partes essenciais, assim que for condensado:

- Cabeça: os primeiros vapores da destilação alcoólica, impróprios para o consumo por conta de substâncias tóxicas como o metanol, quando a temperatura da bebida alcança 65°C.
- Cauda ou rabo: últimos vapores da destilação alcoólica, também impróprios para o consumo.
- Coração: é a melhor parte, sendo os vapores do meio do processo próprios para o consumo.

Para o processo de destilação podemos utilizar um alambique tipo *pot*, tradicional de cobre, que encontramos nas pequenas fazendas pelo interior do país ou, como realizado atualmente, um alambique "contínuo" ou de coluna, de processo mais industrial, em tanques de aço inox (Santos, 2010).

Coquetelaria

Coquetel é o nome que se dá à mistura de três ou mais ingredientes, e um deles deve conter álcool. Seu aparecimento se dá na história do mundo de acordo com o aumento do comércio mundial (várias bebidas sendo compradas e vendidas por e para várias nações) e da popularização das bebidas destiladas. O primeiro drinque que teria sido criado a partir do século XVIII e durante as grandes navegações e levava a mistura de rum, limão-tahiti e açúcar aquecidos é o *grog* (Standage, 2006). Desde então, a coquetelaria avançou muito na história das bebidas no mundo e segue as seguintes classificações:

464 NUTRIÇÃO E GASTRONOMIA

- Por modalidade:
  - Batidos: em uma coqueteleira ou liquidificador.
  - Mexidos: por meio do uso do tradicional copo de vidro *mixing glass*, gelo e uma colher bailarina (colher longa e própria para coquetelaria), em que se despejam as bebidas e mistura-se com essa colher até estar bem gelado e misturado.
  - Montados: para bebidas com densidades diferentes, em que aquelas mais pesadas devem ser colocadas antes das mais leves e o próprio cliente mistura quando for beber.
- Por categorias:
  - *Short drinks:* para copos pequenos, de coquetéis mais clássicos como o manhattan, negroni ou mesmo a caipirinha.
  - *Long drinks:* copos longos para bebidas mais refrescantes e geladas, finalizadas com sodas, refrigerantes ou sucos, entre outros, como o mojito.
  - *Hot drinks:* para coquetéis quentes, como aqueles que levam café, chocolates ou chás em sua composição, como o *irish coffee*.
- Por grupos ou famílias de coquetéis:
  - *Collins:* são *long drinks* montados, preparados com suco de limão, açúcar, club soda e um destilado.
  - *Eggnogs:* coquetéis à base de leite, açúcar, ovos, canela ou noz-moscada e às vezes vinhos fortificados, frios ou quentes.
  - *Fizzes:* bebidas efervescentes, preparadas com açúcar, limão, soda e muito gelo, batidos e completados com soda.
  - *Flips:* feitos à base de gema de ovo, vinho, açúcar e pulverizados com noz-moscada ou canela.
  - *Grogs:* são coquetéis quentes à base de água fervente, açúcar e rodela de limão espetados com cravo. Sobre o limão, coloca-se o destilado e ateia-se fogo em seguida.
  - *High balls: long drink*s de destilados com gelo e completados com soda ou *ginger ale* (refrigerante de gengibre) e uma *zest* de limão.
  - *Juleps: long drinks* feitos de hortelã macerada com açúcar e servidos com qualquer destilado e gelo picado.
  - *Pousse* café: de origem francesa, leva licores, destilados e xaropes de acordo com suas densidades.

- *Slings: long drinks* preparados com limão, açúcar, destilado, licor e completados com soda.
- *Smashes: drinks* em que se "esmaga" um item principal, como o limão da caipirinha, junto com açúcar e acrescido de gelo e destilado (no caso do nosso mais popular coquetel, a cachaça).
- *Sours:* drinques ácidos e batidos com um destilado, suco de limão, açúcar e, às vezes, claras de ovo.

Chá

As variedades de chás e suas cores estão diretamente relacionadas com a forma como as folhas de *Camellia sinensis* oxidam. Gascoyne et al. (2016, p. 31) descrevem o processo:

A oxidação é produzida pela oxidase, enzima que reage quando as células de uma folha de chá são quebradas. Reagindo com o oxigênio, essas enzimas provocam a oxidação da folha, de modo que é possível transformar as folhas recentemente colhidas em qualquer tipo de chá.

Assim que colhidas, de acordo com o objetivo de quem as produz e em relação ao resultado final que deseja, ou seja, de acordo com o tipo de família de chás que existem, o produtor deve, assim que colhe as folhas da planta, deixá-las oxidando mais ou menos tempo e utilizar alguma forma de calor para cortar o processo enzimático (de acordo com cada cultura ou país, os métodos podem ser por meio de calor seco, vapor etc.). Para ficar claro, temos as seis principais famílias de chás, descritas a seguir:

- Chá branco: feitos com a colheita dos brotos do arbusto e secos na sequência.
- Chá verde: típicos na China e Japão, as folhas do arbusto são colhidas e secas na sequência, evitando oxidação e deixando-as mais verdes.
- Chá amarelo: menos encontradas hoje em dia, sofrem uma pequena oxidação que as deixa nessa cor.

- Chá *oolong* (ou *wolong*): com o nome de origem mandarim, é feito quando as folhas de chá sofrem parcial oxidação e posteriormente são torcidas ou enroladas quando secas.
- Chá preto: sofre o maior processo de oxidação de todos os métodos e é chamado de chá vermelho na China.
- Chá *pu erh:* originário do sul da China, é feito de chá preto e compactado para transporte, como tijolos, e envelhecido por meses e anos, sofrendo uma fermentação, como vinhos. É considerado medicinal na China.

Ainda podem ser encontrados chás com mistura de frutas desidratadas e apenas defumados. Em todo caso, a forma de se preparar qualquer uma das famílias de chá é apenas aquecendo água de boa qualidade com a quantidade de folhas que quiser (para ser mais ou menos concentrado) e deixando a infusão ocorrer pelo tempo que preferir. Alguns especialistas sugerem que cada tipo de família de chá tem uma temperatura específica da água para infusão, e o chá preto deve receber a água em uma temperatura mais alta – próxima dos 100°C – do que um chá branco ou verde – a partir de 80°C (Gascoyne et al., 2016).

Formas de extração do café

O ponto correto do grão de café a ser colhido é o cereja, maduro, nas cores vermelha ou amarela. Na sequência, ao ser lavado, pode ser despolpado ou não (ou seja, pode permanecer com sua casca ou não) e passa ou não por um processo de fermentação dos grãos, para depois serem secos em um secador ou terreiro. Ao sair do campo, os grãos são levados crus ou já torrados (que podem ir de uma torra clara ou média a escura) para as inúmeras formas de preparo e extração. Entre muitos métodos, de acordo com Pascoal (2006) e Andreotti (2012), destacam-se alguns dos mais populares:

- Café turco: também chamado de café árabe, café sírio ou café grego, é o método mais simples e antigo para extração de café, utilizado desde a Rússia, Leste Europeu, Oriente Médio até o norte da África, onde faz--se a infusão do café na moagem mais fina possível, já com açúcar e especiarias, de acordo com cada país, em uma panelinha chamada *ibrik* ou *cesve*.

- Café de coador: é o método mais tradicional no Brasil, feito com coador de pano ou papel, em que a água fervida é filtrada com coador, que carrega o café moído.

- *French press* ou prensa francesa: método em que se coloca o café moído no fundo de uma jarra de vidro, que leva por cima um filtro que é pressionado após a entrada da água fervente, pressionando o líquido contra o pó de café, realizando sua filtragem.

- *Moka*: criado pelo italiano Alfonso Bialetti, é o precursor da máquina de espresso na Itália, em que o café moído fica em um filtro no segundo andar da cafeteira, enquanto a água fica no primeiro andar. Com a fervura da água, que se volatiliza e passa pelo segundo andar, ele é filtrado e passa, por pressão, pelo café moído e termina o trajeto limpo e infusionado, no terceiro andar, para então ser servido.

- Máquina de espresso: é o equipamento mais complexo e a "menina dos olhos" dos baristas (profissionais responsáveis pelo café e sua extração, nas cafeterias). São equipamentos caros que possuem um *boiler* de água que mantém a temperatura quente da água para extração do café moído por pressão através de um porta-filtros. Com esse equipamento também se prepara o leite vaporizado e cremoso dos *cappuccinos* (que é simplesmente uma dose de expresso e leite vaporizado).

REFERÊNCIAS BIBLIOGRÁFICAS

ANDREOTTI, C. *Chefs*: Café. São Paulo: Editora Melhoramentos, 2012.

DESAI, B.B. *Handbook of nutrition and diet*. New York: Marcel Deker, Inc., 2000.

GALLAND, A. *Da origem e propagação do café*. São Paulo: Editora Octavo Ltda., 2011.

GASCOYNE, F. et al. *Tea: history, terroirs, varieties / The Camelia Sinensis Tea House*. Ontario: Firefly Books Ltd., 2016.

GRIFFITHS, J. *The drink that changed the world*. London: Carlton, Publishing Group, 2007.

GUARDA, A. 500 anos da cachaça: desafio da autêntica bebida brasileira é conquistar o mercado internacional. *Jornal do Commercio*, 06 mar. 2016. Disponível em <http://

jconline.ne10.uol.com.br/canal/economia/pernambuco/noticia/2016/03/06/500-
-anos-da-cachaca-desafio-da-autentica-bebida-brasileira-e-conquistar-o-mercado-in-
ternacional--224493.php> Acesso em: 04 set. 2016.

ISIN, M. *Sherbet & Spice the complete story of turkish sweets and desserts.* London: I.B.
Tauris & Co Ltd., 2013.

MICHAELIS. *Moderno Dicionário da Língua Portuguesa.* São Paulo: Editora
Melhoramentos, 2002.

OLIVER, G. *A mesa do mestre-cervejeiro*: descobrindo os prazeres das cervejas e das
comidas verdadeiras. São Paulo: Editora Senac São Paulo, 2012.

PASCOAL, L. *Aroma de café*: guia prático para apreciadores de café. 2. ed. Campinas:
Fundação Educar DPaschoal, 2006.

SMITH, A. *Sugar*: A global history. Londres: Reaktion Books Ltd., 2015.

STANDAGE, T. *A history of the world in 6 glasses.* New York: Bloomsbury USA, 2006.

SANTOS, S. *Pequeno livro de destilados: guia para toda hora.* Campinas: Verus Editora,
2010.

SOUSA, S. *Vinho*: Aprenda a degustar. São Paulo: Market Press Editora, 2000.

TALLET, P. *História da cozinha faraônica*: a alimentação no Egito Antigo. São Paulo:
Editora Senac São Paulo, 2005.

WRIGHT, A. *History of lemonade.* Disponível em <http://www.cliffordawright.com/
caw/food/entries/display.php/id/95/>. Acesso em: 14 de agosto de 2016.

27

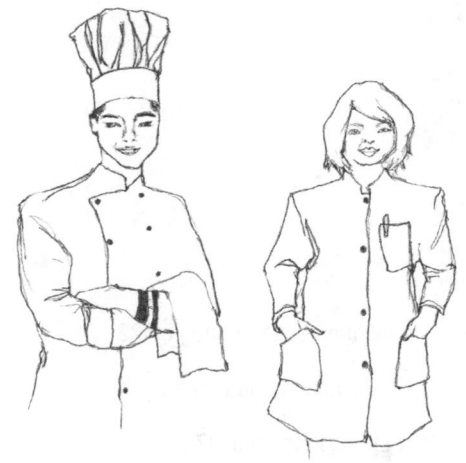

VINHO E GASTRONOMIA

Brunno Pandori Giancoli

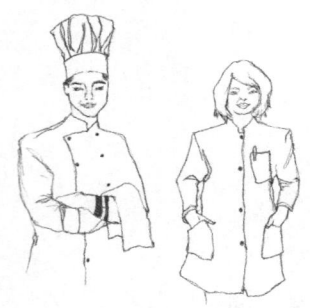

► SUMÁRIO

INTRODUÇÃO

O vinho é um elemento da Gastronomia há quase setenta séculos. Apesar de suas origens serem incertas, ele tem sido produzido e consumido onde quer que as uvas ou outras variedades de frutas cresçam.

Afirma Henderson (2012, p. 6) que o vinho foi consumido pela primeira vez, provavelmente, na região da Pérsia (hoje Irã) por volta de 5000 a 6000 a.C. Embora a composição exata desse vinho seja incerta, ele pode ter sido feito de tâmaras ou outras frutas arbóreas nativas da região.

Os principais estudos sobre a origem do vinho com a utilização da *viti vinifera*, espécie de uva com mais frequência utilizada para a produção do vinho, apontam a região entre os mares Negro e Cáspio, a noroeste do Irã (onde atualmente se situa a República da Geórgia), como sua origem. Johnson (2009, p. 14), em obra clássica sobre o tema, afirma que:

> Arqueólogos aceitam ajuntamentos de caroços de uva como provas da fabricação do vinho (ou pelo menos uma possibilidade disso). Escavações feitas em Çatal Hüyük, na Turquia (talvez a primeira de todas as cidades); em Damasco, na Síria; em Biblos, no Líbano, e na Jordânia encontraram caroços do período da Idade da Pedra conhecida como Neolítico B, ou seja, por volta de 8000 a.C. Mas as sementes mais antigas de videiras cultivadas pelo homem até hoje encontradas e datadas com carbono – pelo menos para a satisfação dos seus descobridores – foram achadas na Geórgia (então soviética) e pertencem ao período 7000-5000 a.C.

Enquanto muitas sociedades consideram-no uma bebida essencial e saudável, incorporando-o muitas vezes em ritos religiosos, outras evitaram seu uso e classificaram-no como pecaminoso.

No Brasil, o vinho surge em nossas terras pela primeira vez na esquadra de Pedro Álvares Cabral. Diversos barris dessa bebida foram adquiridos no Alentejo, em uma propriedade próxima a Évora, já na época conhecida como "Pera Manca". A bebida era armazenada em pipas de madeira, geralmente de castanho português, com capacidade aproximada para 500 litros, e ficava no porão dos navios.

Todos esses fatos confirmam que o vinho é uma bebida mundial rodeada de história e mitos. Mas a sua grande adaptabilidade deve-se ao fato de ele servir como um importante instrumento da Gastronomia, sendo frequentemente associado ao processo de harmonização gastronômica. Tudo graças à sua ampla variedade de estilos disponíveis, as quais garantem uma grande complexidade aromática e gustativa.

Embora as pessoas ainda façam vinho de frutas arbóreas, como cerejas; grãos, como arroz; e mesmo de flores, para o propósito deste capítulo manteremos a definição técnica que encontramos no art. 3° da Lei n. 7.678/1.988, o qual estabelece que "vinho é a bebida obtida pela fermentação alcoólica do mosto simples de uva sã, fresca e madura".

VINHO E GASTRONOMIA: UMA HISTÓRIA ANTIGA

As referências mais antigas do vinho mostram que essa bebida sempre fez parte de refeições e celebrações. Henderson (2012, p. 7) aponta em sua obra que no Egito foram encontrados recipientes de vinho em câmaras mortuárias reais, para que o falecido apreciasse a bebida após a morte. De modo muito parecido com a prática de hoje, as vasilhas eram marcadas com informações da origem das uvas utilizadas na produção do vinho e o ano, ou safra, em que elas eram colhidas.

Por volta de 2000 a.C., o vinho tornou-se uma parte importante da cultura gastronômica grega. Em torno de 1000 a.C., a expansão do império grego levou as videiras e a vinicultura a regiões da bacia do Mediterrâneo, incluindo partes do norte da África, sul da Espanha, sudoeste da França, Sicília e boa parte do continente italiano (Henderson, 2012, p. 7).

À parte o fato de que era feito de suco de uva fermentado, o vinho grego antigo guarda pouca semelhança com o vinho moderno. Muito provavelmente ele era produzido com uvas secas ou uvas-passas, como alguns vinhos ainda são feitos atualmente. O resultado teria sido um líquido pesado, doce, quase um xarope, talvez até concentrado por cozimento.

O vinho costumava ser servido em jarros com água quente (algumas vezes, água do mar), para diluí-lo. A respeito da adição de água no vinho pela antiga cultura gastronômica grega, Johnson (2009, p. 25) explica que:

A água adicionada ao vinho tinha dois objetivos óbvios: fazia render um produto que talvez fosse muito caro para alguns cidadãos e permitia que se pudesse beber por mais tempo. A palavra "simpósio" significa nada mais do que "beber junto".

A cultura gastronômica do vinho, obviamente, não se limitou à cultura grega. Ela foi transportada naturalmente para o sul da Itália, espalhando-se com rapidez por todas as culturas europeias. Os países europeus, cuja tradição foi seguida por boa parte das culturas do novo mundo, encaram o vinho de uma forma peculiar, ora como um complemento para uma refeição, ora como o protagonista de rituais gastronômicos sofisticados, muitos deles com um forte apelo religioso. Daí por que compreender a interação do vinho com a comida passou a ter um *status* científico nas ciências gastronômicas.

A INTERAÇÃO DO VINHO COM A COMIDA

Muitos afirmam que a interação da comida com o vinho é um exemplo de um casamento perfeito. Contudo, ao contrário do que se imagina, a comida que se consome com vinho traz diversos efeitos gustativos e sensoriais. Alguns provam a beleza desse casamento gastronômico, outros reforçam a ideia de uma total incompatibilidade. Robinson (2010, p. 187) bem alerta que:

> vinho e comida são um assunto difícil para ser tratado por um livro. Todas as orientações relevantes tanto podem ser dadas em um capítulo curto como este quanto exigir uma vida inteira de pesquisa e insatisfação.

Os estudos sobre harmonização de vinho com comida revelam que não há uma resposta simples à pergunta sobre qual o melhor vinho para um determinado prato. Ao tratar do tema, Simon (2000, p. 10) afirma que essa combinação "não implica descobrir parcerias perfeitas e exclusivas. Quase sempre, trata-se de escolher aqueles cuja aproximação é feliz – cada um deles tornado mais deleitável, em parte, simplesmente pela presença do outro – e de saber que, na maioria das vezes, diversas variedades de vinhos acompanham gostosamente qualquer prato".

Em linhas gerais, a correta interação do vinho com a comida, excluindo parâmetros culturais específicos, está sujeita a algumas regras gerais. Em termos simples, há dois componentes na comida (doçura e umami) que tendem a fazer com que os vinhos fiquem mais adstringentes e amargos, mais ácidos, menos doces e menos frutados; e dois componentes (sal e acidez), cuja presença na comida tende a fazer com que os vinhos fiquem mais suaves, ou seja, com menos adstringência e amargor, menos ácidos, mais doces e mais frutados.

Além da doçura, do umami, da acidez, do sal e do amargor, outros elementos que compõem um alimento influenciam no processo de interação com o vinho. O picante de alguns pratos pode, por exemplo, aumentar a percepção de amargor, adstringência, acidez e o efeito ardente do álcool. Além disso, ele diminui a percepção de corpo, riqueza e fruta no vinho.

Dessas regras gerais podemos concluir que a interação do vinho com a comida exige um conhecimento técnico mais aprofundado das reações físico-químicas entre o vinho e um determinado alimento. Autores como Dominé (2010, p. 57) propõem tratar a questão como um tema apartado, como uma verdadeira ciência. Daí o surgimento da chamada Enogastronomia.

DA GASTRONOMIA À ENOGASTRONOMIA

A Enogastronomia é uma disciplina da Gastronomia que tem por objetivo estabelecer regras e princípios para garantir a correta harmonização de alimentos e pratos com o vinho e demais coquetéis que tenham o vinho como base. Ela tem como objetivo central combinar, potencializar e harmonizar efeitos sensoriais e gustativos que a interação do vinho com o alimento pode criar.

Para lidar com a fenomenologia do gosto humano, a qual se sujeita a um enorme nível de interferências internas e externas, sociais, culturais, fisiológicas e psicológicas, as regras e os princípios enogastronômicos são naturalmente flexíveis e ajustáveis.

É possível concluir que qualquer processo ou técnica enogastronômica requer alguma experiência e depende de hábitos de consumo, mas principalmente da carga cultural dos profissionais envolvidos. Isso porque é preciso ter um vasto conhecimento de vinhos e bebidas em geral, e também de Gastronomia, já que é praticamente impossível recomendar uma harmonização se não se conhece bem os sabores de um prato, seja ele um clássico ou uma produção moderna.

REFERÊNCIAS BIBLIOGRÁFICAS

DOMINÉ, A. *Vinhos*. H. F. Ullmann: 2010

HENDERSON. J. P. *Sobre vinhos*. São Paulo: Cengage Learning, 2012.

JOHNSON. H. *A história do vinho*. 2. ed. São Paulo: CMS Editora, 2009.

ROBINSON, J. *Como degustar vinhos*. São Paulo: Globo, 2010.

SIMON, J. *Vinho e comida*. São Paulo: Companhia das Letras, 2000.

ÍNDICE REMISSIVO